肥胖的多学科治疗策略
——从诊断到治疗

Multidisciplinary Approach to Obesity
From Assessment to Treatment

原　著　Andrea Lenzi
　　　　Silvia Migliaccio
　　　　Lorenzo Maria Donini

主　译　袁振芳　陆迪菲

译　者　王　雨　果　佳

U0197145

北京大学医学出版社

FEIPANG DE DUOXUEKE ZHILIAO CELÜE——CONG ZHENDUAN DAO ZHILIAO

图书在版编目（CIP）数据

肥胖的多学科治疗策略：从诊断到治疗 /（意）安德拉·林兹
（Andrea Lenzi），（意）萨莉维亚·米格拉切诺
（Silvia Migliaccio），（意）洛瑞左·玛瑞亚·多尼尼
（Lorenzo Maria Donini）原著；袁振芳，陆迪菲主译. —北京：
北京大学医学出版社，2020. 3

书名原文：Multidisciplinary Approach to Obesity——From Assessment to Treatment

ISBN 978-7-5659-2137-7

Ⅰ．①肥… Ⅱ．①安… ②萨… ③洛… ④袁… ⑤陆…

Ⅲ．①肥胖病 - 综合疗法 Ⅳ．① R589.205

中国版本图书馆 CIP 数据核字（2019）第 276714 号

北京市版权局著作权合同登记号：01-2019-1778

First published in English under the title

Multidisciplinary Approach to Obesity：From Assessment to Treatment

edited by Andrea Lenzi, Silvia Migliaccio and Lorenzo Maria Donini

Copyright © Springer International Publishing Switzerland, 2015

This edition has been translated and published under licence from Springer Nature Switzerland AG.

Springer Nature Switzerland AG. takes no responsibility and shall not be made liable forthe accuracy of the translation.

Simplified Chinese edition © 2020 by Peking University Medical Press

肥胖的多学科治疗策略——从诊断到治疗

主　　译：袁振芳　陆迪菲

出版发行：北京大学医学出版社

地　　址：（100191）北京市海淀区学院路 38 号　北京大学医学部院内

电　　话：发行部 010-82802230；图书邮购 010-82802495

网　　址：http://www.pumpress.com.cn

E-mail：booksale@bjmu.edu.cn

印　　刷：中煤（北京）印务有限公司

经　　销：新华书店

责任编辑：靳 奕 阳耀林　　责任校对：靳新强　　责任印制：李 啸

开　　本：710 mm×1000 mm　1/16　印张：20　字数：414 千字

版　　次：2020 年 3 月第 1 版　2020 年 3 月第 1 次印刷

书　　号：ISBN 978-7-5659-2137-7

定　　价：125.00 元

版权所有，违者必究

（凡属质量问题请与本社发行部联系退换）

译者前言

近几十年来，中国的肥胖问题日益严重，部分地区肥胖发病率甚至超过 30%（北方成年人群）。世界卫生组织（WHO）预测到 2030 年，全球肥胖发病率将达到 57.8%，中国亦很难幸免。肥胖相关并发症如糖尿病、高血压、高血脂及其他心脑血管疾病患者将大幅增多，人们的生活质量和寿命会受到严重影响。作为一名减重门诊的临床医师，近几年我已明显感到就诊的肥胖患者人数增加的压力，社会上有减重需求的人也在迅速增多。

我所在的北京大学第一医院内分泌科于 2002 年在国内率先成立了减重门诊，2015 年开始应用多学科团队合作的减重模式。团队由内分泌科、普外科、临床营养科、康复医学科和针灸科的多位临床经验丰富的专家组成，联合出诊，以减重一日门诊的形式为肥胖患者制定个体化的减重方案。对于肥胖患者，营养师按需给予多种营养膳食方案的指导，康复运动师给予科学运动训练方案，内分泌医师给予调整代谢综合征前提下的药物减重；患者还可根据实际情况选择针灸减重方案，重度肥胖患者也可选择外科手术减重。我们已经在肥胖的多学科治疗道路上探索前行了近 5 年时间，积累了一定的临床案例和治疗经验。

我第一次看到意大利作者 Andrea Lenzi 等编写的《肥胖的多学科治疗策略——从诊断到治疗》时，内心感到无比亲切，对书中内容产生了强烈的认同感！书中语言简朴生动，内容翔实全面——这正是我理想中的"减重教科书"！于是我立刻产生了翻译此书的冲动，希望给中国的临床医师提供一本比较全面的减重方面的参考书。

本书涵盖了从基础研究到临床循证证据，从解剖到生理，从能量代谢到内分泌系统作用，从肥胖评估到营养、运动、心理及生活质量评价等诸多方面的内容，追本溯源，细致入微，面面俱到。本书包括许多统计量表、计算公式以及临床应用方法，非常有实用性。尤其是最后一部分治疗方法，针对肥胖成因的复杂性和治疗的困难，在心理治疗、饮食运动、药物治疗、外科手术和减重后整形治疗方面均给予了详细建议方案。

翻译这本书让我看到了自己减重门诊的诸多不足，有许多需要改进的地方，比如在减重心理治疗上的缺失、能量代谢和运动评估量化的不足、缺乏患者减重后体重反弹的后续跟踪改进等。

本书既是一本适合临床医师随手翻阅的减重临床使用手册，也是一本适合临床医学生系统学习减重的教科书，更是一本可以拓展视野的实用好书。

袁振芳
北京大学第一医院
2020 年 1 月

原著前言

肥胖已成为全球性流行病。在过去的 25 年里，流行病学研究和全国范围调查证实了这一趋势。

研究人员、政治家、媒体和公众都对此健康问题给予了很大的关注，不仅是成人，他们也开始关注儿童和老年人的肥胖现象。肥胖已是当今工业化社会中最常见的慢性疾病，对个人生活以及卫生经济（医疗花费、因残疾和肥胖并发症导致的收入下降）都影响至深。肥胖已经成为卫生保健规划系统的一个主要因素。

当然在肥胖领域也存在一些争议，比如哪种导致肥胖的因素更重要，在预防肥胖和成功减重的过程中哪些因素最必需，应对常见减重障碍的策略有哪些需要调整等。

大多数研究都认同缺乏体育锻炼是引起肥胖的一个重要原因，而饮食（尤其是不健康和过量饮食）实际上可能直接导致了肥胖和进食障碍。同时，诸多心理问题（如焦虑、抑郁和其他情绪异常、体象障碍、社会羞耻感）被认为是导致肥胖和肥胖难以治疗的决定性原因。对肥胖遗传基因的研究通过分析不同基因产物的作用，结合越来越多的关于不同神经肽、激素及其受体功能的研究结果，揭示出大约 50% 的肥胖倾向是有遗传性的。

目前，已经有很多举措通过提倡正确的饮食和锻炼计划来预防肥胖。这些建议方案在个人层面上可能会有一些好处，但在国家层面上，它们对阻止肥胖发病率上升的影响可以说微乎其微。这至少部分归因于各国现有服务、政策存在的显著差异。

此外，还有许多建议和方案提供给公众。这些方案已达成了普遍的共识：以营养干预、体育活动和认知行为疗法为中心的方案对提高肥胖患者生活质量和减少肥胖的并发症、致残率和死亡率至关重要。但将这些干预措施与其他治疗方法（如药物治疗、减重手术）结合起来的最佳方法仍然在讨论中。同样，在解决肥胖、肥胖并发症和致残问题上，健康服务管理机构所采用的方法也仍在讨论中。

本书重点探讨了多学科治疗肥胖的方法，涵盖了从肥胖的生理特征到流行病学，再到临床特征的诸多方面。代谢和内分泌方面的论述深入、细致，探讨了甲状腺、肾上腺和卵巢的作用，肥胖与骨质疏松症或肌少症的相互作用以及肥胖在糖类或脂质代谢中的作用。临床方面的讨论从多维度评估（临床的、营养的、功能的和心理的）开始，涉及不同的干预措施（治疗性教育与心理治疗，饮食干预和营养咨询，运动锻炼和训练处方，处方药物治疗，减重手术和重建整形手术，营养、代谢和心理康复治疗），直至肥胖的跨学科管理。

最后，本书提供了有关肥胖的多学科方法学（从临床描述到治疗方法）的最新综述。本书提出应推进在营养学、内分泌学和男科学、运动学和运动医学、精神病学和肥胖外科专家的参与下，以多学科方法对肥胖患者进行临床综合管理。

参与编写的专家们提供了丰富的基础研究和循证医学内容，从多学科角度和多层面关注肥胖患者的治疗问题，强调了"从长凳到床边"，即从基础研究到临床实践的重要性。

希望本书对研究、治疗肥胖问题的医师、科学家、研究生和不同专业的学生们有所帮助。

Andrea Lenzi
Silvia Migliaccio
Lorenzo Maria Donini

于意大利罗马

目　录

第四部分 治疗方法

第一部分
引　言

脂肪组织的解剖学和生理学

1

Graziana Colaianni · Silvia Colucci · Maria Grano

1.1　脂肪组织概述

脂肪器官传统上分为白色脂肪组织（white adipose tissue，WAT）和棕色脂肪组织（brown adipose tissue，BAT）。WAT 是以脂质形式储存能量的器官，而 BAT 通过消耗储存的能量来产热以调节体温。白色脂肪和棕色脂肪细胞的形态是截然不同的，脂质在白色脂肪细胞中形成单一的液滴（单腔的），而在棕色脂肪细胞中形成许多液滴（多腔的）[1]。另外一个可以区别两种细胞的形态特征是棕色脂肪细胞中存在许多大的线粒体，并且存在解偶联蛋白 1（uncoupling protein 1，UCP1）的表达，这种蛋白能够解除 ATP 合成时的氧化磷酸化，以产生热量[2]。

有趣的是，UCP1 免疫反应性棕色脂肪细胞存在于所有脂肪器官的储存库中[3]。这些脂肪细胞也被称为米色脂肪[4]（偏棕色的白色脂肪[5]），它们的起源有争议[6]。WAT 中的这些米色脂肪来源于一种与经典棕色脂肪不同的前体细胞，更接近白色脂肪细胞谱系[7]。然而，受到某些特定的刺激，这些脂肪细胞可被激活成具有 BAT 样表型的细胞，通过可表达 UCP1 和其他 BAT 相关基因得到证实[8]。该过程称为褐变，是从白色到棕色表型的转分化过程，将在下面讨论。

尽管骨髓中的脂肪细胞已得到充分认识，但最近这些细胞的作用有了新进展。传统上，骨髓脂肪细胞被描述为次要细胞，在血细胞发生或骨形成所需的空间外[9]，但已经证明这些细胞在骨髓微环境中具有重要作用。因此，骨髓脂肪组织（marrow adipose tissue，MAT）被认为是一种与白色脂肪和棕色脂肪组织不同的脂肪组织。出生时，骨髓是主要的造血器官（红骨髓），但是，在生长过程中，它逐渐转变为富含脂肪的黄骨髓[10]。因此，在男性和女性中骨髓脂肪组织的增多都是和年龄相关的[11]。人骨髓中最早的脂肪转化从出生开始，在 4 ～ 8 周龄时加速，并在 1 年后达到完全脂肪转化 [12]。在 20 ~ 25 岁以前，MAT 从四肢骨骼远端到近端逐渐积聚，在随后生长过程中，仍在中轴骨骼中继续逐渐形成 [13]。年轻男性骨髓脂肪含量高于年轻女性 [14]，而老年女性骨髓含量高于老年男性 [15]。这种与年龄相关的骨髓脂肪含量的增加定义为肥大和增生，表现为脂肪细胞体积和数量的增加。生理条件下，MAT 为能量的储存库；病理条件下，例如在限制能量摄入和厌食症的状态下，尽管 WAT 的体积显著减少，但 MAT 的数量显著增加 [15]。很长一段时间里，MAT 一直被认为是骨形成的负调节剂。因此，MAT 的积累与骨质疏松症和骨量减少有关 [16]。尽管存在这些相关性，但过量的 MAT 是否可以直接影响骨代谢，或骨丢失是否会通过改变骨髓微环境间接影响 MAT 形成尚不清楚。

最近在小鼠皮下脂肪库中识别了第四种类型的脂肪细胞，存在于妊娠和哺乳期间，此时乳腺的脂肪组织逐渐消失而分泌乳汁的小叶肺泡上皮腺体广泛发育。这些新形成的上皮细胞，称为粉红色脂肪细胞，是白色脂肪细胞直接转分化形成的可分泌乳汁的上皮细胞（脂肪上皮细胞转分化） [17]。粉红色脂肪细胞的形成是可逆的，在哺乳结束后，它们会恢复成白色脂肪细胞，重新构成乳腺的脂肪成分 [17-18]。

1.2　多脂肪储存库器官的解剖

白色和棕色脂肪细胞具有不同的形态和功能，但是许多研究表明，在几个区域，两个细胞共同聚集在一起，形成多脂肪储存库器官 [19]。这些储存库位于皮下空间（皮下储存库）或躯干的器官周围（内脏储存库）。

前方的皮下储存库主要位于肩胛骨水平的上背部区域。它由肩胛间、肩胛下、腋窝和颈部储存库组成 [20]。后方的皮下储存库主要位于下腹部，它也由不同部位组成：腰背部、腹股沟和臀部。躯干或内脏储存库位于纵隔和腹部。所有的躯干储存库都与主动脉密切相关。此外，在女性中，还存在一种解剖学上的脂肪，称为腹盆部储存库，包括肾、卵巢、子宫和膀胱周围的脂肪 [3,20]。值得注意的是，雌性小鼠的皮下组织已被发现由乳腺分支的上皮导管进入，最终以 5 对对称的乳头结束。因此，它可以被认为是乳腺皮下储存库的一部分 [21-22]。

心包、网膜、肠系膜和皮下储存库的特征是存在于淋巴组织 [23]。所有脂肪储存库都与特定的神经 - 血管蒂有关 [24]，能够与神经系统联系，以对生理和环境刺激做出反应。大多数与脂肪细胞接触的神经纤维表达酪氨酸羟化酶（tyrosine hydroxylase，TH），这是去甲肾上腺素能神经纤维的标志性酶 [24]。当哺乳动物暴露于中性温度以下的温度时，因产热的需要交感神经系统被激活，即通过去甲肾上腺素与 β_3 肾上腺素受体结合的分子途径，促进棕色脂肪细胞产热 [2]。有趣的是，嗜铬细胞瘤（一种分泌去甲肾上腺素的肾上腺肿瘤）患者正电子发射断层显像（positron emission tomography，PET）显示 BAT 量增加[25]。此外，大量数据表明，棕色脂肪组织中表达 TH 的神经纤维的密度远高于白色脂肪组织，并且这些纤维的密度在暴露于寒冷时和棕色脂肪的量一样进一步增加。因此，暴露于低温的脂肪组织比暴露于温暖环境的脂肪组织更偏向于棕色，并且受神经支配更多。

相反，年龄似乎对白色脂肪和棕色脂肪的平衡产生相反的影响。在大鼠中进行的实验表明，随着年龄的增加，前方皮下储存库中的白色脂肪细胞数量逐渐增加，而同时，棕色脂肪细胞数量逐渐减少[27]。同样地，人类研究表明老年人群中 BAT 似乎被 WAT 所取代[28]。有趣的是，寒冷可以使棕色脂肪细胞的数量恢复到年轻动物的水平[29]，在人类中也发现了类似的效果[30]。

体积大的白色脂肪细胞主要存在于皮下储存库中，而小的白色脂肪细胞大多位于内脏储存库中[31]。内脏储存库中的棕色脂肪细胞主要位于主动脉附近。由于最近定义了米色脂肪细胞[32]，棕色脂肪细胞被称为经典或基本棕色脂肪细胞，以区别于WAT 中的棕色样细胞。经典棕色脂肪细胞主要位于肩胛间、椎旁和肾周部位。最经典的棕色脂肪储存库在肩部皮下，可以很容易地切除。相比之下，肾周 BAT 很难在不移动肾的情况下切除。通常，肩胛间的 BAT 一部分可能位于锁骨上区域[33]。传统上，BAT 被认为新生儿期和幼儿期特有的[33]。然而，PET 扫描显示成人中也存在有活性的 BAT，特别是在上躯干，如颈部、锁骨上、椎旁、心包，也有部分存在于纵隔和肠系膜区域[34]。

1.3 脂肪细胞分化

WAT 在出生后不久即开始形成。间充质干细胞分化成脂肪母细胞，再进一步分化成前脂肪细胞。前脂肪细胞的增殖是脂肪生成的主要阶段，其进入有丝分裂循环直至达到生长停滞。此时，如果前脂肪细胞退出细胞周期，它们改变其形态并积累胞质内甘油三酯，获得成熟脂肪细胞的特征并释放分裂能力[35]。白色脂肪和棕色脂肪形成系细胞均来自中胚层，但它们来自不同的前体细胞。间充质干细胞可以分化为 Myf5 阴性脂肪形成系和成骨细胞系（白色脂肪细胞）或 Myf5 阳性肌原性细胞系（棕色脂肪细胞）[36]。虽然脂肪细胞来自两个不同的谱系，但脂肪细胞的分化涉及 CCAAT/ 增强子结合蛋白（C/EBPs）这一共同的转录途径[37]。

在白色脂肪细胞中，一旦分化被激活，cAMP 反应元件结合蛋白就会磷酸化，继而诱导 C/EBP-β 的表达[38]。丝裂原活化蛋白激酶和 GSK-3β 磷酸化 C/EBP-β，可使 C/EBP-β 二聚化，从而诱导 DNA 结合域产生。C/EBP-β 与 DNA 的结合使前脂肪细胞能够重新进入细胞周期或增加转录因子 C/EBP-α 和过氧化物酶体增殖物激活受体 -γ (peroxisome proliferator-activated receptor-γ，PPAR-γ) 的水平 [37]。PPAR-γ 对促进脂肪细胞的脂质和葡萄糖代谢以及提高胰岛素敏感性至关重要。

BAT 在出生前就已经发育，因为它在保护新生儿防寒方面发挥重要作用。棕色前脂肪细胞向成熟棕色脂肪细胞的分化分别受骨形成蛋白 (bone morphogenetic protein，BMP) -7 正性调节 [39] 和肌生成抑制蛋白 [40] 负性调节。C/EBP-β 和 PRDM16 已被证明是棕色脂肪细胞分化中的关键转录因子 [41]。因此，当 PRDM16 在棕色脂肪的前体细胞中被抑制时，细胞分化成骨骼肌细胞。同样，PRDM16 异位表达的成肌细胞能够转分化为棕色脂肪细胞 [41]。来自肌源性细胞系的 BAT 的命运取决于转录复合物是形成 PRDM16 还是 C/EBP-β [42]，其诱导过氧化物酶体增殖物激活受体 -γ 辅激活 1α (PGC-1α) 的表达 [43]，进一步调节线粒体生物合成和氧化代谢 [44-45]。此外，C/EBP-β 是诱导 UCP1 表达的关键转录激活因子，从而诱导产热过程 [42]。

1.4 转分化过程

白色脂肪储存库具有在能量存储和能量消耗之间切换的能力。因此，在特定的生理条件下，白色脂肪细胞可转化为棕色脂肪细胞，以满足产热需求 [46]。

如上所述，WAT 中的米色脂肪细胞来源于不同于经典棕色脂肪细胞的前体细胞，其可以从 WAT 表型转变为 BAT 样表型，在形态学、基因表达形式和线粒体呼吸活动方面均与经典 BAT 相似 [47]。这种由 WAT 诱导出棕色脂肪细胞样表型的过程称为褐变反应 [7]。了解这一过程的分子机制与人类健康密切相关，可有助于制定治疗策略，通过增加棕色脂肪细胞的数量以防止白色脂肪细胞过度形成。诱导米色细胞活化的最强因素是寒冷暴露，可通过几种分子机制来调节。其中，主要由交感神经系统通过 β3AR 途径介导，这已经通过给予 β3AR 兴奋剂可诱导褐变反应 [48]，和 β3AR 基因敲除小鼠对褐变转分化没有反应所证实 [8]。

转录因子如 PPAR-γ 的辅激活物 1α (PGC-1α)、C/EBP-β 和 PRDM16 似乎在褐变过程的调控中起关键作用 [43]。噻唑烷二酮是 PPAR-γ 激活剂，用于控制血糖的合成配体 [49]，已证明其在小鼠、大鼠和狗中可有效地将 WAT 转化为 BAT 样组织 [50-52]。PGC-1α 最初被描述为 PPARγ 的辅因子，在 BAT 中可被寒冷暴露诱导产生 [53]。此外，用 PGC-1α 转染的人白色脂肪细胞表达棕色脂肪细胞的标志基因——UCP1 [54]。C/EBPβ 和 PRDM16 是脂肪细胞表达棕色表型的强有力诱导剂。它们可以形成分子复合物，这对于间充质干细胞的棕色分化是必需的。因此，移植异位表达 C/EBPβ 和 PRDM16 的皮肤成纤维细胞可产生功能性 BAT [42]。此外，在所有脂肪组织中，PRDM16 基因的表达均诱导 WAT 褐变（特别是在皮下脂肪中），从而增加能量消耗并抑制高脂饮食时的体重增加[55]。

成纤维细胞生长因子 21（FGF-21）是由交感神经系统调控，在肝脏和 BAT 产生的生长因子[56]。最近已经表明，FGF-21 以自分泌/旁分泌方式起作用，通过 β-Klotho 受体增加 UCP1 和其他产热基因在脂肪组织中的表达[57]。FGF-21 通过增加脂肪组织中 PGC-1α 蛋白水平来调节该过程[58]。相反，转化生长因子 β（TGF-β）对褐变过程产生负性影响。因此，smad3（TGF-β 信号传导的下游分子）的缺失诱导白色脂肪转化至棕色脂肪，促进饮食诱导的肥胖小鼠的葡萄糖代谢反应[59]。BMP-7 通过激活 PRDM16 和 PGC-1α 刺激棕色脂肪形成的全过程，并促进间充质祖细胞向棕色脂肪细胞谱系的分化。此外，腺病毒调控的小鼠中 BMP7 的表达诱导了 BAT 的显著增加，从而增加了能量消耗并使体重增加减少[39]。

寒冷暴露不是特有的可引发褐变过程的刺激因素。有趣的是，最近发现了一种叫鸢尾素的激素，它在体育锻炼过程中由骨骼肌产生，已被证明是体外和体内白色脂肪至棕色脂肪转化的有效诱导剂[60]。

根据能量消耗的需要，转化自身的能力大小被定义为白色脂肪组织的可塑性。然而，这种可塑性并不仅仅与褐变反应有关。在妊娠和哺乳期间，脂肪器官的所有皮下储存库都可以变成乳腺[22]。在妊娠期间，白色脂肪细胞失去其包含的脂质，获得上皮特征，并形成能够产生和分泌乳汁的腺体结构。哺乳后，腺体的部分上皮成分转化为脂肪细胞，从而恢复皮下储存库中的脂肪成分[22]。

脂肪细胞的可塑性和改变其表型以适应环境刺激的能力，使其满足了生物体重要的生理需要。这些脂肪细胞生物学的新发现，支持了这些细胞在体内[6]和体外[22]具有多能分化潜能的可能性。

1.5 脂肪因子和细胞因子

大量证据表明，脂肪组织分泌的因子在代谢稳态中发挥关键作用，大量的脂肪或脂肪细胞功能障碍可以引起这些因子的缺乏，从而导致肥胖或一些肥胖相关病变的发生。因此，脂肪组织被认为是内分泌器官，其对靶组织的作用取决于脂肪储存库的位置，且因其功能状态不同而不同。对脂肪组织分泌蛋白质组的充分探索有助于了解身体内重要代谢调节剂的功能。瘦素是代谢调节中最有效的脂肪因子之一。它通过向下丘脑产生适应食物摄入和能量消耗的神经递质，发出食欲或饱腹感信号来控制体重。瘦素还通过抑制脂肪酸合成途径调节肝脏脂肪生成[62]，并改善肌肉脂肪酸氧化[63]。脂联素（脂连蛋白）是脂肪细胞分泌最多的脂肪因子，它可以增强胰岛素敏感性，并部分逆转肥胖小鼠的胰岛素抵抗[64]。目前，正在探索通过增加脂联素水平或脂联素受体活性来治疗肥胖诱导的炎症状态和胰岛素抵抗[65]。

肿瘤坏死因子-α（TNF-α）是肥胖小鼠组织中鉴定的第一种细胞因子。它通过干扰胰岛素信号传导并阻断胰岛素作用，来参与肥胖诱导的胰岛素抵抗[66]。脂肪组织 TNF-α 的产生来源于巨噬细胞和其他免疫细胞。白细胞介素-6（IL-6）是另一种促炎性细胞因子，其在肥胖小鼠和患者的脂肪组织中表达水平增加，但在葡萄糖代谢中的作用尚未完全确定。缺乏 IL-6 的小鼠会发生肥胖和胰岛素抵抗，这可以通过中心静脉注射 IL-6 来改善[67]，这表明这种白细胞介素是维持全身葡萄糖代谢和代谢稳态所必需的。

参考文献

1. Cinti S (2001) The adipose organ: morphological perspectives of adipose tissues. Proc Nutr Soc 60:319–328
2. Cannon B, Nedergaard J (2004) Brown adipose tissue: function and physiological significance. Physiol Rev 84:277–359
3. Vitali A, Murano I, Zingaretti MC, Frontini A, Ricquier D, Cinti S (2012) The adipose organ of obesity-prone C57BL/6J mice is composed of mixed white and brown adipocytes. J Lipid Res 53:619–629
4. Ishibashi J, Seale P (2010) Medicine. Beige can be slimming. Science 328:1113–1114
5. Waldén TB, Hansen IR, Timmons JA, Cannon B, Nedergaard J (2012) Recruited vs. nonrecruited molecular signatures of brown, "brite", and white adipose tissues. Am J Physiol Endocrinol Metab 302:E19–E31
6. Smorlesi A, Frontini A, Giordano A, Cinti S (2012) The adipose organ: white-brown adipocyte plasticity and metabolic inflammation. Obes Rev 13(Suppl 2):83–96
7. Petrovic N, Walden TB, Shabalina IG, Timmons JA, Cannon B, Nedergaard J (2010) Chronic peroxisome proliferator-activated receptor gamma (PPARgamma) activation of epididymally derived white adipocyte cultures reveals a population of thermogenically competent, UCP1-containing adipocytes molecularly distinct from classic brown adipocytes. J Biol Chem 285:7153–7164
8. Barbatelli G, Murano I, Madsen L et al (2010) The emergence of cold-induced brown adipocytes in mouse white fat depots is determined predominantly by white to brown adipocyte transdifferentiation. Am J Physiol Endocrinol Metab 298:E1244–E1253
9. Rosen CJ, Bouxsein ML (2006) Mechanisms of disease: is osteoporosis the obesity of bone? Nat Clin Pract Rheumatol 2:35–43
10. Moore SG, Dawson KL (1990) Red and yellow marrow in the femur: age-related changes in appearance at MR imaging. Radiology 175:219–223
11. Justesen J, Stenderup K, Ebbesen EN, Mosekilde L, Steiniche T, Kassem M (2001) Adipocyte tissue volume in bone marrow is increased with aging and in patients with osteoporosis. Biogerontology 2:165–171
12. Vande Berg BC, Malghem J, Lecouvet FE, Devogelaer JP, Maldague B, Houssiau FA (1999) Fat conversion of femoral marrow in glucocorticoid-treated patients: a cross-sectional and longitudinal study with magnetic resonance imaging. Arthritis Rheum 42:1405–1411
13. Gimble JM, Zvonic S, Floyd ZE, Kassem M, Nuttall ME (2006) Playing with bone and fat.

J Cell Biochem 98:251–266

14. Kugel H, Jung C, Schulte O, Heindel W (2001) Age- and sex-specific differences in the 1H-spectrum of vertebral bone marrow. J Magn Reson Imaging 13:263–268

15. Griffith JF, Yeung DK, Ma HT, Leung JC, Kwok TC, Leung PC (2012) Bone marrow fat content in the elderly: a reversal of sex difference seen in younger subjects. J Magn Reson Imaging 36:225–230

16. Griffith JF, Yeung DK, Antonio GE et al (2005) Vertebral bone mineral density, marrow perfusion, and fat content in healthy men and men with osteoporosis: dynamic contrast-enhanced MR imaging and MR spectroscopy. Radiology 236:945–951

17. Morroni M, Giordano A, Zingaretti MC, Boiani R, De Matteis R, Kahn BB, Nisoli E, Tonello C, Pisoschi C, Luchetti MM et al (2004) Reversible transdifferentiation of secretory epithelial cells into adipocytes in the mammary gland. Proc Natl Acad Sci U S A 101:16801–16806

18. De Matteis R, Zingaretti MC, Murano I, Vitali A, Frontini A, Giannulis I, Barbatelli G, Marcucci F, Bordicchia M, Sarzani R et al (2009) In vivo physiological transdifferentiation of adult adipose cells. Stem Cells 27:2761–2768

19. Cinti S (2005) The adipose organ. Prostaglandins Leukot Essent Fat Acids 73:9–15

20. Frontini A, Cinti S (2010) Distribution and development of brown adipocytes in the murine and human adipose organ. Cell Metab 11:253–256

21. Masso-Welch PA, Darcy KM, Stangle-Castor NC, Ip MM (2000) A developmental atlas of rat mammary gland histology. J Mammary Gland Biol Neoplasia 5:165–185

22. Giordano A, Smorlesi A, Frontini A, Barbatelli G, Cinti S (2014) White, brown and pink adipocytes: the extraordinary plasticity of the adipose organ. Eur J Endocrinol 170(5):R159–71

23. Cinti S (2011) Between brown and white: novel aspects of adipocyte differentiation. Ann Med 43:104–115

24. Giordano A, Frontini A, Cinti S (2008) Adipose organ nerves revealed by immunohistochemistry. Methods Mol Biol 456:83–95

25. Kuji I, Imabayashi E, Minagawa A, Matsuda H, Miyauchi T (2008) Brown adipose tissue demonstrating intense FDG uptake in a patient with mediastinal pheochromocytoma. Ann Nucl Med 22:231–235

26. Murano I, Barbatelli G, Giordano A, Cinti S (2009) Noradrenergic parenchymal nerve fiber branching after cold acclimatisation correlates with brown adipocyte density in mouse adipose organ. J Anat 214:171–178

27. Sbarbati A, Morroni M, Zancanaro C, Cinti S (1991) Rat interscapular brown adipose tissue at different ages: a morphometric study. Int J Obes 15:581–587

28. Zingaretti MC, Crosta F, Vitali A et al (2009) The presence of UCP1 demonstrates that metabolically active adipose tissue in the neck of adult humans truly represents brown adipose tissue. FASEB J 23:3113–3120

29. Morroni M, Barbatelli G, Zingaretti MC, Cinti S (1995) Immunohistochemical, ultrastructural and morphometric evidence for brown adipose tissue recruitment due to cold acclimation in old rats. Int J Obes Relat Metab Disord 19:126–131

30. Nedergaard J, Bengtsson T, Cannon B (2010) Three years with adult human brown adipose tissue. Ann N Y Acad Sci 1212:E20–E36

31. Murano I, Barbatelli G, Parisani V, Latini C, Muzzonigro G, Castellucci M, Cinti S (2008) Dead adipocytes, detected as crown-like structures, are prevalent in visceral fat depots of genetically obese mice. J Lipid Res 49:1562–1568

32. Wu J, Boström P, Sparks LM, Ye L, Choi JH, Giang AH, Khandekar M, Virtanen KA, Nuutila P, Schaart G et al (2012) Beige adipocytes are a distinct type of thermogenic fat cell in mouse and human. Cell 150:366–376

33. Lean ME (1989) Brown adipose tissue in humans. Proc Nutr Soc 48:243–256

34. van Marken Lichtenbelt WD, Vanhommerig JW, Smulders NM, Drossaerts JM, Kemerink GJ,

Bouvy ND, Schrauwen P, Teule GJ (2009) Cold-activated brown adipose tissue in healthy men. N Engl J Med 360:1500–1508

35. Otto TC, Lane MD (2005) Adipose development: from stem cell to adipocyte. Crit Rev Biochem Mol Biol 40:229–242

36. Timmons JA, Wennmalm K, Larsson O, Walden TB, Lassmann T, Petrovic N, Hamilton DL, Gimeno RE, Wahlestedt C, Baar K et al (2007) Myogenic gene expression signature establishes that brown and white adipocytes originate from distinct cell lineages. Proc Natl Acad Sci U S A 104:4401–4406

37. Rosen ED, MacDougald OA (2006) Adipocyte differentiation from the inside out. Nat Rev Mol Cell Biol 7:885–896

38. Zhang JW, Tang QQ, Vinson C, Lane MD (2004) Dominant-negative C/EBP disrupts mitotic clonal expansion and differentiation of 3T3-L1 preadipocytes. Proc Natl Acad Sci U S A 101:43–47

39. Tseng YH, Kokkotou E, Schulz TJ, Huang TL, Winnay JN, Taniguchi CM, Tran TT, Suzuki R, Espinoza DO, Yamamoto Y et al (2008) New role of bone morphogenetic protein 7 in brown adipogenesis and energy expenditure. Nature 454:1000–1004

40. Kim WK, Choi HR, Park SG, Ko Y, Bae KH, Lee SC (2012) Myostatin inhibits brown adipocyte differentiation via regulation of Smad3-mediated β-catenin stabilization. Int J Biochem Cell Biol 44:327–334

41. Seale P, Bjork B, Yang W, Kajimura S, Chin S, Kuang S, Scimè A, Devarakonda S, Conroe HM, Erdjument-Bromage H et al (2008) PRDM16 controls a brown fat/skeletal muscle switch. Nature 454:961–967

42. Kajimura S, Seale P, Kubota K, Lunsford E, Frangioni JV, Gygi SP, Spiegelman BM (2009) Initiation of myoblast to brown fat switch by a PRDM16-C/EBP-beta transcriptional complex. Nature 460:1154–1158

43. Kajimura S, Seale P, Spiegelman BM (2010) Transcriptional control of brown fat development. Cell Metab 11:257–262

44. Townsend K, Tseng YH (2012) Brown adipose tissue: recent insights into development, metabolic function and therapeutic potential. Adipocyte 1:13–24

45. Barbera MJ, Schluter A, Pedraza N, Iglesias R, Villarroya F, Giralt M (2001) Peroxisome proliferator-activated receptor alpha activates transcription of the brown fat uncoupling protein-1 gene. A link between regulation of the thermogenic and lipid oxidation pathways in the brown fat cell. J Biol Chem 276:1486–1493

46. Cinti S (2009) Transdifferentiation properties of adipocytes in the adipose organ. Am J Physiol Endocrinol Metab 297:E977

47. Wu J, Cohen P, Spiegelman BM (2013) Adaptive thermogenesis in adipocytes: is beige the new brown. Genes Dev 27:234–250

48. Himms-Hagen J, Melnyk A, Zingaretti MC, Ceresi E, Barbatelli G, Cinti S (2000) Multilocular fat cells in WAT of CL-316243-treated rats derive directly from white adipocytes. Am J Physiol Cell Physiol 279:C670–C681

49. Schoonjans K, Auwerx J (2000) Thiazolidinediones: an update. Lancet 355:1008–1010

50. Toseland CD, Campbell S, Francis I, Bugelski PJ, Mehdi N (2001) Comparison of adipose tissue changes following administration of rosiglitazone in the dog and rat. Diabetes Obes Metab 3:163–170

51. Wilson-Fritch L, Nicoloro S, Chouinard M et al (2004) Mitochondrial remodeling in adipose tissue associated with obesity and treatment with rosiglitazone. J Clin Invest 114:1281–1289

52. Koh YJ, Park BH, Park JH et al (2009) Activation of PPAR gamma induces profound multilocularization of adipocytes in adult mouse white adipose tissues. Exp Mol Med 41:880–895

53. Puigserver P, Spiegelman BM (2003) Peroxisome proliferator-activated receptor-gamma coactivator 1 alpha (PGC-1 alpha): transcriptional coactivator and metabolic regulator. Endocr Rev 24:78–90

54. Tiraby C, Tavernier G, Lefort C et al (2003) Acquirement of brown fat cell features by human

white adipocytes. J Biol Chem 278:33370–33376

55. Seale P, Conroe HM, Estall J et al (2011) Prdm16 determines the thermogenic program of subcutaneous white adipose tissue in mice. J Clin Invest 121:96–105

56. Hondares E, Iglesias R, Giralt A et al (2011) Thermogenic activation induces FGF21 expression and release in brown adipose tissue. J Biol Chem 286:12983–12990

57. Hondares E, Rosell M, Gonzalez FJ, Giralt M, Iglesias R, Villarroya F (2010) Hepatic FGF21 expression is induced at birth via PPARalpha in response to milk intake and contributes to thermogenic activation of neonatal brown fat. Cell Metab 11:206–212

58. Fisher FM, Kleiner S, Douris N et al (2012) FGF21 regulates PGC-1alpha and browning of white adipose tissues in adaptive thermogenesis. Genes Dev 26:271–281

59. Yadav H, Quijano C, Kamaraju AK et al (2011) Protection from obesity and diabetes by blockade of TGF-beta/Smad3 signaling. Cell Metab 14:67–79

60. Bostrom P, Wu J, Jedrychowski MP et al (2012) A PGC1-alpha-dependent myokine that drives brown-fat-like development of white fat and thermogenesis. Nature 481:463–468

61. Matsumoto T, Kano K, Kondo D et al (2008) Mature adipocyte-derived dedifferentiated fat cells exhibit multilineage potential. J Cell Physiol 215:210–222

62. Cohen P, Miyazaki M, Socci ND, Hagge-Greenberg A, Liedtke W, Soukas AA, Sharma R, Hudgins LC, Ntambi JM, Friedman JM (2002) Role for stearoyl-CoA desaturase-1 in leptin-mediated weight loss. Science 297:240–243

63. Minokoshi Y, Kim YB, Peroni OD, Fryer LG, Muller C, Carling D, Kahn BB (2002) Leptin stimulates fatty-acid oxidation by activating AMP-activated protein kinase. Nature 415:339–343

64. Berg AH, Combs TP, Du X, Brownlee M, Scherer PE (2001) The adipocyte-secreted protein Acrp30 enhances hepatic insulin action. Nat Med 7:947–953

65. Yamauchi T, Kadowaki T (2008) Physiological and pathophysiological roles of adiponectin and adiponectin receptors in the integrated regulation of metabolic and cardiovascular diseases. Int J Obes 32(Suppl 7):S13–S18

66. Hotamisligil GS, Murray DL, Choy LN, Spiegelman BM (1994) Tumor necrosis factor α inhibits signaling from the insulin receptor. PNAS 91:4854–4858

67. Wallenius V, Wallenius K, Ahren B, Rudling M, Carlsten H, Dickson SL, Ohlsson C, Jansson JO (2002) Interleukin-6-deficient mice develop mature-onset obesity. Nat Med 8:75–79

2 能量摄入的调节

Roberto Vettor · Roberto Fabris · Marco Rossato

肥胖是人类主要的健康问题之一，逐渐在全球范围内流行 [1]。超重和肥胖是能量摄入和消耗之间的不平衡造成的。食物摄入量受内部信号控制 [2]。由于食物和相伴随发生的能量摄入是一种行为，它一定由大脑调节。虽然大脑的许多不同区域参与食物每日摄入量的调控已被证实，但一些研究表明，腹内侧下丘脑（ventro-medial hypothalamus，VMN）和外侧下丘脑（lateral hypothalamus，LH）是控制食物摄入量和体重的两个主要区域 [2]。能量平衡中枢控制的双中心假设来源于 60 多年前首次进行的对特定大脑区域的损伤和刺激实验。这些研究得出，"饱腹感中枢"位于 VMN，该区域的病变会导致过度进食和过度增重，而电刺激可抑制进食。相反，LH 的损伤或刺激引起了相反的反应，从而得出结论，该区域代表"进食中枢" [3-4]。我们用涉及能量稳态的特定神经元亚群的知识取代了既往的特定能量平衡控制中枢的术语，这些"中枢"将分散的神经通路整合成更复杂的神经元网络。

对下丘脑区域解剖结构和功能的了解帮助我们揭示了该系统的复杂性。在这个简短的概述中，我们将重点关注控制能量平衡的主要中枢和神经激素介质，及其在肥胖病理生理学中的作用。

2.1 生物钟控制的能量代谢

在绝大多数生物体中，可以检测到生物参数的同步波动，其中大多数与夜晚和白天、睡眠和清醒、休息和活动以及喂食和禁食周期相平行。这是身体每个细胞的内在特征，将身体的所有代谢、激素、免疫、神经和许多其他功能与每日、每月、每年的节律周期相协调和整合。人类和所有其他生物一样，体内的这种精细调控涉及一种内在机制，该机制将时间控制为大约 24 h 一个周期，由一系列紧密协调的反馈环中下调和上调的基因控制。已经证实生物钟控制能量代谢的重要性，但详细的机制还有待阐明。哺乳动物中不同组织中的多个细胞钟的存在解释了其昼夜节律系统的复杂性。在分级调控中，主调节器是视交叉上核（SCN），其通过神经、内分泌和代谢信号传导途径影响细胞钟的分子机制，使下游器官和组织生物钟同步。这种同步如果中断可能导致肥胖等疾病的发展。这种中断可能由视交叉上核与松果体钟根据昼夜周期来感知光和释放褪黑素的不敏感导致的。外周激素如生长素释放肽、瘦素、胰岛素、皮质类固醇和肾上腺素，其影响主生物钟同时也受主生物钟影响，并且相互的改变可能导致一天中代谢控制的协调循环中断。此外，葡萄糖、脂肪酸、氨基酸、乳酸盐和酮体等代谢燃料是对主生物钟发挥正确功能有深刻影响的信号，其反过来可以通过特定神经元连接影响外周器官代谢。在细胞和系统水平，可通过以下 3 个主要步骤来理解生物钟系统：①系统的输入，②与生物钟相关的内在机制，③输出系统。生物钟机制由两个主要部分组成：①由正和负分支组成的转录 - 翻译反馈环（transcriptional-translational feedback loop，TTL）；② TTL 中基因产物翻译后修饰，其调节这些蛋白质的降解和（或）核定位。正负分支通过生物钟蛋白质驱动的核受体交织在一起，并且与周期节律性蛋白质同源物 -2（period circadian protein homolog-2，PER-2）（负性分支的一个组成部分）相互作用。PER2 是糖皮质激素调节途径的整合成分，涉及糖皮质激素某些作用所需要的外周生物钟。代谢振荡器由 TTL 驱动并通过 SIRT-1 反馈，SIRT-1 代表抗衰老因子（沉默交配型信息控制物 2 同系物），一种使蛋白质去乙酰化的酶，对细胞调节起作用。生物钟控制基因（clock controlled genes，CCG）中的启动子元件可直接或间接地被调节：①直接调节，通过昼夜节律运动输出循环 Kaput（BMAL/CLOCK）完成，它是昼夜节律形成通路下游元件的必需激活剂，通过与 E-box 或核受体 REV-ERB 和视黄酸受体相关的孤立受体（RORs）结合，参与许多生理过程，包括调节代谢、发育和免疫，以及通过与 RORE 元件结合参与昼夜节律。②间接调节，通过与时钟调节昼夜转录子结合，即通过与脯氨酸和酸性氨基酸丰富的碱性亮氨酸链转录因子 [如 Dbp（D- 元件结合蛋白）] 结合或通过与蛋白质 - 蛋白质相互作用的 PER-2 和核受体元件（nuclear receptor elements，NREs）上的核受体（如 ROREs）结合实现[6]。明暗周期已确定是生物钟的主要决定因素之一。光信号直接传递到大脑中的 3 个单元：①控制时间的中枢，如 SCN 和松果体；②代谢整合的中枢，如脑室下旁区（sPVZ）；③控制奖励的中枢，如缰核（HB）。光传感和随后的神经元信息间接地从 SCN 传播，SCN 又投射到代谢整合的区域，包括室旁核（paraventricular nucleus，PVN）、sPVZ、背内侧下丘脑（dorsomedial hypothalamus，DMH）和弓状核（arcuate nucleus，ARC）。松果腺还将光信息传递给 HB。瘦素等产生的抑制食欲信号，食欲刺激素等产生的增强食欲信号，主要作用于 ARC，对于进食信号的代谢整合至关重要，腹侧被盖区（ventral tegmental area，VTA）对于奖赏的整合十分重要。这些中心对代谢和奖赏的信息互换很重要，且可以影响 SCN 和松果腺的时间控制中枢。光和进食信号结合，可以促进运动和活动协调[7]。因此，调节食物摄入的昼夜节律机制对于维持能量稳度至关重要[8]，并且大多数代谢紊乱的发展可能是由于生物钟基因紊乱造成的[9]。

2.2　弓形核

弓状核（ARC）是参与控制能量稳态的最重要的脑区之一。它位于背侧下丘脑，邻近第三脑室下壁。ARC 中的神经元表达的各种激素的受体影响食物摄入，如瘦素、皮质醇、雌激素、黄体酮和生长激素[10]，这部分区域的血脑屏障允许这些信号分子进入。此外，ARC 与其他下丘脑核（DMH、PVN、VMH 和 LH）一样，被认为是葡萄糖的中枢感受器[12]，但它们也可能受其他循环代谢物的影响，如 FFA[13]。因此，ARC 可以被视为"代谢感受器"，它接收并整合来自外周的内分泌和代谢信息，参与身体营养和能量状态调节。

ARC 包含许多神经元，这些神经元根据信号分子表达来区分。第一组细胞表达两种神经肽，分别为 NPY 和 AgRP，与食物摄入和能量稳态控制密切相关[14]。另外两个重要的信号分子为 POMC 和 CART，共同定位于不同但相邻的 ARC 神经元中[15]。

2.3　神经肽 Y

神经肽 Y（neuropeptide Y）是一个 36 种氨基酸组成的促食欲的肽，具有许多内分泌功能和行为效应[16]。它属于胰多肽（polypeptide，PP）家族，是大脑中最丰富的神经肽[17]。ARC 核团是下丘脑中 NPY 表达的主要区域。它存在向 PVN 的密集投射，和向其他核的不太密集的投射[18]。PVN 还从脑干中的儿茶酚胺能核中接受传入的含 NPY 纤维[19]。NPY 也可在 ARC 局部释放，并通过作用于 NPY-Y2/NPY-Y4 受体，形成超短环反馈，以调节 NPY/AgRP 神经元[20]。

已有 4 种不同的 NPY 受体在人类中被识别，分别是 NPY-Y1、NPY-Y2、NPY-Y4 和 NPY-Y5，这些受体广泛分布于下丘脑[21]。给予选择性受体拮抗剂和针对不同 Y 受体亚型的反义寡核苷酸可抑制 NPY 诱导的食物摄入和遗传性肥胖动物模型中存在的摄食行为异常[22]，但是一些其他实验方法使用不同的选择性拮抗剂得出矛盾的结果[23]。

2.4　神经肽 YY

神经肽 YY（neuropeptide YY，PYY）属于 NPY 和 PP 家族 [24]。它在哺乳动物中与 NPY 有 70% 的同源性，起初被认为是胃肠激素，随后发现表达在神经元中。神经肽 YY3-36（PYY3-36）在餐后与膳食能量成比例地由胃肠道释放 [25]。

与 NPY 已知的功能不同，PYY 在神经系统中的作用仍然模糊不清。但人体实验显示，静脉注射生理剂量的 PYY3-36 后，人的食欲和食物摄入量显著降低。因此推测，正常膳食后升高的 PYY3-36 可能是 ARC Y2 受体的抑制进食作用导致的。以上研究证实了重要的肠 - 下丘脑轴的存在。

2.5　刺豚鼠相关蛋白

刺豚鼠相关蛋白（AgRP）是一种具有促食欲特性的肽类 [26]，其 mRNA 和蛋白质几乎可以在 ARC 的所有 NPY 表达细胞中发现，但在任何其他大脑区域都不存在 [18]。与 NPY 一样，AgRP 的合成在瘦素缺乏和禁食期间增加，并且在瘦素治疗后受到抑制 [17]。脑室内给予 AgRP 以及 AgRP 过度表达的转基因小鼠，被观察到摄食增加并诱导了肥胖，另外，AgRP 的表达在肥胖基因模型小鼠中显著升高 [27]。AgRP 通过在促黑素受体 MC4 和一部分 MC3 上阻断 α-MSH 来影响摄食 [28]。然而，在阻断促黑素受体后，AgRP 的促食欲作用仍然长期有效，表明其促食欲作用存在替代机制。

2.6　阿黑皮素原

阿黑皮素原（pro-opiomelanocortin，POMC）是许多肽类的前体，包括 α-MSH 和 ACTH。它在 ARC 中表达，由 α-MSH 调节，对能量平衡起调节作用。α-MSH 通过与促黑素受体家族成员结合而发挥其作用 [29]。在啮齿动物中，MC3 和 MC4 受体的刺激抑制了进食行为，然而这些受体与合成配体的结合会刺激进食 [30]。此外，POMC 缺失的突变小鼠逐渐变胖 [31]，同样现象也在靶向敲除促黑素受体基因——MC3 和 MC4 的小鼠中发现 [32]。在人类中，MC4-R 基因和 POMC 基因的异常与严重肥胖有关 [33]，表明 MC4 受体的信号通路限制了食物摄入和体脂肪量。MC3-R 基因的敲除导致不同的表型，使突变小鼠的体重接近野生型动物，但体重改变的特征是脂肪量增加和瘦体重减少。MC3 缺陷型小鼠与 MC4 缺陷型的情况不同，这是由于 MC3 受体基因缺失导致的肥胖主要是代谢和能量分配的改变，而不是进食变化。目前可获得的数据表明 MC3 和 MC4 受体在能量稳态中具有不同的重要功能。事实上，缺乏这两种受体的小鼠比 MC4-R 缺陷小鼠更胖，显示出两种缺失的累加效应。

2.7 可卡因和安非他明调节转录子

可卡因和安非他明调节转录子（CART）是一种厌食因子，它主要在 ARC 中产生，但也在 PVN、DMN 和其他下丘脑细胞核 [34] 中产生，在动物脑室内注射 CART 后会产生抑制摄食作用。遗传性肥胖的 ob/ob 小鼠（瘦素缺乏）和 fa/fa Zucker 大鼠（瘦素受体缺陷）在禁食后，下丘脑 CART 肽和 mRNA 表达水平降低 [35]。CART 与 POMC 在 ARC 神经元亚群中共表达，在 LH、PVN 和胸段脊髓的神经节前交感神经元中也有分布。这些神经元直接对循环中瘦素起反应，并可能通过 CART 和 POMC 介导瘦素对食物摄入发挥抑制作用。

大部分 NPY/AgRP 和 POMC/CART 神经元共表达瘦素受体。NPY/AgRP 神经元受瘦素抑制，并通过低瘦素水平激活。与此类似，这些神经元似乎也被胰岛素缺乏激活 [36]，已发现胰岛素受体在 ARC 中高度聚集 [37]。相反，以胰岛素或瘦素缺乏为特征的疾病抑制了 ARC 中的 POMC 和 CART 表达，而给予这些激素可以预防或减少这些神经肽反应 [38]。总之，这些数据表明 ARC 是外周肥胖信号（例如瘦素和胰岛素）转导成神经元反应的主要位置。

2.8 介导刺激食欲的神经递质和肽

尾促皮质肽类是在人类、啮齿动物和其他哺乳动物中发现的 CRH 相关肽家族。将尾促皮质肽作用于 PVN 减少了摄食 [39]。大脑中的尾促皮质肽Ⅲ分布与 CRH 的分布不同，包括 VMH、侧隔和其他已知表达高水平 CRH-R2 的区域，这表明尾促皮质肽Ⅲ是这些区域中受体的内源性配体 [40]。

TRH 除了在垂体 - 甲状腺轴中的作用外，在大鼠脑室内注射后，发现其具有抑制进食和饮水的作用，并且其代谢产物环（His-Pro）可使大鼠的食物摄入持续减少、体重降低减少 [41]。促 NPY-TRH 通路是通过 Y1 受体介导的，并且之前有证据表明，脑室内注射 NPY 可以降低促甲状腺素的血浆水平，这可以将 TRH 与甲状腺激素联系起来 [42]。

食欲肽 A 和 B 由相同的基因编码，并且都在不同于 MCH 神经元群体的其他相同区域中产生。脑室内注射食欲肽刺激摄食，其基因表达随禁食和瘦素缺乏而增加 [43]。相反，脑室内给予食欲肽 A 对大鼠的体重没有影响 [44]；此外，尽管食物摄入量减少，小鼠食欲肽敏感神经元的基因消融依然会导致迟发性肥胖 [45]。这些结果可以通过以下观察来解释：食欲肽 A 增加氧气消耗和能量消耗的作用超过其对食物摄入的刺激作用，从而防止体重增加[46]。葡萄糖是启动和终止进食所必需的另一个信号[47]，也可能调节食欲肽神经元活动。食欲肽神经元受到血糖水平下降的刺激，同时也受到与进食相关信号的抑制，例如来自肠道的信号和血糖升高信号[48]。

GABA 向 PVN 注射 GABA 能刺激富含碳水化合物的食物摄入，这一作用通过与 GABA-A 受体[49] 和 GABA 激动剂——苯二氮䓬类物质相互作用后实现，超出了其对焦虑的作用，通过增强食物的适口性来增加进食量[50]。

2.9　介导抑制食欲的神经递质和肽

神经降压肽在 ARC、PVN 和 DMN 中产生，在脑室内注射后抑制食物摄入。瘦素刺激下丘脑对神经降压肽的合成，此外，遗传性肥胖的 ob/ob 小鼠和 fa/fa 大鼠表现出神经降压肽表达下降，这表明神经降压肽可以至少部分地介导 ob 基因产物的抑制食欲作用。

铃蟾肽样肽包括胃泌素释放肽（gastrin-releasing，GRP）、神经调节肽 B（neuromedin B，NMB）和胰高血糖素样肽（glucagon-like peptide，GLP）-1。在外周或中枢给予铃蟾肽样肽，通过作用于饱腹感中枢来抑制食物摄入[51]。这种作用似乎是通过 3 种不同的受体介导的：GRP 受体、NMB 受体和铃蟾肽受体亚型 3（BRS-3）。这些受体具有约 50% 的氨基酸序列同一性，但对铃蟾肽样肽具有不同的亲和力[52]。

2.10　大麻素系统

大麻素促食欲的流行病学证据以及大麻素作用的分子机制的研究表明这一神经调节系统在肥胖病理生理学中发挥作用。在 20 世纪 70 年代，人们就已经对外源性大麻素衍生物可能影响食物摄入进行了广泛的研究[53]。然而，在 20 世纪 90 年代，一类新的内源性配体与大麻素结合的特异性受体存在的证实，才导致学界对这种新的食物摄入调节途径以及其他中枢和外周功能的认识有了实质性进展。外源性大麻素通过结合两种特异性受体起作用，大麻素受体 -1（cannabinoid receptor-1，CB-1）在大脑区域中大量表达，参与摄食行为[54]，大麻素受体 -2（CB-2）主要在免疫系统细胞中表达。

内源性大麻素中最常见的与大麻素受体结合的内源性配体是花生四烯酸乙醇胺和 2- 花生四烯酰甘油[55]，它们在大脑中通过磷脂酶 D 的作用，由磷脂前体 N- 花生四烯酰磷脂酰乙醇胺产生。花生四烯酸乙醇胺以更高的亲和力结合 CB-1，其在包括人类在内的不同物种的下丘脑、皮质、丘脑和小脑中高浓度存在。CB-1 和 CB-2 的其他内源性配体是二十二烷四烯基乙醇酰胺、二 - 高 -γ- 亚麻酰基乙醇酰胺和 2- 花生四烯基甘油醚。有趣的是，所有这些化合物都是多不饱和脂肪酸衍生物。花生四烯酸乙醇胺和 CB-1 存在于食物摄入和体重调节中枢——下丘脑。

关于大麻素对动物食物摄入的影响已有广泛研究。花生四烯酸乙醇胺被证明可诱导啮齿动物进食过量，这种作用是由 CB-1 受体介导的 [56]。给予特异性 CB-1 受体拮抗剂（SR141716），可减少大鼠、小鼠和猕猴的食物摄入量。这种效应对甜食、蔗糖和乙醇具有选择性。有趣的是，SR141716 对食物摄入的抑制在 NPY 刺激食物摄入时也存在，因此表明神经元通路独立于下丘脑 NPY 源性神经元回路 [57]。

下丘脑内源性大麻素在瘦素信号传导缺陷型啮齿动物中升高（ob/ob 和 db/db 小鼠、fa/fa 大鼠）；而给予正常和 ob/ob 小鼠瘦素，它们的花生四烯酸乙醇胺和 2- 花生四烯酰甘油水平下降 [58]。此外，CB-1 受体敲除小鼠比野生型同窝小鼠吃的食物量少。总之，在实验性肥胖研究中，外源性和内源性大麻素给药、敲除模型和内源性大麻素调节的现有数据强烈提示该生物系统在调节摄食行为中的作用。曾经有 CB-1 受体的有效拮抗剂上市，但是由于其副作用已逐渐退出市场。

2.11　来自胃肠道的信号

营养物质摄入会刺激许多胃肠、胰腺激素进入血液中调节消化功能。同时，这些激素也可以作为膳食摄取的反馈调节剂，特别是膳食量的反馈调节剂。

胆囊收缩素（cholecystokinin，CCK）存在于大脑和十二指肠、空肠的内分泌细胞中，肠腔内食物刺激其释放到血液中。除了对胃肠系统的作用外，几个不同物种的实验都表明给予 CCK 减少了食物摄入 [59]。然而，CCK 诱导的食物摄入抑制似乎限于膳食量的减少而对日常食物摄入的其他方面和体重没有任何显著影响。学界已经发现两种 CCK 受体：A 型 CCK 受体在外周组织中更丰富，包括胰腺、幽门括约肌和迷走神经传入纤维，也存在于 CNS 结构中；B 型 CCK 受体广泛分布于整个大脑。抑制 A 型受体可阻止 CCK 给药产生的饱腹感，并通过抑制内源性 CCK 作用来增加大鼠的基础食物摄入 [60]；抑制 B 型受体则没有此发现。

外周 CCK 给药似乎通过抑制胃排空来促进饱腹感，其间接激活迷走神经传入信号，并通过迷走神经纤维上存在的特定 CCK 受体直接激活迷走神经传入信号，以刺激下丘脑效应器通路。这两种机制都需要迷走神经的完整性 [61]。

食欲刺激素（ghrelin）是具有特殊结构的胃肠肽，其特征为存在于丝氨酸残基上酯化的辛酸链。它在胃、肠、胎盘、垂体和下丘脑中合成。食欲刺激素与属于视紫红质家族的 366 个氨基酸的特异性跨膜 G 蛋白连接受体结合 [62]。循环中食欲刺激素主要来源于胃，其血浆浓度受营养状态的急性和慢性变化的影响 [63]。在人类中观察到餐后食欲刺激素减少的现象，并且食欲刺激素的输注会导致饥饿的短期增加 [64]，表明餐后食欲刺激素的抑制可能是停止进食的原因。此外，在肥胖人群中与瘦的受试者相比，食欲刺激素显著减少，但进食不会引起食欲刺激素的抑制 [65]。肥胖者的低食欲刺激素水平排除了脂肪过量是由这种促食欲的活性物质增加导致的推断。令人感兴趣的是，节食导致的体重减轻者食欲刺激素水平是增加的，而通过胃手术获得体重减轻者，食欲刺激素水平是减低的。因此表明低食欲刺激素水平持续存在与胃旁路手术后体重减轻维持更长时间，且更有效存在着联系 [66]。总之，现有数据表明，食欲刺激素是一种促食欲信号，起源于胃肠道，通过激活下丘脑中枢诱导进食和正能量平衡。但还需要进行其他研究，以更好地阐明其在人类肥胖的病理生理学作用。

胰高血糖素样肽 -1（glucagon-like peptide-1，GLP-1）是食物摄入后分泌的肠激素。这种激素大大增加了葡萄糖刺激的胰岛素分泌，同时抑制胰高血糖素的产生 [67]。它也在 NTS 中合成并在 PVN 和 DMH 中释放。它在中枢给药后产生厌食作用。它在葡萄糖稳态的调节中也有一些重要作用。大多数作用可能是由 GLP-1 受体（GLP-1-R）介导的。然而，来自 GLP-1-R 敲除小鼠的数据显示 GLP-1 在控制饱腹感中起次要作用 [68]。

胰高血糖素样肽 -2（GLP-2）是一种新发现的厌食激素，在 NTS 中表达，并在 DMH 中释放 [69]。小肠和大肠中的肠内分泌细胞共同分泌 GLP-1、GLP-2。GLP-2 分泌受食物营养素（主要是脂肪和碳水化合物）的调节，并且靶向受体位于消化道，分布于胃到结肠。GLP-2 的主要已知作用是使黏膜生长（特别是在近端肠道，增加绒毛高度和促进隐窝细胞增殖，并抑制隐窝和绒毛室中的细胞凋亡）和增加肠道营养素的摄取 [70]。GLP-2 还可以增加肠系膜血流量，从而提示另一种促进营养物质消化和吸收的机制 [71]。

GLP-2 也可能影响食物摄入，因为研究发现 GLP-2 脑室内给药减少了大鼠的食物摄入 [72]，但是到目前为止，人类的研究并未证明外周 GLP-2 给药后食物摄入减少 [73]。已有证据证明 GLP-2-R 在非啮齿动物大脑中表达缺乏，它在食物摄入的中枢调节中的作用仍在研究中。

2.12 来自脂肪组织的信号

瘦素 几年前，Coleman 和 Hummel 首先假设脂肪组织产生的体液因子的存在，且它参与脂质储存的监测和体重的调节。瘦素的发现证实了所谓的"脂肪模型"理论。瘦素主要在脂肪组织中合成，与体脂含量成一定比例，达到饱和后可进入 CNS [74]。瘦素在能量稳态中的作用至关重要，已经发现在啮齿动物和人类中，瘦素或其受体的遗传缺陷可导致严重的饮食过多、病态肥胖以及多种神经内分泌和代谢异常。瘦素受体由参与能量摄入的脑神经元表达。瘦素的靶向神经元已在 ARC、VMN、DMH 和其他脑区中发现 [75]。瘦素受体也在许多外周组织中表达，这意味着瘦素不仅仅是作用在循环中的饱腹感因子 [76]。ob/ob 小鼠瘦素给药后的显著变化提示人类肥胖可能由瘦素缺乏状态导致，因此外源性给予瘦素可能对治疗肥胖有效 [77]。然而，大多数肥胖受试者瘦素水平较高，表明在大多数情况下，肥胖者处于瘦素抵抗状态。在两个不相关的家庭肥胖成员中发现了由突变引起的瘦素受体缺陷（类似于一些啮齿动物肥胖模型）[78]，但是一般人群中相似突变的频率非常低。瘦素抵抗性的其他潜在机制包括脑内转运障碍和细胞内瘦素信号传导缺陷。有研究表示瘦素通过血脑屏障的饱和转运可能是限速步骤 [79]；然而，在瘦的个体中发现，低瘦素水平时，大脑瘦素转运也可以饱和 [80]。

胰岛素是第一个与 CNS 体重控制有关的激素信号，其作用于 CNS，以减少能量摄入 [81]。胰岛素受体由参与能量摄入的大脑神经元表达，胰岛素直接进入大脑可减少食物摄入量，胰岛素缺乏时，人体食物摄入量会增加 [36]。这些影响似乎至少部分由 NPY 介导，因为有研究发现胰岛素抑制 NPY mRNA 表达，而其缺乏与下丘脑 NPY 水平升高有关 [82]。另外，大脑胰岛素受体基因的破坏导致小鼠中等程度的食物摄入和体重增加，这一发现具有重要意义 [83]。

糖皮质激素对摄食和肥胖有许多影响，这也是库欣综合征中的摄食过多和肥胖的表现与艾迪生病中的厌食症的表现一致的原因。此外，大多数啮齿动物的实验性肥胖与肾上腺皮质功能亢进有关，并且可通过肾上腺切除术预防 [84]。糖皮质激素对食物摄入的影响可以通过促食欲的肽（如 NPY）来介导，并且糖皮质激素、瘦素和胰岛素的神经元靶点存在显著重叠，提高了这些激素协同作用来调节摄食和能量平衡的可能性 [85]。事实上，糖皮质激素在体外和体内均可以增强瘦素的产生 [86]。此外，糖皮质激素可以通过 CNS 水平上的作用来减少瘦素 [87] 的厌食作用，从而诱导相对瘦素抵抗，这可能是肾上腺皮质功能亢进时脂肪沉积的原因。另一方面，瘦素似乎通过直接抑制皮质醇释放来调节糖皮质激素水平，但瘦素和糖皮质激素之间存在的反馈尚未得到证实 [88]。

性激素能够影响食物摄入量、体重、身体成分，以及瘦素的产生；同时，它也与身体脂肪有关。雄激素能刺激食欲并增加瘦体重，而雌激素则倾向于减少摄食和体重。大鼠雌激素缺乏导致中枢对瘦素的敏感性受损、下丘脑 NPY 产生增加 [89]。

性激素的作用可能是通过调节神经肽的合成来实现的，如 NPY、POMC 和 MCH[90]，它们和瘦素在下丘脑的靶点具有相似性。

促炎性细胞因子，如肿瘤坏死因子 -α（TNF-α），白细胞介素 -1（IL-1）和 IL-6，它们是在感染和癌症状态下产生，与厌食症和消瘦综合征有关。这些细胞因子可以通过血脑屏障从外周运输到中枢神经系统，然后作用于神经元通路，以调节进食行为和能量平衡[91]。此外，TNF-α 可直接诱导啮齿动物和人类中的 ob 基因表达[92]；IL-1 可以通过增加下丘脑 - 垂体 - 肾上腺轴活性来增加瘦素水平[93]；IL-6 在脂肪组织和下丘脑核中均有表达，以调节身体成分。缺乏编码 IL-6 基因的小鼠会发生成熟期肥胖，其碳水化合物和脂质代谢发生改变、瘦素水平升高、对瘦素治疗反应性降低。脑室内注射（而非腹腔注射）IL-6 能够增加能量消耗，部分逆转肥胖[94]。

睫状神经营养因子（ciliary neurotrophic factor，CTNF）是一种神经细胞因子，通过抑制食物摄入和增加能量消耗来减少体重和脂肪量[95]。和瘦素类似，CTNF 通过 Jak-STAT 信号转导途径起作用，但 CTNF 的下丘脑靶点与瘦素不同[96]。

2.13　单胺类神经递质

胺能神经递质系统为药物治疗肥胖的重要靶点。然而，这些途径对食物摄入产生的影响尚不清晰，且作用复杂。

去甲肾上腺素在背侧迷走神经复合体和蓝斑中合成。这些区域投射到脊髓、下丘脑、丘脑和皮质。在这些神经元中，尤其是那些投射到 PVN 的神经元，去甲肾上腺素与 NPY 在同一个区域。与 NPY 一样，脑室内注射去甲肾上腺素可增加食物摄入量和体重[97]。此外，ob/ob 小鼠 PVN 中的去甲肾上腺素水平升高，表明瘦素可抑制其在该脑区的释放，这一结论已通过大鼠下丘脑的体外研究证实[98-99]。

多巴胺信号通路也在食物摄入调节中发挥相关作用，多巴胺耗竭或遗传性合成缺陷会显著改变食物摄入[100-101]，即使多巴胺缺乏会导致运动障碍，干扰其相关性，这个结论也不会改变。边缘叶多巴胺途径可能可以增强可口食物的奖励机制[102]，而下丘脑中的多巴胺信号可能抑制食物摄入[3]。

5- 羟色胺（serotonin，5-HT）在中缝背核（dorsal raphe nucleus，DRN）中合成，分布到 PVN、VMN 和其他前脑区[112]。它对自发进食且食物剥夺动物的进食有抑制作用。5-HT 兴奋剂作用于 5-HT 2C 受体亚型，通过抑制食欲和增加能量消耗来降低体重[103]。

2.14 下丘脑的营养感应

除了激素和神经递质外，大脑还能直接感应营养素，如葡萄糖、脂肪酸和氨基酸。在特定的下丘脑核内，具有特定神经生物学表型的神经元亚群对营养物质有反应，这些营养物质作为信号分子参与一系列复杂的神经化学和神经生理反应，从而调节能量摄入。

脑葡萄糖感应　根据感知的葡萄糖浓度不同，下丘脑中可区别出两种不同的葡萄糖反应神经元：葡萄糖兴奋（glucose-excited，GE）神经元，主要分布在外侧下丘脑（LH）；葡萄糖抑制（glucose-inhibited，GI）神经元，主要分布在腹内侧下丘脑（VMH）[104]。不同的营养感应机制和细胞内信号转导途径与营养感知神经元的能力有关，以监测体内可用燃料的数量。尽管近年已经提出了其他机制[98,105]，但ATP产量和ADP/ATP比例的相关变化仍被认为是主要可用的营养代谢信号。

脑脂质感应　尽管大脑不将脂肪酸（fatty acids，FA）作为主要燃料来源，但越来越多的证据表明，FA代谢在不同的下丘脑区域内可以作为有效营养物质感受器。已有研究表明，FA（特别是长链FA）能激活LH神经元[106]，并改变ARC中的神经元放电率[107]。但是，大脑FA水平增加可作为抑制摄食的饱腹感信号的观点与以下事实相悖：摄食后血浆FA水平不会显著上升，但在禁食期间显著上升[108]。与此观点相悖的另一个现象是脑中绝大部分FA氧化发生在星形胶质细胞，而不是神经元中[109]。因此，必须有一种机制使星形胶质细胞FA的代谢改变可以为神经元提供信号。细胞外葡萄糖水平增加后，下丘脑神经胶质通过糖酵解产生ATP的量随之增加，同时诱导星形胶质细胞释放乳酸[110]。研究显示下丘脑乳酸感应可以调节食物摄入[111]。

脑氨基酸感应　最近的数据表明，ARC神经元也可以感知氨基酸可用性的变化，并将这种感知与能量平衡的调节联系起来。亮氨酸给药后，下丘脑中枢减少了食物摄入量，通过快速减少进餐量和长期减少进餐次数而减少体重增加[112]。这种作用可被西罗莫司削弱，西罗莫司是一种丝氨酸 - 苏氨酸蛋白激酶抑制剂，这种蛋白激酶是哺乳动物西罗莫司的靶点（mTOR）[113]，由能量正平衡状态激活、在ARC的POMC和AgRP神经元中表达，这些神经元对胰岛素、瘦素和营养物质水平均有反应，从而对进食和能量平衡产生影响[114]。

总结

高等生物的生存取决于有效获取、使用和保存能量的能力。人类和其他哺乳动物已经形成了复杂的机制，以确保为细胞功能提供持续的能量供应，来试图对抗能量剥夺时期。与其他生物学参数一样，体重通常在很长一段时间内保持在很窄的变化范围内。为了确保这个参数的稳定性，能量摄入量必须与能量需求相等，即使能量可用性、食物摄入量和体重的微小减少都会被视为是一种紧急情况，使有利于个人和物种生存的各种事件成为可能。调节摄食行为的解剖和功能结构是在能量缺乏的环境中逐渐发展起来的。因此，目前在西方国家中，大量且容易获得的食物被认为是进化过程中的异常状态，而进食相关机制的复杂性很难适应这种改变，这也就部分解释了肥胖患病率突出增长的原因。充分了解调节人体能量代谢的所有病理生理机制，将有助于发现治疗肥胖和相关疾病的新方法。

参考文献

1. Caballero B (2007) The global epidemic of obesity: an overview. Epidemiol Rev 29:1–5
2. Koopmans HS (2004) Experimental studies on the control of food intake. In: Bray GA, Bouchard C (eds) Handbook of obesity. Marcel Dekker Inc, New York, pp 373–425
3. Anand BK, Brobeck JR (1951) Hypothalamic control of food intake in rats and cats. Yale J Biol Med 24:123–130
4. Elmquist JK, Elias CF, Saper CB (1999) From lesions to leptin: hypothalamic control of food intake and body weight. Neuron 22:221–232
5. Schwartz MW, Woods SC, Porte D Jr et al (2000) Central nervous system control of food intake. Nature 404:661–671
6. Albrecht U (2012) Timing to perfection: the biology of central and peripheral circadian clocks. Neuron 74:246–260
7. Peek CB, Ramsey KM, Marcheva B et al (2012) Nutrient sensing and the circadian clock. Trends Endocrinol Metab 23:312–318
8. Bechtold DA, Loudon ASI (2013) Hypothalamic clocks and rhythms in feeding behaviour. Trends Neurosci 36:74–82
9. Hatori M, Vollmers C, Zarrinpar A (2012) Time-restricted feeding without reducing caloric intake prevents metabolic diseases in mice fed a high-fatdiet. Cell Metab 15:848–860
10. Baskin DG, Breininger JF, Schwartz MW (1999) Leptin receptor mRNA identifies a sub-population of neuropeptide Y neurons activated by fasting in rat hypothalamus. Diabetes 48:828–833
11. Broadwell RD, Brightman MW (1976) Entry of peroxidase into neurons of the central and peripheral nervous systems from extracerebral and cerebral blood. J Comp Neurol 166:257–283
12. Muroya S, Yada T, Shioda S (1999) Glucose-sensitive neurones in the rat arcuate nucleus contain neuropeptide Y. Neurosci Lett 264:113–116
13. Williams G, Bing C, Cai XJ (2001) The hypothalamus and the control of energy homeostasis: different circuits, different purposes. Physiol Behav 74:683–701
14. Hahn TM, Breininger JF, Baskin DG et al (1998) Coexpression of AgRP and NPY in fasting-activated hypothalamic neurons. Nature Neurosci 1:271–272
15. Khachaturian H, Lewis ME, Haber SN et al (1984) Proopiomelanocortin peptide immunocy-tochemistry in rhesus monkey brain. Brain Res Bull 13:785–800

16. Tatemoto K (1982) Neuropeptide Y: complete amino acid sequence of the brain peptide. Proc Natl Acad Sci U S A 79:5485–5489

17. Allen YS, Adrian TE, Allen JM et al (1983) Neuropeptide Y distribution in the rat brain. Science 221:877–879

18. Bai FL, Yamano M, Shiotani Y et al (1985) An arcuate-paraventricular and -dorsomedial hypothalamic neuropeptide Y-containing system which lacks noradrenaline in the rat. Brain Res 331:172–175

19. Sawchenko PE, Swanson LW, Grzanna R et al (1985) Colocalization of neuropeptide Y immunoreactivity in brainstem catecholaminergic neurons that project to the paraventricular nucleus of the hypothalamus. J Comp Neurol 241:138–153

20. Broberger C, Landry M, Wong H et al (1997) Subtypes Y1 and Y2 of the neuropeptide Y receptor are respectively expressed in pro-opiomelanocortin- and neuropeptide-Y-containing neurons of the rat hypothalamic arcuate nucleus. Neuroendocrinology 66:393–408

21. Herzog H, Hort YJ, Ball HJ et al (1992) Cloned human neuropeptide Y receptor couples to two different second messenger systems. Proc Natl Acad Sci U S A 89:5794–5798

22. Schaffhauser AO, Stricker-Krongrad A, Brunner L et al (1997) Inhibition of food intake by neuropeptide Y Y5 receptor antisense oligodeoxynucleotides. Diabetes 46:1792–1798

23. Kanatani A, Fukami T, Fukuroda T et al (1997) Y5 receptors are not involved in physiologi-cally relevant feeding in rodents. Regul Pept 71:212–213

24. Tatemoto K, Carlquist M, Mutt V (1982) Neuropeptide Y: a novel brain peptide with struc-tural similarities to peptide YY and pancreatic polypeptide. Nature 296:659–660

25. Pedersen-Bjergaard U, Host U, Kelbaek H et al (1996) Influence of meal composition on postprandial peripheral plasma concentrations of vasoactive peptides in man. Scand J Clin Lab Invest 56:497–503

26. Hagan MM, Rushing PA, Pritchard LM et al (2000) Long-term orexigenic effect of AgRP-(82-132) involve mechanisms other than melanocortin receptor blockade. Am J Physiol 279:R47–R52

27. Ollman MM, Wilson BD, Yang YK et al (1997) Antagonism of central melanocortin recep-tors in vitro and in vivo by agouti-related protein. Science 278:135–138

28. Fong TM, Mao C, MacNeil T et al (1997) ART (protein product of agouti-related transcript) as an antagonist of MC-3 and MC-4 receptors. Biochem Biophys Res Commun 237:629–631

29. Cone RD, Lu D, Koppula S et al (1996) The melanocortin receptors: agonists, antagonists, and the hormonal control of pigmentation. Recent Prog Horm Res 51:287–317

30. Benoit SC, Schwartz MW, Lachey JL et al (2000) A novel selective melanocortin-4 receptor agonist reduces food intake in rats and mice without producing aversive consequences. J Neurosci 20:3442–3448

31. Yaswen L, Diehl N, Brennan MB et al (1999) Obesity in the mouse model of pro-opiomelanocortin deficiency responds to peripheral melanocortin. Nature Med 5:1066–1070

32. Huszar D, Lynch CA, Fairchild-Huntress V et al (1997) Targeted disruption of the melano-cortin-4 receptor results in obesity in mice. Cell 88:131–141

33. Krude H, Biebermann H, Luck W et al (1998) Severe early-onset obesity, adrenal insufficiency and red hair pigmentation caused by POMC mutations in humans. Nature Gen 19:155–157

34. Koylu EO, Couceyro PR, Lambert PD, Ling NC et al (1997) Immunohistochemical localiza-tion of novel CART peptides in rat hypothalamus, pituitary and adrenal gland. J Neuroendocr 9:823–833

35. Kristensen P, Judge ME, Thim L et al (1998) Hypothalamic CART is a new anorectic peptide regulated by leptin. Nature 393:72–76

36. Sipols AJ, Baskin DG, Schwartz MW (1995) Effect of intracerebroventricular insulin infusion on diabetic hyperphagia and hypothalamic neuropeptide gene expression. Diabetes 44:147–151

37. Baskin DG, Wilcox BJ, Figlewicz DP et al (1988) Insulin and insulin-like growth factors in the CNS. Trends Neurosci 11:107–111

38. Schwartz MW, Seeley RJ, Woods SC et al (1997) Leptin increases hypothalamic pro-opiomelanocortin mRNA expression in the rostral arcuate nucleus. Diabetes 46:2119–2123

39. Spina M, Merlo-Pich E, Chan RK et al (1996) Appetite-suppressing effects of urocortin, a CRF-related neuropeptide. Science 273:1561–1564

40. Li C, Vaughan J, Sawchenko PE et al (2002) Urocortin III-immunoreactive projections in rat brain: partial overlap with sites of type 2 corticotrophin-releasing factor receptor expression. J Neurosci 22:991–1001

41. Inui A (2000) Transgenic approach to the study of body weight regulation. Pharmacol Rev 52:35–61

42. Härfstrand A, Fuxe K, Agnati LF et al (1986) Studies on neuropeptide Y-catecholamine interactions in the hypothalamus and in the forebrain of the male rat. Relationship to neuro-endocrine function. Neurochem Int 8:355–1376

43. Sakurai T, Amemiya A, Ishii M et al (1998) Orexins and orexin receptors: a family of hypothalamic neuropeptides and G protein-coupled receptors that regulate feeding behavior. Cell 92:573–585

44. Yamanaka A, Sakurai T, Katsumoto T et al (1999) Chronic intracerebroventricular administra-tion of orexin-A to rats increases food intake in daytime, but has no effect on body weight. Brain Res 849:248–252

45. Hara J, Beuckmann CT, Nambu T et al (2001) Genetic ablation of orexin neurons in mice results in narcolepsy, hypophagia, and obesity. Neuron 200130:345–354

46. Wang J, Osaka T, Inoue S (2001) Energy expenditure by intracerebroventricular administra-tion of orexin to anesthetized rats. Neurosci Lett 315:49–52

47. Griffond B, Risold PY, Jacquemard C et al (1999) Insulin-induced hypoglycemia increases preprohypocretin (orexin) mRNA in the rat lateral hypothalamic area. Neurosci Lett 262:77–80

48. Cai XJ, Widdowson PS, Harold J et al (1999) Hypothalamic orexin expression: modulation by blood glucose and feeding. Diabetes 48:2132–2137

49. Stratford TR, Kelley AE (1997) GABA in the nucleus accumbens shell participates in the central regulation of feeding behavior. J Neurosci 19:121–131

50. Berridge KC, Pecina S (1999) Benzodiazepines, appetite, and taste palatability. Neurosci Biobehav Rev 37:735–740

51. Merali Z, McIntosh J, Anisman H (1999) Role of bombesin-related peptides in the control of food intake. Neuropeptides 33:376–386

52. Fathi Z, Corjay MH, Shapira H et al (1993) BRS-3: a novel bombesin receptor subtype selectively expressed in testis and lung carcinoma cells. J Biol Chem 268:5979–5984

53. Johansson JO, Jarbe TU, Henriksson BG (1975) Acute and subchronic influences of tetrahydrocannabinols on water and food intake, body weight and temperature in rats. Life Sci 5:17–27

54. Gonzalez S, Manzanares J, Berrendero F et al (1999) Identification of endocannabinoids and cannabinoid CB(1) receptor mRNA in the pituitary gland. Neuroendocrinology 70:137–145

55. Devane WA, Hanus L, Breuer A et al (1992) Isolation and structure of a brain constituent that binds to the cannabinoid receptor. Science 258:1946–1949

56. Williams CM, Kirkham TC (1999) Anandamide induces overeating: mediation by central cannabinoid (CB1) receptors. Psycopharmacol 143:315–317

57. Arnone M, Maruani J, Chaperone F et al (1997) Selective inhibition of sucrose and ethanol intake by SR141716, an antagonist of central cannabinoid (CB1) receptor. Psycopharmacol 132:104–106

58. Di Marzo V, Goparaju SK, Wang L et al (2001) Leptin-regulated endocannabinoids are involved in maintaining food intake. Nature 410:822–825

59. Gibbs J, Young RC, Smith GP (1973) Cholecystokinin decreases food intake in rats. J Comp Physiol Psychol 84:488–495

60. Moran TH, Ameglio PJ, Schwartz GJ, McHugh PR et al (1992) Blockade of type A, not type B, CCK receptors attenuates satiety actions of exogenous and endogenous CCK. Am J Physiol 262:R46–R50

61. Moran TH, McHugh PR (1988) Gastric and non-gastric mechanisms for satiety action of cholecystokinin. Am J Physiol 254:R628–R632

62. Howard AD, Feighner SD, Cully DF et al (1996) A receptor in pituitary and hypothalamus that functions in growth hormone release. Science 273:974–977

63. Ariyasu H, Takaya K, Tagami T et al (2001) Stomach is a major source of circulating ghrelin, and feeding state determines plasma ghrelin-like immunoreactivity levels in humans. J Clin Endocrinol Metab 86:4753–4758

64. Tschop M, Wawarta R, Riepl RL et al (2001) Post-prandial decrease of circulating human ghrelin levels. J Endocrinol Invest 24:RC19–21

65. Tschop M, Weyer C, Tataranni PA et al (2001) Circulating ghrelin levels are decreased in human obesity. Diabetes 50:707–709

66. Cummings DE, Weigle DS, Frayo RS et al (2002) Plasma ghrelin levels after diet-induced weight loss or gastric bypass surgery. N Engl J Med 346:1623–1630

67. Meeran K, O'Shea D, Edwards CM et al (1999) Repeated intracerebroventricular administration of glucagon-like peptide-1-(7-36) amide or exendin-(9-39) alters body weight in the rat. Endocrinology 140:244–250

68. Valassi E, Scacchi M, Cavagnini F (2008) Neuroendocrine control of food intake. Nutr Metab Cardiovasc Dis 18:158–168

69. Estall JL, Drucker DL (2006) Glucagon-like Peptide-2. Annu Rev Nutr 26:391–411

70. Lund A, Vilsboll T, Bagger JI et al (2011) The separate and combined impact of the intestinal secretion in type 2 diabetes hormones, GIP, GLP-1, and GLP-2, on glucagon. Am J Physiol Endocrinol Metab 300:E1038–E1046

71. Bremholm L, Hornum M, Henriksen BM et al (2009) Glucagon-like peptide-2 increases mesenteric blood flow in humans. Scand J Gastroenterol 44:314–319

72. Lovshin J, Estall J, Yusta B et al (2001) Glucagon-like peptide (GLP)-2 action in the murine central nervous system is enhanced by elimination of GLP-1 receptor signaling. J Biol Chem 276:21489–21499

73. Sorensen LB, Flint A, Raben A et al (2003) No effect of physiological concentrations of glucagon-like peptide-2 on appetite and energy intake in normal weight subjects. Int J Obes Relat Metab Disord 27:450–456

74. Zhang Y, Proenca R, Maffei M et al (1994) Positional cloning of the mouse obese gene and its human homologue. Nature 372:425–432

75. Ahima RS, Saper CB, Flier JS et al (2000) Leptin regulation of neuroendocrine systems. Front Neuroendocr 21:263–307

76. Tritos NA, Mantzoros CS (1997) Leptin: its role in obesity and beyond. Diabetologia 40:1371–1379

77. Grasso P (2011) Novel approaches to the treatment of obesity and type 2 diabetes mellitus: bioactive leptin-related synthetic peptide analogs. Recent Pat Endocr Metab Immune Drug Discov 5:163–175

78. Clement K, Garner C, Hager J et al (1996) Indication for linkage of the human OB gene region with extreme obesity. Diabetes 45:687–690

79. Schwartz MW, Peskind E, Raskind M et al (1996) Cerebrospinal fluid leptin levels: relationship to plasma levels and to adiposity in humans. Nature Med 2:589–593

80. Ahima RS, Osei SY (2001) Molecular regulation of eating behavior: new insights and prospects for therapeutic strategies. Trends Mol Med 7:205–213

81. Woods SC, Lotter EC, McKay LD et al (1979) Chronic intracerebroventricular infusion of insulin reduces food intake and body weight of baboons. Nature 282:503–505

82. Cusin I, Dryden S, Wang Q et al (1995) Effect of sustained physiological hyperinsulinaemia on hypothalamic neuropeptide Y and NPY mRNA levels in the rat. J Neuroendocrinol 7:193–197

83. Bruning JC, Gautam D, Burks DJ et al (2000) Role of brain insulin receptor in control of body weight and reproduction. Science 289:2122–2125

84. Bray GA, York DA (1979) Hypothalamic and genetic obesity in experimental animals: an autonomic and endocrine hypothesis. Physiol Rev 59:719–809

85. Dallman MF, Strack AM, Akana SF et al (1993) Feast and famine: critical role of glucocorticoids with insulin in daily energy flow. Front Neuroendocrinol 14:303–347

86. Bradley RL, Cheatham B (1999) Regulation of ob gene expression and leptin secretion by insulin and dexamethasone in rat adipocytes. Diabetes 48:272–278

87. Jeanrenaud B, Rohner-Jeanrenaud F (2000) CNS-periphery relationships and body weight homeostasis: influence of the glucocorticoid status. Int J Obes 24(Suppl 2):S74–S76

88. Malendowicz LK, Macchi C, Nussdorfer GG et al (1998) Acute effects of recombinant murine leptin on rat pituitary-adrenocortical function. Endocrinol Res 24:235–246

89. Ainslie DA, Morris MJ, Wittert G et al (2001) Estrogen deficiency causes central leptin insensitivity and increased hypothalamic neuropeptide Y. Int J Obes 25:1680–1688

90. Mystkowski P, Schwartz MW (2000) Gonadal steroids and energy homeostasis in the leptin era. Nutrition 16:937–946

91. Plata-Salaman CR (1998) Cytokine-induced anorexia. Behavioral, cellular, and molecular mechanisms. Ann N Y Acad Sci 856:160–170

92. Fawcett RL, Waechter AS, Williams LB et al (2000) Tumor necrosis factor-alpha inhibits leptin production in subcutaneous and omental adipocytes from morbidly obese humans. J Clin Endocrinol Metab 85:530–535

93. Langhans W, Hrupka B (1999) Interleukins and tumor necrosis factor as inhibitors of food intake. Neuropeptides 1999(33):415–524

94. Wallenius V, Wallenius K, Ahren B et al (2002) Interleukin-6-deficient mice develop matureonset obesity. Nature Med 8:75–79

95. Gloaguen I, Costa P, Demartis A et al (1997) Ciliary neurotrophic factor corrects obesity and diabetes associated with leptin deficiency and resistance. Proc Natl Acad Sci U S A 94:6456–6461

96. Bjorbaek C, Elmquist JK, El-Haschimi K et al (1999) Activation of SOCS-3 messenger ribonucleic acid in the hypothalamus by ciliary neurotrophic factor. Endocrinology 140:2035–2043

97. Leibowitz SF, Roossin P, Rosenn M (1984) Chronic norepinephrine injection into the hypothalamic paraventricular nucleus produces hyperphagia and increased body weight in the rat. Pharmacol Biochem Behav 21:801–808

98. Oltmans GA (1983) Norepinephrine and dopamine levels in hypothalamic nuclei of the genetically obese mouse (ob/ob). Brain Res 273:369–373

99. Brunetti L, Michelotto B, Orlando G, Vacca M et al (1999) Leptin inhibits norepinephrine and dopamine release from rat hypothalamic neuronal endings. Eur J Pharmacol 372:237–240

100. Salamone JD, Mahan K, Rogers S (1993) Ventrolateral striatal dopamine depletions impair feeding and food handling in rats. Pharmacol Biochem Behav 44:605–610

101. Szczypka MS, Rainey MA, Kim DS et al (1999) Feeding behavior in dopamine-deficient mice. Proc Natl Acad Sci U S A 96:12138–12143

102. Pothos EN, Creese I, Hoebel BG (1995) Restricted eating with weight loss selectively decreases extracellular dopamine in the nucleus accumbens and alters dopamine response to amphetamine, morphine, and food intake. J Neurosci 15:6640–6650

103. Nonogaki K, Strack AM, Dallman MF et al (1998) Leptin-independent hyperphagia and

type 2 diabetes in mice with a mutated serotonin 5-HT2C receptor gene. Nature Med 4:1152–1156

104. Oomura Y, Yoshimatsu H (1984) Neural network of glucose monitoring system. J Auton Nerv Syst 10:359–372

105. Levin BE (2006) Metabolic sensing neurons and the control of energy homeostasis. Physiol Behav 89:486–489

106. Oomura Y, Nakamura T, Sugimori M et al (1975) Effect of free fatty acid on the rat lateral hypothalamic neurons. Physiol Behav 14:483–486

107. Wang R, Cruciani-Guglielmacci C, Migrenne S et al (2006) Effects of oleic acid on distinct populations of neurons in the hypothalamic arcuate nucleus are dependent on extracellular glucose levels. J Neurophysiol 95:1491–1498

108. Ruge T, Hodson L, Cheeseman J et al (2009) Fasted to fed trafficking of fatty acids in human adipose tissue reveals a novel regulatory step for enhanced fat storage. J Clin Endocrinol Metab 94:1781–1788

109. Escartin C, Pierre K, Colin A et al (2007) Activation of astrocytes by CNTF induces metabolic plasticity and increases resistance to metabolic insults. J Neurosci 27:7094–7104

110. Pellerin L (2003) Lactate as a pivotal element in neuron-glia metabolic cooperation. Neurochem Int 43:331–338

111. Lam CK, Chari M, Wang PY et al (2008) Central lactate metabolism regulates food intake. Am J Physiol Endocrinol Metab 295:E491–E496

112. Blouet C, Jo YH, Li X et al (2009) Mediobasal hypothalamic leucine sensing regulates food intake through activation of a hypothalamus-brainstem circuit. J Neurosci 29:8302–8311

113. Cota D, Proulx K, Smith KA et al (2006) Hypothalamic mTOR signaling regulates food intake. Science 312:927–930

114. Minokoshi Y, Alquier T, Furukawa N et al (2004) AMP-kinase regulates food intake by responding to hormonal and nutrient signals in the hypothalamus. Nature 428:569–574

肥胖：定义和流行病学

Stefania Maggi・Luca Busetto・Marianna Noale・
Federica Limongi・Gaetano Crepaldi

3

3.1 介绍

近年来，肥胖作为危害健康的主要危险因素之一备受关注，以至于一些科学家预测，它可能会成为扭转当前预期寿命增长趋势的关键因素[1]。的确，肥胖是发达国家中最普遍的营养不良形式，并且在发展中国家也变得非常普遍。它被认为是一种多因素导致的结果，由环境、遗传易感性和人类行为之间复杂的相互作用引起。

人们已清晰认识到肥胖是医疗的相关风险因素，也是全球疾病和残疾负担增加的主要原因，因为它与各种致残条件有关，如心脏病、糖尿病、高血压、卒中、某些癌症、骨关节炎和呼吸道异常，以及一些消化系统疾病，包括胃食管反流病（gastroesophageal reflux disease，GERD）及其并发症、结直肠息肉和肿瘤、肝病（如非酒精性脂肪性肝病、肝硬化和肝细胞癌）[2]。此外，研究报道肥胖与死亡风险增加有关。尽管 BMI 类别与死亡率的关系一直是争议的主题，流行病学研究发现 BMI 与总死亡率之间存在线性、"U"形或"J"形的关系[3]。

3.2 定义

随着时间的推移，关于成人超重和肥胖的定义有很多。世界卫生组织（World Health Organization，WHO）将超重和肥胖定义为危及健康的异常的或过多的脂肪堆积。一种普遍的超重和肥胖的测量指标是体重指数（body mass index，BMI），一个人的体重（kg）除以身高（m）的平方。BMI（kg/m^2）用于流行病学和临床实践中，来定义低体重、正常体重、超重（肥胖前）和肥胖[4]。然而，BMI 不是生物学特征，而是基于体重的计算值。考虑到体重是个体器官和组织的总和，它包括脂肪组织、骨骼肌和器官质量，因此使用 BMI 作为肥胖指标，可能会对肥胖状态产生误导。此外，BMI 没有传达有关脂肪分布的任何信息（例如，个体器官中的内脏脂肪堆积和脂肪浸润），这些信息现在被认为是代谢和心血管疾病风险的重要决定因素[5]。另一方面，目前用于直接测量脂肪量（水下称重、全身密度测定）或总体和区域性脂肪组织体积（CT 或 MRI）的方法成本高，不适用于大型流行病学调查或常规临床实践。

在人群水平上，BMI 与总体体脂含量之间的强烈正相关已被广泛报道[6]。然而，这可以掩盖个体水平上 BMI 与肥胖之间关系的显著变化。例如，具有正常 BMI（$24\ kg/m^2$）的健康受试者的体脂含量已经证明在男性中为 8% ~ 38%，在女性中为 30% ~ 44%[7]。这种巨大的变异性意味着个体受试者可能具有与肥胖状态相对应的 BMI，该肥胖状态可以是较低的非脂肪量和显著的脂肪积累，或具有较高的骨骼肌重量和正常范围的脂肪量。后一种情况通常发生在运动员中，其中高 BMI 可能仅仅反映增加的肌肉质量，这与肥胖和相关疾病无关。在流行病学水平上，BMI 作为肥胖标志物也被证实是不恰当的，这体现在相同 BMI 的男性和女性，体脂百分比存在巨大差异。特别是女性的体脂百分比高于男性，而且脂肪分布与男性不同，其皮下脂肪组织而非内脏脂肪分布更多[8]。还应考虑到种族因素，在高加索人群中 BMI 在 20 ~ 25 kg/m^2 范围内被认为是正常和健康的；而在其他种族特别是亚洲人群中，相对应的体脂含量升高，疾病风险增加。这一观察结果促使世界卫生组织对亚洲人群的超重和肥胖采用不同的临界点（表 3.1）[9]。

3.3 流行率和趋势

世界卫生组织通过全球 BMI 数据库监测全世界的肥胖患病率，该数据库收集了

表3.1　根据BMI的体重分类

类别	BMI（kg/m^2），一般范围	BMI（kg/m^2），亚洲人群范围
低体重	< 18.5	< 18.5
正常体重	18.5 ~ 24.9	18.5 ~ 22.9
肥胖前期	25.0 ~ 29.9	23.0 ~ 27.4
轻度肥胖	30.0 ~ 34.9	27.5 ~ 32.4
中度肥胖	35.0 ~ 39.9	32.5 ~ 37.4
重度肥胖	≥ 40.0	≥ 37.5

资料：来源于 WHO[4,9]

调查或人群研究数据，其中包括测量或自我报告的体重和身高[10]。

2008 年，20 岁以上的成人中，35% 属于超重，11% 属于肥胖（2.05 亿男性和 3 亿女性属于肥胖）。1980 年以来，全球肥胖患病率几乎翻了 1 倍（2008 年有 10% 的男性和 14% 的女性肥胖，而 1980 年男性肥胖比例为 5%，女性为 8%）。WHO 美洲区域超重和肥胖的患病率最高（超重 62%，肥胖 26%），WHO 东南亚区域最低（超重 14%，肥胖 3%）。在 WHO 欧洲、东地中海和美洲区域，超过 50% 的女性超重；其中大约一半的超重女性属于肥胖（欧洲为 23%，东地中海为 24%，美洲为 29%）。在 WHO 的所有区域，女性比男性更容易肥胖，而在非洲、东地中海和东南亚区域，女性肥胖患病率几乎是男性的 2 倍（图 3.1）。

超重和肥胖的患病率随着收入水平而增加。高收入和中高收入国家超重的患病率超过低收入和中低收入国家的 2 倍。中低收入国家肥胖率为 7%，而中高收入国家为 24%，差异超过 3 倍。中低收入国家女性的肥胖率明显高于男性，但在高收入国家两者相近。

目前世界上大多数（非所有）地区都报告了肥胖的流行情况。

美国最近的数据来自 2011—2012 年的国家健康和营养调查。超过 1/3（35%）的成人肥胖，中年人肥胖的患病率更高（40%）。肥胖的总患病率没有因性别而有所不同，但不同种族存在差异：例如，在非西班牙裔黑人中，57% 的女性肥胖，而男性为 37%。肥胖患病率最高的是非西班牙裔黑人成人（48%），最低的是非西班牙裔亚裔成人（10.8%）。成人肥胖的患病率在 2009—2010 和 2011—2012 之间没有变化。在 20 世纪 60 年代早期，肥胖的患病率在男性中为 11%，在女性中为 16%。直到 1980 年，此阶段变化相对较小。来自 NHANES Ⅱ（1976—1980 年）和

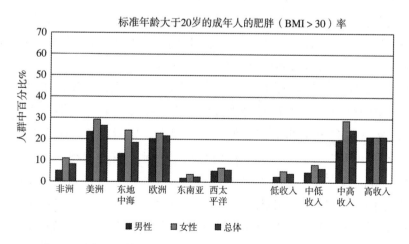

图 3.1 WHO 20 岁以上的成人肥胖（BMI > 30kg/m²）患病率

NHANES Ⅲ（1988—1994年）的数据显示肥胖的患病率显著增加，男性约为21%，女性约为26%。到2003—2004年，男性肥胖患病率增加到近32%，女性增加到34%[11]。

总的来说，大多数国家肥胖患病率均呈上升趋势。全球BMI数据库显示，28个国家中，只有2个国家的男性肥胖患病率呈下降趋势（丹麦和沙特阿拉伯），5个国家的女性肥胖患病率呈下降趋势（丹麦、爱尔兰、沙特阿拉伯、芬兰和西班牙）[10]。

然而，必须重点关注肥胖患病率的长期趋势。一个连续变量（如体重）可用于对二分类变量（如肥胖和超重）进行分类。这就意味着平均体重的增加可能导致超重和肥胖患病率的相应增加。据报道，在美国BMI平均值的增长十分明显，男性从1976—1980年的25.6增长至1999—2004年的27.9，在女性从25.3增长至28.7（这相当于平均身高水平的男性和女性体重增加超过7 kg）[12]。

超重和肥胖会产生血压、胆固醇、甘油三酯和胰岛素抵抗等方面的不良代谢影响。随着BMI的增加，冠心病、缺血性脑卒中和2型糖尿病的风险逐渐增加。同时BMI增加也增加了睡眠呼吸暂停、肌肉骨骼疾病、不育、痴呆、乳腺癌、结肠癌、前列腺癌、肾癌、子宫内膜癌和胆囊癌的风险。最近的研究表明，尽管心血管疾病的预防和治疗取得了进展，但与体重过重相关的整体健康负担可能会随着时间的推移而增加，特别是导致与其相关的所有其他致残性疾病的患病率普遍增加。

许多流行病学研究结果显示，总死亡率与BMI之间存在"U"形关系，BMI过大或过小的两端死亡率都显著增加，但超重人群的死亡率降低[13]。超重和总死亡率之间的关系是有争议的，因为一些研究结果显示相反的结果，但方法学问题可能是造成这种"肥胖悖论"的原因，例如反向因果关系，低BMI时死亡率升高可能与潜在或原本已存在的疾病、吸烟或老年人群体重减轻使身体更加虚弱有关。此外，对体重相关疾病（如糖尿病和高血压）的过度控制，可能会误导并低估BMI与死亡率之间的相关性[14-15]。最近一项针对老年男性的长期前瞻性研究表明，良好的整体健康状况与长久维持正常体重有关。该研究还表明年龄是超重与死亡和残疾风险之间的效应调节因子：中年人的超重与较高的死亡率相关，而在老年，这种关联变得更加复杂。那些在中年超重后减重的人群不仅死亡风险较高，而且晚年体弱和运动失能的风险也增加[16]。另一种解释是BMI较高也可能是瘦组织含量较多，一项来自心血管健康研究显示，65岁以上的男性和女性中，腰围增加与死亡风险增高有关，控制体重后，虽然BMI仍较高，但相应的死亡率较低，这与腰围改善后瘦组织的保护作用增加有关[17]。近年来，"肥胖悖论"一直是慢性疾病研究，如心血管疾病、糖尿病和癌症等研究的热门话题。超重或肥胖可能产生有益效果的结论甚至可能会引发对体重控制需求的质疑。然而，正如最近的研究所报告的，明显的悖论可能是由于随访时间相对较短，因为大多数研究都无法解释正常生命过程中的体重变化趋势。

严格控制体重应从出生做起。一项大型国际调查的研究数据表明，美国儿童肥胖和超重的总体患病率很高（25%），俄罗斯较高（16%），中国较低（7%）[18]。以前的研究表明，许多发达国家，儿童肥胖率已达到与美国相似的水平，发展中国家也逐渐增加（例如，巴西从 1970 年的 4% 增加到 1990 年的 14%，增加了 2 倍多）。然而，最近的趋势显示，美国儿童肥胖率似乎趋于稳定，这可能是由于抵抗肥胖和抵抗不健康饮食的努力。其他国家的数据也显示肥胖水平下降或趋于稳定，尤其是在儿童群体中。例如，德国的一项研究发现，2004—2008 年间，4 ~ 7 岁儿童超重或肥胖患病率显著下降，8 ~ 16 岁儿童则趋于稳定[19]。意大利的一项调查（Okkio alla salute）显示，22.2% 的 14 岁以下儿童超重，10.6% 肥胖，南部地区的比例更高，近年来患病率趋于稳定[20]。

总之，我们认为，尽管最近在一些发达国家观察到超重和肥胖的患病率有趋于稳定的趋势，但高的患病率必须引起极大关注，特别是儿童。目前，许多儿童和青少年出现肥胖相关并发症：胰岛素抵抗、2 型糖尿病、血脂异常、脂肪肝、高血压或代谢综合征，所有这些并发症均与成人心血管事件、癌症和过早死亡有关。十年前，这些并发症仅出现在成人身上[21]。肥胖儿童患性早熟、多囊卵巢综合征、夜间睡眠呼吸暂停、骨科并发症以及心理和社交障碍的风险也较高[22]。应注意的是，肥胖儿童患成年期肥胖的可能性也较高[23]。

3.4 肥胖的决定因素

环境因素和生物易感性可能是肥胖流行的主要原因。可以肯定的是，当能量摄入和能量消耗之间存在正负不平衡时，即能量摄入大于能量消耗时，就会发展为肥胖，但这些因素的相对贡献尚不明确。已有证据表明，过量能量摄入和能量消耗减少对肥胖均起决定性作用。

1. 包括 39 094 名美国成人的 4 项连续 NHANES 研究的膳食数据显示，成人摄入的食物数量和能量密度的增加趋势与美国肥胖患病率的增加趋势相同[24]。

2. 来自中央统计局的数据显示，汽车占有率的增加和电视节目的发展，导致身体活动的缺乏，与英格兰肥胖患病率的上升密切相关[25]。

3. 根据 NHANES 的数据，Dietz 等表明，每多看 1 小时电视，人群中肥胖的患病率增加 2%[26]。

4. 还有证据表明，不同食品的供应和价格会影响食品消费[27]；而建筑环境，例如当地公园的质量，会影响社区的身体活动水平[28]。

这些发现不仅强调了环境因素对肥胖患病率的影响，也表明影响高热量-密度食物的供应、水果和蔬菜成本以及建筑环境的政策可能使超重和肥胖的患病率产生惊人的变化。

除环境因素的影响外，肥胖还存在遗传易感性。越来越多的证据表明，常见的遗传变异或单核苷酸多态性（single-nucleotide polymorphisms，SNP）可能在肥胖流行中起重要作用。这些 SNP 可能轻微影响个体对常见肥胖类型的易感性，但由于它们在人群出现的频率较高，因此对肥胖患病率有很大的影响[29]。

体型通常与社会经济状况有关。然而，体型的大小和趋势往往因经济发展水平、性别和种族/民族不同而不同。在不发达国家，较高的体重可能与富有和高收入有关，无论男性和女性，社会经济地位和体型之间均存在正相关。历史上，大部分情况下，体型较大（包括身高、肌肉量和脂肪量），象征着力量、支配地位、财富或社会地位。对于发达国家的男性来说，身高与社会经济地位呈正相关；体重和 BMI 也与社会经济地位有关，但相关性相对较弱。然而，对于发达国家的女性，体重和 BMI 与社会经济状况却有很强的负相关关系[18]。

3.5 总结和结论

根据美国和意大利的数据[19-20]，过去几十年来成人和儿童肥胖的患病率急剧增加，最近可能相对稳定[19-20]。尽管如此，肥胖人数仍然超过人口的 1/3，因此，"2020 年人口健康"目标尚未实现[30]。降低肥胖患病率是公共卫生机构的首要任务。肥胖的流行并不仅限于发达国家，而是在全球范围内，大多数国家的肥胖患病率都在上升。肥胖受到环境、遗传易感性和人类行为之间复杂的相互作用的影响。它与许多慢性疾病的风险增加有关，从糖尿病、癌症到许多消化系统疾病，甚至残疾和死亡。此外，肥胖以其巨大的医疗成本给经济发展带来了沉重负担。因此，超重和肥胖的问题将成为我们在未来几十年将继续面临的最紧迫的全球性问题之一，需要医疗界、研究人员和政策制定者的共同关注。

对抗全球肥胖流行是公共卫生的首要任务，公共卫生政策应该致力于开发基于人口学的社会与环境的解决方法。

参考文献

1. Olshansky SJ, Passaro DJ, Hershow RC et al (2005) A potential decline in life expectancy in the United States in the 21st century. N Engl J Med 352(11):1138–1145
2. Peeters A, Backholer K (2012) Is the health burden associated with obesity changing? Am J Epidemiol 176(10):840–845
3. Campos P, Saguy A, Ernsberger P et al (2006) The epidemiology of overweight and obesity: public health crisis or moral panic? Int J Epidemiol 35(1):55–60
4. WHO (2000) Obesity: preventing and managing the global epidemic. Report of a WHO consultation. World Health Organ Tech Rep Ser 894:1–253
5. Müller MJ, Lagerpusch M, Enderle J et al (2012) Beyond the body mass index: tracking body composition in the pathogenesis of obesity and the metabolic syndrome. Obes Rev 13:6–13
6. Okorodudu DO, Jumean MF, Montori VM et al (2010) Diagnostic performance of body mass index to identify obesity as defined by body adiposity: a systematic review and meta-analysis. Int J Obes 34:791–799
7. Thomas EL, Frost G, Taylor-Robinson SD, Bell JD (2012) Excess body fat in obese and normal-weight subjects. Nutr Res Rev 25:150–161
8. Karastergiou K, Smith SR, Greenberg A (2012) Sex differences in human adipose tissues – the biology of pear shape. Biol Sex Differ 3:13
9. WHO (2004) Appropriate body-mass index for Asian populations and its implications for policy and intervention strategies. Lancet 363:157–163
10. World Health Organization (2008) Obesity. Available at: http://www.who.int/topics/obesity/en/. Accessed 7 Mar 2014
11. Ogden CL, Carroll BK, Flegal KM (2013) Prevalence of obesity among adults: United States, 2011–2012. NCHS Data Brief 131
12. Finucane MM, Stevens GA, Cowan MJ, Danaei G et al (2011) National, regional, and global trends in body-mass index since 1980: systematic analysis of health examination surveys and epidemiological studies with 960 country-years and 9·1 million participants. Lancet 377(9765):557–567
13. Flegal KM, Kit BK, Orpana H, Graubard BI (2013) Association of all-cause mortality with overweight and obesity using standard body mass index categories: a systematic review and meta-analysis. JAMA 309(1):71–82
14. Ferreira I, Stehouwer CDA (2012) Obesity paradox or inappropriate study designs? Time for life-course epidemiology. J Hypertens 30(12):2271–2275
15. Adams KF, Schatzkin A, Harris TB et al (2006) Overweight, obesity, and mortality in large prospective cohort of persons 50 to 71 years old. N Engl J Med 355(8):763–778
16. Strandberg TE, Stenholm S, Strandberg AY et al (2013) The "obesity paradox," frailty, disability, and mortality in older men: a prospective, longitudinal cohort study. Am J Epidemiol 178(9):1452–1460
17. Janssen I, Katzmarzyk PT, Ross R (2005) Body mass index is inversely related to mortality in older people after adjustment for waist circumference. J Am Geriatr Soc 53(12):2112–2118
18. Wang Y (2001) Cross-national comparison of childhood obesity: the epidemic and the relationship between obesity and socioeconomic status. Int J Epidemiol 30(5):1129–1136
19. Ogden CL, Carroll MD, Kit BK, Flegal KM (2014) Prevalence of childhood and adult obesity in the United States, 2011–2012. JAMA 311(8):806–814
20. Dati Nazionali 2012. Okkio alla Salute, www.okkioallasalute.it (2012)
21. Weiss R, Dziura J, Burgert TS et al (2004) Obesity and the metabolic syndrome in children and adolescents. N Engl J Med 350:2362–2374

22. Han JC, Lawlor DA, Kimm SYS (2010) Childhood obesity. Lancet 375:1737–1748
23. Franks PW, Hanson RL, Knowler WC et al (2010) Childhood obesity, other cardiovascular risk factors, and premature death. N Engl J Med 362:485–493
24. Kant AK, Graubard BI (2006) Secular trends in patterns of self-reported food consumption of adult Americans: NHANES 1971–1975 to NHANES 1999–2002. Am J Clin Nutr 84(5): 1215–1223
25. Prentice AM, Jebb SA (1995) Obesity in Britain: gluttony or sloth? BMJ 311(7002):437–439
26. Dietz WH Jr, Gortmaker SL (1985) Do we fatten our children at the television set? Obesity and television viewing in children and adolescents. Pediatrics 75(5):807–812
27. Holsten JE (2008) Obesity and the community food environment: a systematic review. Public Health Nutr 14:1–9
28. Kipke MD, Iverson E, Moore D et al (2007) Food and park environments: neighborhood-level risks for childhood obesity in east Los Angeles. J Adolesc Health 40(4):325–333
29. Andreasen CH, Andersen G (2009) Gene-environment interactions and obesity-further aspects of genomewide association studies. Nutrition 25(10):998–1003
30. Wang YC, Orleans CT, Gortmaker SL (2012) Reaching the healthy people goals for reducing childhood obesity: closing the energy gap. Am J Prev Med 42(5):437–444

第二部分
代谢与内分泌

4 肥胖和甲状腺功能

Giovanni Ceccarini · Alessio Basolo · Ferruccio Santini

4.1 引言

肥胖和甲状腺疾病在人群中均存在较高的患病率。同时我们知道甲状腺激素对能量消耗的作用，故可以得出这样的结论，即脂肪组织堆积可能与甲状腺功能减退存在一定的关系，只是很多甲状腺功能缺陷的患者并没有被发现。在过去的几十年中，人们对血清甲状腺激素、体重和摄食之间的关系进行了深入研究。本章回顾了有关下丘脑 - 垂体 - 甲状腺轴与脂肪组织之间相互作用的研究，为一些难以理解的现象找到明确的科学依据。

4.2 甲状腺激素与脂肪组织

甲状腺素（T4）是甲状腺的主要分泌产物，可被认为是 3,5,3′- 三碘甲状腺原氨酸（T3）的活性形式，主要通过 5′- 脱碘作用在外周组织中产生[1]。甲状腺激素的合成和释放受垂体前叶分泌的促甲状腺激素（thyroid-stimulating hormone，TSH）控制。T3 直接作用于垂体和下丘脑，通过经典的负反馈通路调节 TSH 的产生[2]。

甲状腺激素能够调节那些参与脂肪细胞分化过程的重要转录因子和基因，从而显著促进脂肪细胞成熟。在体外细胞培养的研究中，通常需要在环境中存在 T3，作为促进前脂肪细胞转化为成熟脂肪细胞的因子。T3 通过诱导参与甘油三酯合成相关基因的表达，促进脂肪生成，因此对促进白色脂肪细胞生成的作用更强。此外，T3 通过增加 β- 肾上腺素能受体的敏感性并促进其表达，刺激儿茶酚胺产生，诱导脂肪分解[3]。甲状腺激素还通过增强线粒体生物合成和解偶联蛋白 1（uncoupling protein

1，UCP-1）活性在棕色脂肪细胞（brown adipocyte，BA）中发挥相关功能。在 BA 中，由 T4 通过 2 型脱碘酶（D2）产生的 T3 可直接促进 UCP-1 的表达，也可以通过刺激肾上腺素分泌增加 UCP-1 的表达 [1]。肾上腺素能系统刺激 D2 活性，通过正反馈作用，增加细胞内 T3 水平。UCP-1 定位于线粒体的内膜，促进质子顺电化学梯度跨膜转运，从而起到产热的效应。在恒温动物中，T3 在调节温度稳态中起关键作用，维持约 30% 的静息能量消耗 [4]，并调节所谓的适应性（兼性）产热。在寒冷或过度喂养情况下，D2 会增加 BA 中 T3 的产生并促进产热 [5]。缺乏甲状腺激素受体的小鼠表现出基础代谢率下降、体温下降和冷不耐受 [6]。兼性产热对人体体重调节的影响仍然是一个有趣的研究领域，尤其是在证实肥胖受试者 BA 活动低下但在冷暴露下活动增强后，人们更加关注体重与产热的关系 [7-9]。值得一提的是，最近研究表明，以前被归类为"棕色"脂肪的物质主要由"米色脂肪细胞"组成，这是一种新发现的细胞谱系，其特征介于白色脂肪细胞和棕色脂肪之间 [10]。这一发现的生理相关性仍未完全阐明。

4.3　营养与甲状腺激素的相互作用

在分析肥胖或超重受试者的甲状腺功能检查结果时，必须仔细考虑其营养状况 [11]。热量缺乏时，T3 减少，血流中反向（r）T3 会增加。相反，在过度进食期间 T3 的产生率（而非 T4 的产生率）显著增加，这进一步解释了肥胖组中 T3 的血清水平较对照组增加。同理可以解释，在暴饮暴食或低热量饮食时，摄入不同热量的患者血清甲状腺激素的不一致。很多证据表明，甲状腺激素和脱碘酶通过作用于中枢神经系统来调节摄食。在啮齿动物中，下丘脑中注射 T3 可使食欲增加，并且可能有利于长期增加体重。在下丘脑这一位点，T3 抑制了 4- 黑皮质素受体的表达 [12]，而 4- 黑皮质素是瘦素起厌食作用的关键介质 [13]。此外，禁食增加神经胶质细胞核中胶质细胞 D2 的活性，并促进局部 T3 产生，而这会提高 NPY/AgRP 促食欲神经元的兴奋性 [14]，并促进食物剥夺后的饮食过多。

4.4　瘦素对下丘脑 - 垂体 - 甲状腺轴的调节

由白色脂肪细胞产生和分泌的几种内分泌因子参与能量稳态。其中，瘦素是一种 16kd 的蛋白质激素，是长期调节体重的重要因子之一，它可以抑制摄食并促进能量消耗 [15-16]。瘦素主要作用部位是中枢神经系统，特别是下丘脑弓状核（arcuate nucleus，ARC）。除了 ARC 之外，在垂体和室旁核（paraventricular nucleus，PVN）

的 TRH 分泌神经元中也发现了瘦素受体[17]。

长时间禁食后，血清瘦素水平减少，通过神经内分泌调节（闭经、交感神经张力改变等）来适应热量摄入的减少，并且与下丘脑 - 垂体 - 甲状腺轴受抑制有关。

许多直接和间接证据表明瘦素对 TSH 分泌具有调节作用：① TSH 和瘦素的昼夜节律是重合的[18]；②对正常体重的受试者皮下注射瘦素，能够显著减弱禁食引起的 TSH 分泌下降[19]；③在长期热量限制期间给予肥胖患者生理剂量的瘦素，可部分逆转肥胖患者血液中甲状腺激素的下降[20]。虽然越来越多关于甲状腺激素对血清瘦素影响的报道[21]，但支持甲状腺素或三碘甲状腺原氨酸对瘦素的调节作用的证据总体还不足。

脂肪细胞表达 TSH 受体[22]，重组人 TSH 可诱导瘦素的释放[23]。这些发现表明 TSH 受体在白色脂肪细胞中可能具有活性，但其病理生理学意义仍有待确定。有趣的是，TSH 受体也在棕色脂肪细胞上表达，这表明在甲状腺功能减退症患者中，TSH 可能刺激产热并抑制体温下降[24]。

总之，脂肪减少可致血清瘦素水平下降，而瘦素下降在下丘脑（PVN）水平能够通过抑制 TRH 表达和分泌，作为一个信号，进一步抑制下丘脑 - 垂体 - 甲状腺轴。这可能是一种在食物短缺期间以节约能量为目的的传统机制。

4.5 肥胖患者的甲状腺功能评估

最近的一篇综述通过分析过去 10 年中积累的大量文献，评估了甲状腺功能正常者血清 TSH 与体重指数（body mass index，BMI）之间的关系[25]，在纳入的 29 项研究中，18 项研究显示体重与血清 TSH 之间存在正相关。其中一些是大规模的人口研究，包括未经筛选的肥胖患者和体重正常的人；也有一些研究着眼于肥胖组与对照组之间的差异。重要的是，这些研究所描述的 BMI 和 TSH 之间的关联，是针对 TSH 值在正常范围内的对象。并且，该观察结果还是提出了一个问题，即甲状腺功能微小改变是否能够导致体重增加。

我们的观点恰恰与许多证据所表明的相反。首先，TSH 和 BMI 平行增加的纵向研究结果，并不代表着 TSH 水平较高的个体随着时间的推移会增加体重[26-27]，TSH 值可能只是随体重变化[27]。其次，流行病学研究表明，与甲状腺功能正常的对照组相比，未确诊的亚临床甲状腺功能减退症的女性并未出现 BMI 增加[28]。再次，TSH 血清水平在体重减轻后趋于正常化（通过低热量饮食或减重手术获得）[29-30]。这些观察结果表明，在肥胖患者（过度促甲状腺激素血症）中观察到的 TSH 的轻微增加可能是下丘脑 - 垂体 - 甲状腺轴对体重增加的适应性反应。啮齿动物模型中的实验证据显示，喂食高脂肪饮食后血清 TSH 增加 3.7 倍，符合这一结论[31]。肥胖人群中血清甲状腺激素浓度的数据不太明确，血清 T3 水平可增加、未改变或减少，而 T4 水平通常是低 / 正常的[32-35]。这些不一致可归因于研究人群的异质性，包括不同的热量摄入、不同的肥胖程度和不同的体脂分布。

　　总体而言，导致肥胖患者血清 TSH 水平升高的原因仍然存在争议。为了提供有力的解释，我们必须考虑到脂肪量增加通常与瘦体重增加有关，而瘦体重增加反过来会加速甲状腺激素的代谢。甲状腺激素代谢速率的增加将促进下丘脑 - 垂体 - 甲状腺轴激活，从而维持甲状腺功能正常。这一系列事件最终将导致血清 T4 降低至正常并使 TSH 轻微升高，而血清 T3 主要与个体当前的营养状态相关。

4.6　肥胖患者的甲状腺结构

　　研究表明，肥胖患者超声下甲状腺体积大于非肥胖患者，并且与瘦体重（去脂体重）而不是体重呈正相关[32]。减重后，还可以观察到甲状腺体积随之减少[33]。肥胖儿童或成人甲状腺超声检查中常发现低回声结节，这与甲状腺自身免疫无关[36-37]。迄今尚未证实肥胖与自身免疫性甲状腺疾病之间有明确关联。但超声作为诊断甲状腺自身免疫疾病的辅助手段，在病态肥胖患者中的诊断准确性较差。

　　据报道，肥胖是结节性甲状腺肿发生的危险因素[38]。然而目前的研究存在一定局限性，例如人群样本量较小以及患者和对照组存在选择偏倚。同样，前瞻性、观察性研究结论显示，BMI 与发生分化型甲状腺癌的风险呈正相关[39]。最近的一项横断面研究表明，BMI 是女性甲状腺癌的重要预测指标，而男性则不然[40]，这一观察结果有待验证。理论上导致甲状腺肿或甲状腺癌易感性增加的机制可能是血清 TSH 水平升高（TSH 可促进甲状腺细胞生长，也是甲状腺恶性结节的预测指标[41]），以及胰岛素或其他生长因子水平升高。

4.7　甲状腺功能改变和能量代谢

　　甲状腺功能亢进症通常（85% 的病例）与体重的变化相关[42]。在持续的甲状腺功能亢进期间，可以观察到瘦体重和脂肪量下降，这与总能量消耗增加相关[43-45]。这些现象的严重程度取决于甲状腺毒症状态的严重程度、暴露于过量甲状腺激素的时间，且可能与患者的年龄相关。体重减轻的程度也与代偿性过度进食的程度有关；当热量摄入增加量超过能量消耗增加量时，可以观察到甲状腺毒症患者体重增加。甲状腺功能亢进症纠正后通常伴随体重增加，但恢复期身体成分的变化可能因人而异。表 4.1 列出了甲状腺功能亢进症纠正后肥胖发展的风险预测因子。值得注意的是，甲状腺功能亢进症治疗后体重过度增加与下列治疗方式无关，包括手术、放射性碘治疗及抗甲状腺药物治疗 [46]。

我们经常可以见到与显著甲状腺功能减退症相关的体重增加，超过 50% 的甲状腺功能减退症患者可有体重增加 [47]，但体重增加的程度并不十分显著 [48]。甲状腺功能减退症和相关的体重增加通常是患者和医师之间的对话主题，医师在与患者交谈时应提供准确的解释。在严重的甲状腺功能减退症中，体重的改变既反映了由于静息能量消耗减少和身体活动减少所致身体脂肪的积累 [49-50]，也反映了体内水分的增加 [51]，机体排水能力减弱 [52]，以及组织中糖胺聚糖含量增加 [51]。甲状腺功能减退症还会出现脂代谢紊乱：总胆固醇、低密度脂蛋白胆固醇和脂蛋白（a）增加，动脉内膜厚度增加，高密度脂蛋白水平降低。因此，建议对肥胖和超重人群进行甲状腺功能筛查，因为尽管甲状腺功能减退症不是体重超标的常见原因，但纠正并发的甲状腺功能减退症是恢复代谢效率的先决条件，从而保证生活方式的改变，并改善心血管疾病风险。事实上，尽管 L- 甲状腺素有许多替代品，甲状腺功能减退症患者在服用甲状腺激素后体重只会轻微减轻 [43,53]，而大多数减轻的体重是由于体内多余水分的排出，而不是脂肪量的减少 [54]。在计算 L- 甲状腺素需要量时，须应用理想体重（而非实际体重）。我们通过双能 X 线吸收测定法评估正常体重、超重和肥胖人群的身体成分，分析所获得的数据表明，瘦体重是甲状腺功能减退症患者每日所需要 L- 甲状腺素的最佳预测指标 [54]。在该研究中，抑制 TSH 水平所需的 L- 甲状腺素日剂量可以反映出瘦体重占总体重比例，正常体重受试者瘦体重约为 $2.1\mu g/kg$，而肥胖受试者仅为 $1.63\mu g/kg$。从这些观察结果来看，可以推断甲状腺激素主要在瘦肉（包括肌肉、肝脏和皮肤）中降解，而脂肪则很少参与其新陈代谢。

我们认为，当没有发现甲状腺功能减退症的主要原因时，单独血清 TSH 的升高

表4.1 甲状腺功能亢进症治疗后体重增加危险因素

患病前已存在超重或肥胖

家族肥胖易感性

甲状腺功能亢进的持续时间

甲状腺功能亢进期间体重减轻的程度

甲状腺功能亢进纠正不充分或不及时

同时使用其他药物（如类固醇药物、β 受体阻断药等）

长时间缺乏体力活动

（可能继发于肥胖本身）不应该用 L- 甲状腺素治疗，因为这种治疗对患者健康的积极影响未得到证实。

4.8 甲状腺激素在治疗肥胖中的作用

肥胖的药物治疗一直是令人失望的。过去几年，甲状腺激素主要用于增加能量消耗和减少脂肪量。纳入大量文献的 meta 分析详尽地评估了在热量剥夺方案下甲状腺功能正常的肥胖患者中应用 T3 和（或）T4 的有效性[55]。结果显示，T3 或 T4 治疗方案的减肥效果均不理想。此外，当 T3 达到药理学剂量时，亚临床甲状腺毒症发生率增加，尿素氮排泄增加。人们正在寻找可以增加能量消耗并促进体重稳定减轻，没有相关的副作用的减肥药，而甲状腺激素衍生物就是候选者之一。针对于不同亚型甲状腺受体介导的代谢途径的调节，是治疗脂代谢紊乱、肝脂肪变性、动脉粥样硬化、2 型糖尿病和肥胖本身最有前景的策略[56]。近期已有研究采用选择性甲状腺激素受体激动剂治疗上述疾病，但需要临床试验来评估其风险 / 受益情况。

在寻找通过增加热量消耗导致能量负平衡的减重药物时，应认真考虑静息能量消耗的增加是否会引起反作用 [例如食欲增加、脂肪生成加速和（或）蛋白质消耗增多]，这些反作用会使药物效果减弱甚至丧失。

参考文献

1. Marsili A, Zavacki AM, Harney JW, Larsen PR (2011) Physiological role and regulation of iodothyronine deiodinases: a 2011 update. J Endocrinol Invest 34:395–407
2. Costa-e-Sousa RH, Hollenberg AN (2012) Minireview: the neural regulation of the hypothalamic-pituitary-thyroid axis. Endocrinology 153:4128–4135
3. Viguerie N, Millet L, Avizou S, Vidal H, Larrouy D, Langin D (2002) Regulation of human adipocyte gene expression by thyroid hormone. J Clin Endocrinol Metab 87:630–634
4. Silva JE (2006) Thermogenic mechanisms and their hormonal regulation. Physiol Rev 86:435–464
5. Arrojo E, Drigo R, Fonseca TL, Werneck-de-Castro JP, Bianco AC (2013) Role of the type 2 iodothyronine deiodinase (D2) in the control of thyroid hormone signaling. Biochim Biophys Acta 1830:3956–3964
6. Golozoubova V, Gullberg H, Matthias A, Cannon B, Vennström B, Nedergaard J (2004) Depressed thermogenesis but competent brown adipose tissue recruitment in mice devoid of all hormone-binding thyroid hormone receptors. Mol Endocrinol 18:384–401
7. Cypess AM, Lehman S, Williams G, Tal I, Rodman D, Goldfine AB, Kuo FC, Palmer EL, Tseng YH, Doria A, Kolodny GM, Kahn CR (2009) Identification and importance of brown adipose tissue in adult humans. N Engl J Med 360:1509–1517
8. van der Lans AA, Hoeks J, Brans B, Vijgen GH, Visser MG, Vosselman MJ, Hansen J, Jörgensen JA, Wu J, Mottaghy FM, Schrauwen P, van Marken Lichtenbelt WD (2013) Cold acclimation recruits human brown fat and increases nonshivering thermogenesis. J Clin Invest 123:3395–3403

9. Yoneshiro T, Aita S, Matsushita M, Kayahara T, Kameya T, Kawai Y, Iwanaga T, Saito M (2013) Recruited brown adipose tissue as an antiobesity agent in humans. J Clin Invest 123:3404–3408

10. Wu J, Boström P, Sparks LM, Ye L, Choi JH, Giang AH, Khandekar M, Virtanen KA, Nuutila P, Schaart G, Huang K, Tu H, van Marken Lichtenbelt WD, Hoeks J, Enerbäck S, Schrauwen P, Spiegelman BM (2012) Beige adipocytes are a distinct type of thermogenic fat cell in mouse and human. Cell 150:366–376

11. Bray GA, Fisher DA, Chopra IJ (1976) Relation of thyroid hormones to body-weight. Lancet 1:1206–1208

12. Decherf S, Seugnet I, Kouidhi S, Lopez-Juarez A, Clerget-Froidevaux MS, Demeneix BA (2010) Thyroid hormone exerts negative feedback on hypothalamic type 4 melanocortin receptor expression. Proc Natl Acad Sci U S A 107:4471–4476

13. Santini F, Maffei M, Pelosini C, Salvetti G, Scartabelli G, Pinchera A (2009) Melanocortin-4 receptor mutations in obesity. Adv Clin Chem 48:95–109

14. Coppola A, Liu ZW, Andrews ZB, Paradis E, Roy MC, Friedman JM, Ricquier D, Richard D, Horvath TL, Gao XB, Diano S (2007) A central thermogenic-like mechanism in feeding regulation: an interplay between arcuate nucleus T3 and UCP2. Cell Metab 5:21–33

15. Friedman JM, Halaas JL (1998) Leptin and the regulation of body weight in mammals. Nature 395:763–770

16. Ribeiro AC, Ceccarini G, Dupré C, Friedman JM, Pfaff DW, Mark AL (2011) Contrasting effects of leptin on food anticipatory and total locomotor activity. PLoS One. doi:10.1371/journal.pone.0023364

17. Nillni EA (2010) Regulation of the hypothalamic thyrotropin releasing hormone (TRH) neuron by neuronal and peripheral inputs. Front Neuroendocrinol 31:134–156

18. Mantzoros CS, Ozata M, Negrao AB, Suchard MA, Ziotopoulou M, Caglayan S, Elashoff RM, Cogswell RJ, Negro P, Liberty V, Wong ML, Veldhuis J, Ozdemir IC, Gold PW, Flier JS, Licinio J (2001) Synchronicity of frequently sampled thyrotropin (TSH) and leptin concentrations in healthy adults and leptin-deficient subjects: evidence for possible partial TSH regulation by leptin in humans. J Clin Endocrinol Metab 86:3284–3291

19. Chan JL, Heist K, DePaoli AM, Veldhuis JD, Mantzoros CS (2003) The role of falling leptin levels in the neuroendocrine and metabolic adaptation to short-term starvation in healthy men. J Clin Invest 111:1409–1421

20. Rosenbaum M, Goldsmith R, Bloomfield D, Magnano A, Weimer L, Heymsfield S, Gallagher D, Mayer L, Murphy E, Leibel RL (2005) Low-dose leptin reverses skeletal muscle, autonomic, and neuroendocrine adaptations to maintenance of reduced weight. J Clin Invest 115:3579–3586

21. Feldt-Rasmussen U (2007) Thyroid and leptin. Thyroid 17:413–419

22. Sorisky A, Bell A, Gagnon A (2000) TSH receptor in adipose cells. Horm Metab Res 32:468–474

23. Santini F, Galli G, Maffei M, Fierabracci P, Pelosini C, Marsili A, Giannetti M, Castagna MG, Checchi S, Molinaro E, Piaggi P, Pacini F, Elisei R, Vitti P, Pinchera A (2010) Acute exogenous TSH administration stimulates leptin secretion in vivo. Eur J Endocrinol 163:63–67

24. Doniach D (1975) Possible stimulation of thermogenesis in brown adipose tissue by thyroid-stimulating hormone. Lancet 2:160–161

25. de Moura SA, Sichieri R (2011) Association between serum TSH concentration within the normal range and adiposity. Eur J Endocrinol 165:11–15

26. Fox CS, Pencina MJ, D'Agostino RB, Murabito JM, Seely EW, Pearce EN, Vasan RS (2008) Relations of thyroid function to body weight: cross-sectional and longitudinal observations in a community-based sample. Arch Intern Med 168:587–592

27. Svare A, Nilsen TI, Bjøro T, Asvold BO, Langhammer A (2011) Serum TSH related to measures of body mass: longitudinal data from the HUNT Study, Norway. Clin Endocrinol (Oxf) 74:769–775

28. Hak AE, Pols HA, Visser TJ, Drexhage HA, Hofman A, Witteman JC (2000) Subclinical hypo-thyroidism is an independent risk factor for atherosclerosis and myocardial infarction in elderly women: the Rotterdam Study. Ann Intern Med 15(132):270–278

29. Kok P, Roelfsema F, Langendonk JG, Frolich M, Burggraaf J, Meinders AE, Pijl H (2005) High circulating thyrotropin levels in obese women are reduced after body weight loss induced by caloric restriction. J Clin Endocrinol Metab 90:4659–4663

30. Moulin de Moraes CM, Mancini MC, de Melo ME, Figueiredo DA, Villares SM, Rascovski A, Zilberstein B, Halpern A (2005) Prevalence of subclinical hypothyroidism in a morbidly obese population and improvement after weight loss induced by Roux-en-Y gastric bypass. Obes Surg 15:1287–1291

31. Araujo RL, Andrade BM, Padrón AS, Gaidhu MP, Perry RL, Carvalho DP, Ceddia RB (2010) High-fat diet increases thyrotropin and oxygen consumption without altering circulating 3,5,3′-triiodothyronine (T3) and thyroxine in rats: the role of iodothyronine deiodinases, reverse T3 production, and whole-body fat oxidation. Endocrinology 151:3460–3469

32. Wesche MF, Wiersinga WM, Smits NJ (1998) Lean body mass as a determinant of thyroid size. Clin Endocrinol (Oxf) 48:701–706

33. Sari R, Balci MK, Altunbas H, Karayalcin U (2003) The effect of body weight and weight loss on thyroid volume and function in obese women. Clin Endocrinol (Oxf) 59:258–262

34. Knudsen N, Laurberg P, Rasmussen LB, Bülow I, Perrild H, Ovesen L, Jørgensen T (2005) Small differences in thyroid function may be important for body mass index and the occurrence of obesity in the population. J Clin Endocrinol Metab 90:4019–4024

35. Makepeace AE, Bremner AP, O'Leary P, Leedman PJ, Feddema P, Michelangeli V, Walsh JP (2008) Significant inverse relationship between serum free T4 concentration and body mass index in euthyroid subjects: differences between smokers and nonsmokers. Clin Endocrinol (Oxf) 69:648–652

36. Radetti G, Kleon W, Buzi F, Crivellaro C, Pappalardo L, di Iorgi N, Maghnie M (2008) Thyroid function and structure are affected in childhood obesity. J Clin Endocrinol Metab 93:4749–4754

37. Rotondi M, Cappelli C, Leporati P, Chytiris S, Zerbini F, Fonte R, Magri F, Castellano M, Chiovato L (2010) A hypoechoic pattern of the thyroid at ultrasound does not indicate autoimmune thyroid diseases in patients with morbid obesity. Eur J Endocrinol 163:105–109

38. Ayturk S, Gursoy A, Kut A, Anil C, Nar A, Tutuncu NB (2009) Metabolic syndrome and its components are associated with increased thyroid volume and nodule prevalence in a mild-to-moderate iodine deficient area. Eur J Endocrinol 161:599–605

39. Kitahara CM, Platz EA, Freeman LE, Hsing AW, Linet MS, Park Y, Schairer C, Schatzkin A, Shikany JM, Berrington de González A (2011) Obesity and thyroid cancer risk among U.S. men and women: a pooled analysis of five prospective studies. Cancer Epidemiol Biomarkers Prev 20:464–472

40. Han JM, Kim TY, Jeon MJ, Yim JH, Kim WG, Song DE, Hong SJ, BaeSJ KHK, Shin MH, ShongYK KWB (2013) Obesity is a risk factor for thyroid cancer risk in a large, ultrasonographically screened population. Eur J Endocrinol 168:879–886

41. Fiore E, Rago T, Provenzale MA, Scutari M, Ugolini C, Basolo F et al (2009) Lower levels of TSH are associated with a lower risk of papillary thyroid cancer in patients with thyroid nodular disease: thyroid autonomy may play a protective role. Endocr Relat Cancer 16:1251–1260

42. Ingbar SH (1985) The thyroid gland. in: J.D. Wilson, D.W. Foster (Eds.) Williams Textbook of Endocrinology. W.B. Saunders Company, Philadelphia, PA, USA; 1985: 975–1170

43. Hoogwerf BJ, Nuttall FQ (1984) Long-term weight regulation in treated hyperthyroid and hypothyroid subjects. Am J Med 76:963–970

44. Lovejoy JC, Smith SR, Bray GA, DeLany JP, Rood JC, Gouvier D, Windhauser M, Ryan DH, Macchiavelli R, Tulley R (1997) A paradigm of experimentally induced mild hyperthyroidism:

effects on nitrogen balance, body composition, and energy expenditure in healthy young men. J Clin Endocrinol Metab 82:765–770

45. Riis AL, Jørgensen JO, Gjedde S, Nørrelund H, Jurik AG, Nair KS, Ivarsen P, Weeke J, Møller N (2005) Whole body and forearm substrate metabolism in hyperthyroidism: evidence of increased basal muscle protein breakdown. Am J Physiol Endocrinol Metab 288E:1067–1073

46. Dale J, Daykin J, Holder R, Sheppard MC, Franklyn JA (2001) Weight gain following treatment of hyperthyroidism. Clin Endocrinol (Oxf) 55:233–239

47. Zulewski H, Müller B, Exer P, Miserez AR, Staub JJ (1997) Estimation of tissue hypothyroidism by a new clinical score: evaluation of patients with various grades of hypothyroidism and controls. J Clin Endocrinol Metab 82:771–776

48. Baron DN (1956) Hypothyroidism; its aetiology and relation to hypometabolism, hypercholesterolaemia, and increase in body-weight. Lancet 271:277–281

49. Seppel T, Kosel A, Schlaghecke R (1997) Bioelectrical impedance assessment of body composition in thyroid disease. Eur J Endocrinol 136:493–498

50. Wolf M, Weigert A, Kreymann G (1996) Body composition and energy expenditure in thyroidectomized patients during short-term hypothyroidism and thyrotropin-suppressive thyroxine therapy. Eur J Endocrinol 134:168–173

51. Smith TJ, Bahn RS, Gorman CA (1989) Connective tissue, glycosaminoglycans, and diseases of the thyroid. Endocr Rev 10:366–391

52. Skowsky WR, Kikuchi TA (1978) The role of vasopressin in the impaired water excretion of myxedema. Am J Med 64:613–621

53. Karmisholt J, Andersen S, Laurberg P (2011) Weight loss after therapy of hypothyroidism is mainly caused by excretion of excess body water associated with myxoedema. J Clin Endocrinol Metab 96E:99–103

54. Santini F, Pinchera A, Marsili A, Ceccarini G, Castagna MG, Valeriano R, Giannetti M, Taddei D, Centoni R, Scartabelli G, Rago T, Mammoli C, Elisei R, Vitti P (2005) Lean body mass is a major determinant of levothyroxine dosage in the treatment of thyroid diseases. J Clin Endocrinol Metab 90:124–127

55. Kaptein EM, Beale E, Chan LS (2009) Thyroid hormone therapy for obesity and nonthyroidal illnesses: a systematic review. J Clin Endocrinol Metab 94:3663–3675

56. Baxter JD, Webb P (2009) Thyroid hormone mimetics: potential applications in atherosclerosis, obesity and type 2 diabetes. Nat Rev Drug Discov 8:308–320

下丘脑-生长激素／IGF-1轴 5

Annamaria Colao · Silvia Savastano · Carolina Di Somma

5.1 引言

在过去的几年中，越来越多的证据表明内脏脂肪较多的肥胖患者，生长激素（growth hormone，GH）分泌减少[1]，与成人 GH 缺乏症（growth hormone deficiency，GHD）类似，后者通常是继发于下丘脑垂体疾病，和（或）由于手术或放疗手段对下丘脑垂体疾病进行治疗引起。有趣的是，成人 GHD 中的 GH 替代疗法可以减少内脏脂肪，而对总体重影响很小。上述证据证明，GH/胰岛素样生长因子（insulin-like growth factor，IGF)-1 轴的调节与脂肪分布密切相关[2]。

虽然肥胖患者低 GH 状态在持续减重后通常是可逆的，但 GH 的减少会使心血管疾病风险增加[1]，并对身体成分造成有害的改变[3]。因此，肥胖人群中的低 GH 状态可能是对内分泌-代谢环境的适应不良，这也可以用于解释同等肥胖的患者代谢表型存在异质性。

本章旨在研究肥胖与 GH/IGF-1 轴之间的复杂关系，并讨论 GH 治疗在肥胖管理中的主要获益。

5.2 GH/IGF-1 轴对脂肪组织的影响

GH 以脉冲方式分泌，受促生长激素释放激素（growth hormone-releasing hormone，GHRH）、生长抑素（SS）和 GH 释放肽的共同调节。参与控制食物摄入和能量消耗的许多中枢肽和外周肽，包括脂联素（脂连蛋白）、食欲刺激素和瘦素，也参与GH 分泌的调节。GH 和 IGF-1 对肌肉和脂肪合成、分解代谢具有重要的作用[4]。GH 可直接作用于脂肪组织上的 GH 受体，发挥其调节作用。此外，GH 还可以通过促进 IGF-1 生成来发挥作用，IGF-1 是 GH 经肝脏代谢后的产物，可以刺激脂肪细胞前体的增殖、分化和存活。GH 通过抑制脂蛋白酶或激活 β- 肾上腺素能受体，增加激素敏感的脂肪酶活性来直接影响脂肪代谢。通过这些作用，GH 刺激脂肪的优先氧化，将来自代谢过程的能量用于蛋白质的合成。此外，GH 下调 11β-HSD1（11β-羟基类固醇脱氢酶 1 型）的表达，该酶通过促进非活性脱氢皮质酮向活性皮质酮的转化，从而放大内脏脂肪组织中糖皮质激素的作用。GH 还能够调节脂滴蛋白的表达，例如诱导细胞死亡的 DFF45 样效应子（cell-death-inducing DFF45-like effector，CIDE-A）和脂联素的分泌，从而促进脂肪组织向外周分布。最近研究发现 GH 可以调节脂肪细胞和巨噬细胞中 NF-κB 活性，表明 GH 对肥胖相关胰岛素抵抗中的慢性炎症具有调节作用[5]。IGF-1 是 IGF 调节系统（IGF-1 和 IGF-2）中的一部分；还包括 Ⅰ 型和 Ⅱ 型 IGF 受体；调节蛋白，包括 IGF 结合蛋白（IGFBP-1～6）；酸不稳定亚基（acid-labile subunit，ALS）[6]。IGF-1 作为与 ALS 和 IGFBP-3 三元复合物的一部分在血管内循环，ALS 和 IGFBP-3 是由 GH 浓度调节的主要血浆结合球蛋白，它们构成了 IGF-1 的储库和载体系统。游离 IGF-1 占循环中总 IGF-1 的不到 1%，是主要发挥生物活性的部分。作为 IGF-1/ 胰岛素系统的一部分，IGF-1 本身也具有调节脂肪分解、蛋白水解和胰岛素抵抗的作用。特别是通过 IRS-1/PI3K/Akt 途径，IGF-1 信号级联的"微调"对于脂肪生成调节至关重要[7]。除了 GH 之外，还有许多其他因素会影响 IGF-1 的代谢，包括年龄、性别、身体成分、营养驱动成分和葡萄糖稳态[8]。GH/IGF-1 轴和脂肪组织之间的相互作用可以被看成进食和禁食的总体调节的一部分，以维持正常的体重和身体成分。

5.3　脂肪组织对生长激素轴的影响

垂体功能正常的肥胖个体，与年龄匹配的对照组相比，内源性 GH 分泌明显减少[1]。与 GH 半衰期的下降，尤其是 GH 脉冲式分泌频率和幅度减少，以及代谢清除率增加有关；此外，分泌缺陷的严重程度与肥胖程度成正比。导致肥胖中 GH 分泌低下的病理生理机制可能是多因素的。肥胖个体常出现血游离脂肪酸（free fatty acid，FFA）升高，在给予阿昔莫司降脂之后，GH 释放得到恢复[9]。该证据表明，通过 GH 诱导的脂解作用释放的 FFA 会使 GH 及 FFA 之间经典的内分泌反馈环被破坏，导致低 GH 状态。同样，胃肠道脂肪酶抑制剂奥利司他能够有效诱导体重相关的 GH 达到峰值，升高 IGF-I 水平和 IGF-I/IGFBP-3 比例，以及减少餐后 FFA 的产生[10]。有趣的是，阿昔莫司导致血 FFA 的急剧下降仅在非 GHD 的肥胖个体中显著增加 GH 分泌[11]。除了 FFA 之外，SS 或胰岛素持续过度分泌，瘦素水平增加，以及暴饮暴食本身和生长素释放肽分泌不足，均可能导致 GH 分泌受损。

肥胖时总 IGF-1 浓度可能正常或降低[12]，循环中 IGFBP-3 和 ALS 水平降低[13]。研究中测定方法的差异可能是导致这种变异的原因，但也有可能是其他原因使肥胖患者中的 IGF-1 水平降低，如高胰岛素血症、与肥胖相关的慢性炎症[14]。特别是，脂肪组织作为促炎介质的来源，可能直接通过降低 IGF-1 的生物活性影响 IGF-1/IGF 结合蛋白系统[15]。另一方面，由于高胰岛素血症和高 IGFBP 蛋白水解活性导致游离 IGF-1 水平增加，即具有生物活性的 IGF-1 增加，与钝化的 IGFBP-1 和 IGFBP-2 水平相关，从而可能会对生长激素细胞产生负反馈效应[16]。实际上，肥胖人群中约 10% 的个体同时存在 GH 峰值下降和 IGF-1 水平降低[17]，这种一致性存在于 GH 分泌的最差状况下。有趣的是，肥胖个体体重减轻后，IGF-1 水平通常随着 GH 分泌的正常化而上升[12]。可能涉及肥胖致 GH/IGF-1 轴改变的发病机制如图 5.1 所示。

5.4 诊断肥胖低 GH 状态所存在的挑战

鉴别 GHD 与肥胖相关的 GH 分泌减少具有重要的实际意义，因为体脂和营养

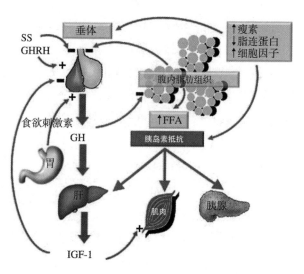

图 5.1 可能参与肥胖致 GH/IGF-1 轴相关改变的发病机制。内脏脂肪增多诱导循环 FFA、脂肪因子和细胞因子的升高，导致肝脏、骨骼肌、胰腺的胰岛素抵抗，同时也能够显著影响 GH/IGF-1 轴的正常反馈调节系统。反过来，"功能性"低 GH/IGF-1 轴可能通过诱导引起与 GHD 中观察到的那些相似的身体成分的不利变化而影响身体成分，加重胰岛素抵抗状态，产生相关的代谢问题。SS，生长抑素；GHRH，促生长激素释放激素；GH，生长激素；IGF-1，胰岛素样生长因子-1；FFA，游离脂肪酸

状态是通过实验室检查诊断 GHD 的主要混淆因素[18]。考虑到 GH 分泌的脉冲性，GHD 的诊断需要多次取样以获得 24 小时的综合 GH 谱。IGF-1 和 IGFBP-3 是非脉冲性分泌的 GH 下游激素，且在患有垂体疾病的营养良好的成人中，IGF-1 水平平均小于年龄匹配正常人的 2 倍标准差，是诊断 GHD 的强有力证据。然而，对于许多疑似 GHD 的成年患者，需要对 GH 储备进行进一步测试。GH 的分泌通常应用药物试验来评估，例如胰岛素耐量试验（insulin tolerance test，ITT）或 GHRH + 精氨酸试验。后者利用精氨酸通过抑制下丘脑脂肪生长抑素，增强机体对 GHRH 的反应，由于其高特异性、灵敏性以及耐受性，成为目前最受欢迎的诊断工具。在诊断严重 GHD 时，不同 BMI 所对应的 GH 正常值范围在 ITT 试验中尚未明确，但 GHRH + 精氨酸试验是唯一一项检测 BMI 相关的 GH 变异性的试验[19]。BMI > 30 kg/m^2 的成人中，适宜的 GH 正常值被认为是 4.2 μg/L[20]。应用 GHRH + 精氨酸试验的这个正常值新标准，大约 1/3 的病态肥胖个体呈现低 GH[2]。此外，腰围作为与 BMI 无关的独立因素，在该试验中也具有决定 GH 反应的预测作用[21]。脂肪组织对 GH 分泌的影响也已经在处于过渡期的身材正常的健康青少年中得到证实[22]，但仍然缺少超重 / 肥胖青少年的合适的正常值范围。在表 5.1 中报告了相同 BMI 在不同刺激试验后 GH 峰值的范围。根据肥胖患者中 GH 刺激试验相关数据得出的结论是，这种功能性低 GH 可以通过减重完全逆转，容易引起 GHD 的误导性诊断[23]，最终可能导致不合理治疗。无论连接脂肪组织和低 GH 状态的中枢及外周机制是什么，这种现象虽然是功能性的，却导致内脏脂肪组织进一步积累而出现恶性循环。因此，除了错误地将肥胖个体的低 GH 归类为真正 GH 缺乏之外，GH/IGF-1 轴的低反应状态，特别是当低 GH 分泌与低 IGF-1 水平同时存在，则是身体成分变化、心血管疾病风险增加的危险因素，这与 GHD 中观察到的变化相似[24]。这一假设与最

表5.1　相同BMI在不同刺激试验后GH峰值的范围

第一作者（文献）	年龄	BMI	界值（μg/L）
Corneli 等[20]a	成人	< 5 kg/m^2	< 11.5
		25 ～ 30 kg/m^2	< 8.0
		> 30 kg/m^2	< 4.2
Colao 等[19]a	成人	< 25 kg/m^2	11.8
		25 ～ 30 kg/m^2	8.1
		> 30 kg/m^2	5.5
Perotti 等[22]	过渡期	> 85 百分位	< 19

a 内分泌学会关于成人生长激素缺乏症（GHD）评估和治疗的临床实践指南[18]

近的报道一致，即低 IGF-1 水平与 2 型糖尿病、代谢综合征、心血管疾病和慢性炎症的发病机制有关 [25-26]。

5.5 肥胖症中低 GH/IGF-1 状态的代谢效应

低 GH/IGF-1 状态与不同的肥胖表型相关。与正常人相比，GH 峰值降低的肥胖个体显示出明显不同的身体成分，具有更高的 BMI、腰围、腰臀比和脂肪量，以及更低的去脂体重 [1-2,12]。在 Prader-Willi 综合征（PWS）患者中也发现了类似的现象，这是一种最常见的导致肥胖的遗传性疾病，其特征是多发性内分泌功能障碍，包括 GH 分泌能力降低，其身体成分变化比那些相同 BMI 的肥胖个体更严重。这种情况表明，与低 GH/IGF-1 状态相关的身体成分的不利变化能够加重肥胖相关代谢紊乱，从而放大肥胖个体低 GH 水平所带来的心血管风险。因此，GH 分泌减少的肥胖个体心血管疾病风险因素增加，包括血脂异常、慢性炎症、颈动脉内膜中层厚度增加，且代谢综合征患病率增加 [1,27]。此外，据报道，GH 峰值降低与绝经前肥胖女性的肌细胞内脂质和肝内脂质含量增加有关，进一步表明低 GH 状态对胰岛素抵抗和其他代谢综合征的影响 [28]。当个体同时出现 GH 峰值降低与低 IGF-1 水平时，心血管疾病风险显著增加 [17]。因此，肥胖患者中 GH/IGF-1 轴可能存在不同程度的损伤。评估 GH 替代治疗在肥胖个体中的有效性研究，为肥胖症患者低 GH 的影响提供了进一步证据。

5.6 GH 治疗在肥胖患者中的有效性

许多临床试验用重组人 GH（rhGH）判断减重辅助治疗的疗效 [1]。评估肥胖患者中 rhGH 疗效试验的主要问题是参与者数量有限，缺乏安慰剂对照，治疗时间短和使用的剂量小。Mekala 等最近进行的综合 meta 分析 [29] 已证明 rhGH 治疗虽然不会使体重下降，但能够使总脂肪量减少，内脏脂肪减少，瘦体重增加。随着身体成分的这些微小而显著的变化，血浆脂质情况得到改善，总胆固醇和 LDL 胆固醇降低。但一些肥胖标志物没有显著变化，如瘦素或脂联素。在一些短期研究中，在 GH 治疗的前几周内，空腹血浆葡萄糖和胰岛素短暂增加，而糖代谢的改善仅在长期研究中观察到。与短期研究相比，rhGH 治疗持续时间更长（> 12 周）的研究观察到脂肪量和糖代谢方面更显著的获益。该现象证明了内脏脂肪减少、IGF-1 水平升高所带来的胰岛素敏感性增加需要较长的时间。在血糖控制不佳的肥胖 2 型糖尿病患者中 GH 治疗有类似的获益 [30]。GH 治疗可能通过降低内脏脂肪组织中的

11β-HSD1 活性，增加骨骼肌中的葡萄糖转运（骨骼肌是通过 IGF-1 受体介导的葡萄糖代谢的主要部位），增加胰岛素敏感的 I 型肌纤维比例或增加骨骼肌中毛细血管形成来起作用。肥胖个体 rhGH 治疗的有效剂量尚未形成普遍的一致意见。与推荐用于治疗成人 GHD 的剂量相比，许多试验应用剂量相对较高。事实上，低剂量 rhGH 治疗使 IGF-1 水平正常化，可减少剂量相关副作用，减少对葡萄糖代谢的不利影响，例如 GH 诱导的高胰岛素血症所致的脂解作用减弱。该研究结果表明，在评估肥胖个体的 rhGH 治疗时，必须仔细研究 GH/IGF-1 轴变化。因此，应该将治疗局限于 GH 分泌能力降低的患者，因为其具有较高的心脏和代谢风险，并且要治疗足够长的时间，以在减重的同时使 GH/IGF-1 轴尽可能自发恢复。rhGH 治疗最常报道的不良反应包括高血压、关节痛、感觉异常和外周性水肿。最近研究发现，GH 治疗期间腹型肥胖男性阻塞性睡眠呼吸暂停综合征的严重程度增加，可能是与 GH 引起的颈部容积增加有关 [31]。有趣的是，在停用 GH 治疗后，身体成分的改变、对心血管事件风险的改善作用甚至其降低葡萄糖耐量的副作用均返回到治疗前水平。最近有证据表明，增加内源性 GH 分泌的 GHRH 类似物，例如替莫瑞林（tesamorelin）[32]，在改善身体成分方面是有效的，并且不会对糖代谢产生不利影响，而对具有主要抗脂解活性的 GH 片段的研究尚未产生令人信服的结果。

5.7　GH/IGF-I 轴和减重手术

减重手术是目前所知的长期控制体重的唯一途径，它可以使体重显著减轻，并有益于体重维持。目前为止，还没有临床试验专门科学地研究减重手术后的 GH/IGF-1 轴变化。

减重手术可以分为减少营养物质吸收的手术，例如胆胰分流术（biliopancreatic diversion，BPD）。还有限制性手术，如腹腔镜可调节胃束带术（laparoscopic adjustable gastric banding，LAGB）或袖状胃切除术；一些手术同时利用两种机制减重，例如 Roux-en-Y 胃旁路术（Roux-en-Y gastric bypass，RYGB）。在术后的内分泌变化中，较少研究涉及与 GH/IGF-I 轴相关的改变。BPD 术后，GH 分泌显著增加 [33]。在 RYGB 术后也观察到 GH 分泌的部分恢复 [34]。这些研究结果虽然存在一些差异 [35-36]，但术后 IGF-1 分泌受到损害，与非手术减重相似，可能与 BPD、RYGB 引起的分解代谢状态有关 [37-38]。然而，一项前瞻性研究显示，在 LAGB 后 6 个月（当初始分解代谢状态得到纠正时），大约 20% 的肥胖女性出现 GH 和 IGF-1 缺乏，另外 1/5 受试者 IGF-1 水平仍低于正常水平范围 [13]。有意思的是，手术后 GH/IGF-1 轴正常化的患者体重减轻（excess of weight loss，EWL）与脂肪量减少的比例高于没有正常化的患者[39]。因此下面这个问题浮现出来，即 GH/IGF-1 轴的持续衰竭是否可能对减重手术的结果产生负面影响。事实上，在术前 GH 分泌和 IGF-1 水平正常的肥胖个体中，腰围、EWL 和脂肪量的减少百分比更大，这表明 GH/IGF-1 轴的情况可能作为预测患者减重手术效果的指标[39]。

考虑到 GH 在低热量饮食和消耗状态等分解代谢条件下保持瘦体重的有效性，rhGH 替代疗法可能有利于病态肥胖女性 LAGB 术后持续低 GH/IGF-1 状态时的脂肪减少[40]。实际上，术后不管是否使用 rhGH 治疗，都将有相等的 EWL，但在使用 rhGH 治疗的患者中体重减轻主要是由于脂肪量减少，而瘦体重得以保留。GH 治疗的获益还包括血脂谱和胰岛素敏感性的改善。

总结

肥胖和 GH/IGF-1 轴表现出多重和双向关系。尽管功能正常，肥胖成人仍表现出低 GH 状态，可以通过体重减轻而逆转，低 GH 状态是造成内脏脂肪增加、心脏风险事件增加的原因。在这方面，肥胖个体的功能性低 GH 状态可能是其肥胖发病机制中涉及多种适应不良的一种内分泌变化。该假设由以下证据证明。首先，不同的 GH/IGF-1 轴状态可能是导致肥胖表型异质性的机制之一。其次，术前测试肥胖患者的 GH/IGF-1 轴可能有助于预测个体的术后减重效果。再次，肥胖个体 GH/IGF-1 轴损害，GH 分泌能力降低，循环中 IGF-1 水平低下，与糟糕的心血管代谢风险相关，特别是那些适合做减重手术的重度肥胖患者。这也是考虑 GH 作为一种肥胖辅助治疗的基本原理。研究证据显示，IGF-1 对心血管疾病、动脉粥样硬化和糖尿病有保护作用，因此与肥胖患者尤其相关。

致谢 我们非常感谢 P. Forestieri 教授（意大利那不勒斯大学 Federico II 临床医学和外科学系），L. Angrisani 教授（意大利那不勒斯 San Giovanni Bosco 医院普通和腹腔镜手术室），教授 L. Docimo（意大利那不勒斯第二大学普通和减肥外科），M. Musella 教授（意大利那不勒斯大学 Federico II 高级生物医学科学普外科）和 C. Giardiello 博士［意大利 Castelta Volturno（CE）Pineta Grande 医院大学微创和代谢外科］如此长期、热情地与我们分享适合手术的肥胖患者 GH/IGF-1 轴变化的研究结果。

参考文献

1. Berryman DE, Glad CA, List EO, Johannsson G (2013) The GH/IGF-1 axis in obesity: patho-physiology and therapeutic considerations. Nat Rev Endocrinol 9:346–356
2. Savastano S, Di Somma C, Belfiore A et al (2006) Growth hormone status in morbidly obese subjects and correlation with body composition. J Endocrinol Invest 29:536–543
3. Savastano S, Di Somma C, Mentone A et al (2006) GH insufficiency in obese patients. J Endocrinol Invest 29(Suppl 5):42–53
4. Vijayakumar A, Yakar S, Leroith D (2011) The intricate role of growth hormone in metabolism. Front Endocrinol (Lausanne) 2:1–11
5. Kumar PA, Chitra PS, Lu C et al (2014) Growth hormone (GH) differentially regulates NF-kB activity in preadipocytes and macrophages: implications for GH's role in adipose tissue homeostasis in obesity. J Physiol Biochem 70:433–440
6. Vottero A, Guzzetti C, Loche S (2013) New aspects of the physiology of the GH-IGF-1 axis. Endocr Dev 24:96–105
7. Kawai M, Rosen CJ (2010) The IGF-I regulatory system and its impact on skeletal and energy homeostasis. J Cell Biochem 111:14–19
8. Frystyk J (2004) Free insulin-like growth factors: measurements and relationships to growth hormone secretion and glucose homeostasis. Growth Horm IGF Res 14:337–375
9. Cordido F, Peino R, Peñalva A et al (1996) Impaired growth hormone secretion in obese subjects is partially reversed by acipimox-mediated plasma free fatty acid depression. J Clin Endocrinol Metab 81:914–918
10. Di Somma C, Rivellese A, Pizza G et al (2011) Effects of short-term treatment with orlistat on growth hormone/insulin-like growth factor-I axis in obese post-menopausal women. J Endocrinol Invest 34:90–96
11. Scacchi M, Orsini F, Cattaneo A et al (2010) The diagnosis of GH deficiency in obese patients: a reappraisal with GHRH plus arginine testing after pharmacological blockade of lipolysis. Eur J Endocrinol 163:201–206
12. Rasmussen MH (2010) Obesity, growth hormone and weight loss. Mol Cell Endocrinol 316:147–153
13. Di Somma C, Angrisani L, Rota F et al (2008) GH and IGF-I deficiency are associated with reduced loss of fat mass after laparoscopic-adjustable silicone gastric banding. Clin Endocrinol (Oxf) 69:393–399
14. Savastano S, Di Somma C, Pizza G et al (2011) Liver-spleen axis, insulin-like growth factor-(IGF)-I axis and fat mass in overweight/obese females. J Transl Med 9:136
15. Fuentes E, Fuentes F, Vilahur G et al (2013) Mechanisms of chronic state of inflammation as mediators that link obese adipose tissue and metabolic syndrome. Mediators Inflamm 2013:1–11
16. Frystyk J, Brick DJ, Gerweck AV et al (2009) Bioactive insulin-like growth factor-I in obesity. J Clin Endocrinol Metab 94:3093–3097
17. Stanley TL, Feldpausch MN, Murphy CA et al (2014) Discordance of IGF-1 and GH stimulation testing for altered GH secretion in obesity. Growth Horm IGF Res 24:10–15
18. Molitch ME, Clemmons DR, Malozowski S et al (2011) Evaluation and treatment of adult growth hormone deficiency: an Endocrine Society clinical practice guideline. J Clin Endocrinol Metab 96:1587–1609
19. Colao A, Di Somma C, Savastano S et al (2009) A reappraisal of diagnosing GH deficiency in adults: role of gender, age, waist circumference, and body mass index. J Clin Endocrinol Metab 94:4414–4422
20. Corneli G, Di Somma C, Baldelli R et al (2005) The cut-off limits of the GH response to GH-releasing hormone-arginine test related to body mass index. Eur J Endocrinol 153:257–264

21. Bredella MA, Utz AL, Torriani M et al (2009) Anthropometry, CT, and DXA as predictors of GH deficiency in premenopausal women: ROC curve analysis. J Appl Physiol 106:418–422
22. Perotti M, Perra S, Saluzzi A et al (2013) Body fat mass is a strong and negative predictor of peak stimulated growth hormone and bone mineral density in healthy adolescents during transition period. Horm Metab Res 45:748–753
23. Popovic V (2013) Approach to testing growth hormone (GH) secretion in obese subjects. J Clin Endocrinol Metab 98:1789–1796
24. Colao A, Di Somma C, Cuocolo A et al (2004) The severity of growth hormone deficiency correlates with the severity of cardiac impairment in 100 adult patients with hypopituitarism: an observational, case-control study. J Clin Endocrinol Metab 89:5998–6004
25. Colao A, Di Somma C, Cascella T et al (2008) Relationships between serum IGF1 levels, blood pressure, and glucose tolerance: an observational, exploratory study in 404 subjects. Eur J Endocrinol 159:389–397
26. Akanji AO, Smith RJ (2012) The insulin-like growth factor system, metabolic syndrome, and cardiovascular disease risk. Metab Syndr Relat Disord 10:3–13
27. Di Somma C, Pivonello R, Pizza G et al (2010) Prevalence of the metabolic syndrome in moderately-severely obese subjects with and without growth hormone deficiency. J Endocrinol Invest 33:171–177
28. Bredella MA, Torriani M, Thomas BJ et al (2009) Peak growth hormone-releasing hormone-arginine-stimulated growth hormone is inversely associated with intramyocellular and intrahepatic lipid content in premenopausal women with obesity. J Clin Endocrinol Metab 94:3995–4002
29. Mekala KC, Tritos NA (2009) Effects of recombinant human growth hormone therapy in obesity in adults: a meta analysis. J Clin Endocrinol Metab 94:130–137
30. Ahn CW, Kim CS, Nam JH et al (2006) Effects of growth hormone on insulin resistance and atherosclerotic risk factors in obese type 2 diabetic patients with poor glycaemic control. Clin Endocrinol (Oxf) 64:444–449
31. Karimi M, Koranyi J, Franco C et al (2010) Increased neck soft tissue mass and worsening of obstructive sleep apnea after growth hormone treatment in men with abdominal obesity. J Clin Sleep Med 6:256–263
32. Makimura H, Feldpausch MH, Rope AM et al (2012) Metabolic effects of a growth hormone-releasing factor in obese subjects with reduced growth hormone secretion: a randomized controlled trial. J Clin Endocrinol Metab 97:4769–4779
33. Camastra S, Manco M, Frascerra S et al (2009) Daylong pituitary hormones in morbid obesity: effects of bariatric surgery. Int J Obes (Lond) 33:166–172
34. Mancini MC, Costa AP, de Melo ME et al (2006) Effect of gastric bypass on spontaneous growth hormone and ghrelin release profiles. Obesity (Silver Spring) 14:383–387
35. Galli G, Pinchera A, Piaggi P et al (2012) Serum insulin-like growth factor-1 concentrations are reduced in severely obese women and raise after weight loss induced by laparoscopic adjustable gastric banding. Obes Surg 22:1276–1280
36. Mittempergher F, Pata G, Crea N et al (2013) Preoperative prediction of growth hormone (GH)/insulin-like growth factor-1 (IGF-1) axis modification and postoperative changes in candidates for bariatric surgery. Obes Surg 23:594–601
37. De Marinis L, Bianchi A, Mancini A et al (2004) Growth hormone secretion and leptin in morbid obesity before and after biliopancreatic diversion: relationships with insulin and body composition. J Clin Endocrinol Metab 89:174–180
38. Edén Engström B, Burman P, Holdstock C et al (2006) Effects of gastric bypass on the GH/IGF-I axis in severe obesity–and a comparison with GH deficiency. Eur J Endocrinol 154:53–59

39. Savastano S, Angrisani L, Di Somma C et al (2010) Relationship between growth hormone/insulin-like growth factor-1 axis integrity and voluntary weight loss after gastric banding surgery for severe obesity. Obes Surg 20:211–220

40. Savastano S, Di Somma C, Angrisani L et al (2009) Growth hormone treatment prevents loss of lean mass after bariatric surgery in morbidly obese patients: results of a pilot, open, prospective, randomized, controlled study. J Clin Endocrinol Metab 94:817–826

肾上腺功能和肥胖

Laura Proietti Pannunzi · Cecilia Motta ·
Vincenzo Toscano

6

6.1　下丘脑 - 垂体 - 肾上腺轴和糖皮质激素功能

　　肾上腺皮质（束状带和网状带）的皮质醇产生受促肾上腺皮质激素（adrenocort-icotropic hormone，ACTH）刺激和控制，后者本身也受其他垂体促激素的影响。其中，作用最强大的是促肾上腺皮质激素释放激素（corticotrophin-releasing hormone，CRH）和抗利尿激素（antidiuretic hormone，ADH）。皮质醇通过负反馈机制，作用于垂体和下丘脑，抑制 ACTH 分泌 [1]。

　　同时，下丘脑中心接收来自中枢神经系统的刺激信号；受到多系统和多种旁分泌因子的共同调节，如肾上腺素能系统、5- 羟色胺能系统和多巴胺能系统，以及血管壁细胞和免疫系统，其调节方式尚不完全清楚 [2]。

　　所有这些调节促使 ACTH 以脉冲方式分泌，而皮质醇存在昼夜节律，其特征是早晨的皮质醇活性高，下午和晚上皮质醇活性较低 [3]。下丘脑 - 垂体 - 肾上腺（hypothalamic-pituitary-adrenal，HPA）轴受多种环境因素调节，在下丘脑中心进行整合，对维持体内环境平衡具有重要作用。

　　HPA 轴受负反馈系统调节，以避免肾上腺素过量产生，长期产生过量肾上腺素可能严重损害机体；这种效应通过位于中枢神经系统不同区域的糖皮质激素受体（glucocorticoid receptor，GR）而产生，海马体中 GR 尤其丰富。

　　分泌到循环中的皮质醇通过两种不同的酶在外周靶组织中代谢：11β- 羟基类固醇脱氢酶（11β-HSD）1 型，它将可的松转化为皮质醇；11β- 羟基类固醇脱氢酶 2型，它将皮质醇转化为活性较低的可的松。11β-HSD2 存在于肾、脂肪组织、肝脏和肌肉中，它的存在可以防止皮质醇过量而损伤外周组织 [3]。

　　皮质醇通过与受体结合，转化为糖皮质激素复合物，进而起作用，通常与一些基因产生相互作用。皮质醇的效应取决于活性皮质醇的水平和受体密度；活性皮质醇的浓度取决于组织中存在哪种类型的11β-HSD。皮质醇与可的松的相互转化导致局部活性激素浓度改变和循环皮质醇水平的改变[3]。

　　皮质醇也被5α和5β还原酶灭活，这种反应是不可逆的，该酶将皮质醇A环打开，然后经胆汁排出[3]。

　　糖皮质激素、胰岛素、生长激素、细胞因子和应激似乎都参与了这些酶的调节[4]。

　　糖皮质激素在代谢稳态的调节中发挥重要作用，可以作用于全身各器官[5-6]。糖皮质激素的代谢作用是众所周知的，可归纳为：

- 抑制外周组织中的葡萄糖摄取
- 刺激糖异生
- 在吸收后期升高血糖，促进胰岛素分泌
- 通过刺激氧化物的产生和氧化应激来改变受体后胰岛素功能、抑制胰岛素信号[1]（图 6.1）

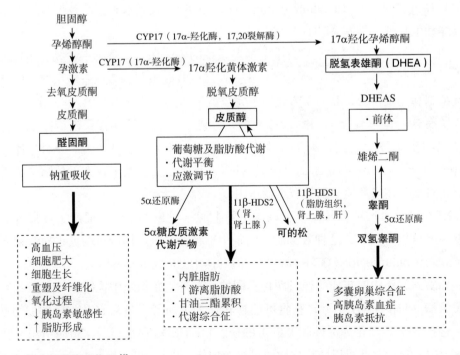

图 6.1　肾上腺激素的作用[6]

6.2 糖皮质激素对脂肪组织的影响

糖皮质激素（glucocortoid，GC）具有许多非常重要的功能。尽管作用没有完全阐明，它们参与调节应激事件的作用在多年前已被发现。

最近的研究表明肥胖不能通过单纯的因果机制来解释，许多因素和条件可能参与其病理生理学。其中，生理和病生理应激具有显著的长期影响。事实上，在紧张的情况下，GC 通过 CRH 途径分泌，而高水平 GC 可刺激食欲，增加摄食并导致肥胖 [7]。GC 在脂肪摄取中起重要作用。已经证实 GC 受体在脂肪组织中表达，其在内脏脂肪组织中的密度高于其他部位的脂肪 [8]。内脏脂肪组织与心血管疾病有关 [9]。Veilleux 等表明 11β-HSD1 活性较高的人群内脏脂肪体积增加，脂肪分解增加，脂蛋白脂酶（lipoprotein lipase，LPL）活性水平升高 [10]。此外，Morton 等证明 11β-HSD1 缺陷小鼠对饮食诱导的内脏肥胖具有抗性 [11]。综上所述，所有这些数据都表明，GC 与内脏脂肪组织之间存在无可辩驳的相关性，然而其潜在机制尚未完全阐明。

GC 对脂肪酸代谢的作用非常复杂，可以通过 β- 肾上腺素能途径来阐明，其中cAMP 通常是第一个研究对象。GC 的作用可分为长效及短效。在短期效应中，GC 输注通过激活特定类型的 LPL，激素敏感性脂肪酶，增强脂肪细胞中非酯化脂肪酸的释放 [12]。长期效应主要是通过调节特定基因靶点的转录来起作用，包括 HSL、ATGL 和 perilipin（参见表 6.1）。

Bjorntorp 已经证明 GC 使 LPL 激活，从而增加内脏脂肪沉积 [3]。然而，在文献中有许多不同的证据表明 GC 影响脂肪分解，但往往它们彼此对立；表 6.1 对先前研究进行了总结。

6.3 糖皮质激素对脂肪组织分化的影响

近年来，已知糖皮质激素（GC）刺激脂肪分解；而糖皮质激素过多通常会促进脂肪沉积。这种现象可能由于高水平的 GC 会引起食欲增加，以及相关的高胰岛素血症促进脂肪生成的作用。无论如何，脂肪生成和糖皮质激素之间的关系非常复杂。

在过去的 15 年中，人们对脂肪组织有了更深入的了解。将内脏脂肪和皮下脂肪分开来看，在分子水平上研究了人体脂肪形态与代谢综合征之间的关系，发现了糖皮质激素的重要作用。

体外研究的目的是解释从干细胞到脂肪组织的分化途径。在人和啮齿动物培养细胞之间发现了脂肪细胞分化的显著差异 [13]。

表6.1　既往研究GC对脂肪分解影响的总结

文章	脂肪模型	GC 剂量 / 类型	作用时间	脂肪分解	可能机制
Fain 等	分离的子宫旁脂肪细胞；高脂喂养的大鼠	地塞米松 0.015 µg/ml (0.04 µmol/L)	4 小时	游离脂肪酸释放↑	改变转录
—	—	—	—	甘油释放不变	—
Fain 等	分离的子宫旁脂肪细胞；大鼠	地塞米松 0.1 µg/ml (2.5 µmol/L)	4 小时	甘油释放不变	cAMP 未改变
Lamberts 等	分离的附睾脂肪细胞；大鼠	地塞米松 0.1 µg/ml (2.5 µmol/L)	4 小时	甘油释放不变	cAMP 未改变
Samra 等	人体内	氢化可的松 1.5 µmol/L	快速静脉给药后	整体游离脂肪酸释放↑	脂蛋白脂肪酶激活↑
—	—	—	—	游离脂肪酸↓腹部血管差异	外周脂肪酶活性↑
—	—	—	—	—	内脏脂肪酶活性↓
Ottosson 等	分离的皮下脂肪细胞；人类	氢化可的松 1 µmol/L	3 天	基础脂肪分解↓	脂肪生成↓ 或
—	—	—	—	—	cAMP 代谢↑
—	—	—	—	—	β 肾上腺素能刺激脂肪分解↓
Campbell 等	3T3-L1 脂肪细胞系	皮质醇 1 ~ 100 µmol/L	48 小时	甘油释放↑	激素敏感脂肪酶和脂肪组织甘油三酯水解酶↑
—	—	—	48 小时	甘油释放↓	cAMP 活性↓

资料来源文献 [31]

　　啮齿动物前脂肪细胞系中，在最初 48 小时（扩增克隆期）中向小牛血清中添加糖皮质激素后，可刺激脂肪细胞生成。这种效应归因于对 C/EBPδ 转录的直接刺激，对 pref-1 的抑制，对前脂肪细胞因子的抑制以及组蛋白脱乙酰酶 1（HDAC1）的特定亚细胞群的消耗[13-14]。

　　在人类原代前脂肪细胞分化中，GC 的作用限于最初的 48 小时，能够促进转录因子和脂肪形成标志物水平升高，如 C/EBPα；而这种标志物在啮齿动物细胞中不存在[15]（图 6.2）。

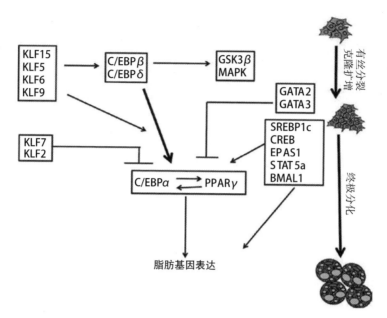

图 6.2 脂肪细胞分化的转录调控 [14]

这种早期升高并不能反映 mRNA 水平的增加；在第二个时相，观察到 C/EBPα 和 PPARγ 水平升高，此时它们与 mRNA 水平具有相关性。在第 2～4 天，两种分子的 mRNA 水平仍然升高，但是尽管 mRNA 水平高，C/EBPα 的蛋白质表达开始下降。这些观察结果可以解释 PPARγ 与 C/EBPα 对脂肪细胞成熟的不同作用，PPARγ 在成熟脂肪细胞中占主导地位 [13]。

此外，研究者还进行了体内研究。部分文献表明人体皮质醇和小鼠皮质酮刺激脂肪生成；事实上，在肥胖小鼠中，肾上腺切除术降低了体重增加的速度，但予皮质酮治疗后，这种效应完全逆转 [16]。

已经有许多假设用来解释内脏性肥胖的机制。

当然，糖皮质激素分泌增加与肥胖有关；无论如何，特发性肥胖中皮质醇水平没有升高，这表明糖皮质激素的代谢水平增加。

一些研究者认为，在肥胖患者中，局部有活性的糖皮质激素浓度增加，这决定了糖皮质激素受体在外周的扩增激活。

而另一些作者推测 11β-HSD1 起到了关键作用。

肥胖模型中可以发现这种酶的存在。事实上，在肥胖大鼠中，11β-HSD 是异常的，并且发现其在内脏脂肪中局部活性增加。这种活性增强的结果是活性糖皮质激素浓度升高，导致内脏脂肪增加 [17]。同样可以推测，在人体中 11β-HSD 的活性增加在内脏脂肪增多和代谢综合征中起重要作用。

GC 可能通过很多方面导致肥胖。已证明，GC 通过直接和间接的方式来调节食欲。尽管急性应激状况可能抑制食欲，但在事件发生后数小时和数天内释放的 GC 会发挥刺激食欲的作用。然而最近的研究表明，在人类实验中，注射 CRH 后 1 小时，皮质醇水平升高，摄入食物量也会增加，并且食物量与皮质醇峰值直接相关。

有一些关于 GC 靶分子及其对食欲影响的机制的研究，其中可能涉及下列分子。

神经肽 Y（NPY）和刺豚鼠相关肽（AgRP）（通过 GC 刺激，增加 AMP 活化蛋白激酶信号传导，使得这些分子在弓状核表达增加）[18]。

瘦素，在高水平的 GC 刺激下对大脑的敏感性降低[18]，在胰岛素刺激后起作用，进而在饥饿调节中起着复杂的作用[19]。

食欲刺激素，在压力水平下分泌增加，导致 CRH 释放增加。而 CRH 可以通过直接或间接的方式，在室旁核（PVN）刺激去甲肾上腺素能纤维。但是该理论尚未得到验证。最后，慢性压力使食欲刺激素增加，导致摄食增加。

6.4　肥胖症中糖皮质激素的变化

糖皮质激素广为人知的代谢效应，使人们对单纯性肥胖患者的 HPA 轴的改变产生了兴趣[1]。

自 1963 年以来，Schteingart 等证明肥胖受试者皮质醇的产生增加；后来发现，肥胖受试者中皮质醇的改变主要表现为这种激素的产生增加，以及其代谢清除率的平行增加，因此血清皮质醇浓度维持正常甚至低水平[1,3,20]。随着内脏脂肪的增加，这些改变更加明显。一些研究测定了肥胖人群的唾液皮质醇，发现其皮质醇的基础浓度有的增加，有的减少：这些差异可能是由于 HPA 轴不同程度的激活，而 HPA 的激活程度又取决于环境压力[1,3]（表 6.2 和表 6.3）。

我们都知道在肥胖人群中，皮质醇的分泌或产生以及尿皮质醇排泄通常会增加；这种转换升高的原因可以部分理解为，皮质醇分泌增加可能受瘦体重、HPA 轴活动过度和激素代谢改变的影响[22]。

大量研究已经检测了尿游离皮质醇和尿中皮质醇代谢物（17- 酮类固醇）的含量，肥胖受试者的排泄率常升高，特别是那些内脏性肥胖的人[3]。

Pasquali 等的研究表明，腹型肥胖的女性与外周体脂肪分布增多的女性以及对照组相比，其每日尿中游离皮质醇排泄率升高 1 ~ 6 倍[21]。然而，许多研究没有考虑到肥胖受试者体重和体表面积增加的情况；因此，一些研究应用了校正因子（用于校正体表面积或瘦体重，通过肌酐的输出值来估算）。此外，并不是所有研究者

表6.2 肥胖个体HPA轴的变化

激素	肥胖受试者
基础皮质醇	正常
糖皮质激素代谢清除率	升高
糖皮质激素的合成	升高
脂肪组织皮质醇生成	11β-HSD1 激活
尿游离皮质醇	正常 / 升高
基础 ACTH	正常
ACTH 脉冲式分泌次数	升高
ACTH 脉冲式分泌量	下降
17 羟皮质类固醇	升高

表6.3 肥胖个体的肾上腺刺激试验后的变化

激素	肥胖受试者
CRH（或 AVP）刺激后皮质醇水平	升高
CRH（或 AVP）刺激后 ACTH 水平	升高
ACTH 刺激后皮质醇水平	升高
低血糖后皮质醇水平	升高
应激刺激后 ACTH 和皮质醇水平	升高
餐后皮质醇水平	升高
HPA 轴对去甲肾上腺素能的敏感性	升高
地塞米松后皮质醇抑制程度	正常 / 下降

均认为皮质醇排泄增多[3,20,23]。

在内脏性肥胖的人群中，能够观察到 ACTH 和皮质醇对生理和药理刺激的反应受损：已经发现，内脏脂肪增多的受试者，单独应用 CRH 或与加压素合用后，ACTH 和皮质醇的增加显著高于周围性肥胖的受试者及对照组[1,23-24]。然而，并非所有研究结果都是一致的：在一些研究中，血浆皮质醇和 ACTH 对 CRH 的反应在肥胖和瘦体型的受试者之间没有差异[25]。此外，许多研究支持，肥胖患者在使用地塞米松后，皮质醇同样受到抑制，只有少数例外[20,22,25-27]。

一些研究提供了肥胖患者中皮质醇代谢率增加的直接证据。如上所述，已在肾和脂肪组织中发现 11β-HSD2；因此有这样的猜想：如果全身皮质醇大量失活，由于肥胖时体脂肪增加，可以预测 HPA 轴会增加激素分泌，以补偿较高的皮质醇降解并维持正常的血游离皮质醇水平；存在一种可能性，即肥胖受试者中皮质醇增加是其外周失活增加的结果。然而，在所有肥胖受试者中均未观察到这种代谢清除和 HPA 轴活性平行变化的机制 [3,22]。

11β-HSD1 活化，使可的松活化为有活性的皮质醇，在肥胖症患者中似乎也发生了改变；大量研究发现肥胖患者皮下和网膜脂肪组织中 11β-HSD1 mRNA 及活性增加，这与 BMI、体脂率、腰围和胰岛素抵抗有关 [22,25,28]。在动物研究中，脂肪组织过度表达 11β-HSD1 的小鼠会发生内脏性肥胖、胰岛素抵抗和高脂血症 [29]。此外，11β-HSD1 活性可导致局部皮质醇升高，这种改变可能导致脂肪细胞分化增加和游离脂肪酸分泌增加 [1]。

一些学者发现 5α 和 5β 还原酶（不可逆地使皮质醇失活的酶）的活性与肥胖相关，特别是与 BMI、腰围和腰臀比以及脂肪量相关的胰岛素抵抗有关 [22,30]。

参考文献

1. Chiovato L, Magri F (2006) Modificazioni del sistema endocrino nei soggetti obesi. In: Pinchera A, Bosello O, Carruba MO (eds) Obesità e sistema endocrino. Mediserve, Milano, pp 189–205
2. Chrousos GP, Gold PW (1992) The concept of stress and stress system disorders. Overview of physical and behavioral homeostasis. JAMA 267:1244–1252
3. Bjorntorp P, Rosmond R (2000) Obesity and cortisol. Nutrition 16:924–936
4. Andrews RC, Walker BR (1999) Glucocorticoids and insulin resistance: old hormones, new targets. Clin Sci 96(5):513–523
5. Schoneveld OJ, Gaemers IC, Lamers WH (2004) Mechanisms of glucocorticoid signalling. Biochim Biophys Acta 1680:114–128
6. Roberge C, Carpentier AC, Langlois MF et al (2007) Adrenocortical dysregulation as a major player in insulin resistance and onset of obesity. Am J Physiol Endocrinol Metab 29:E1465–E1478
7. De Vriendt T, Moreno LA, De Henauw S (2009) Chronic stress and obesity in adolescent: scientific evidence and methodological issue for epidemiological research. Nutr Metab Cardiovasc Dis 19:511–519
8. Rebuffè-Scrive M, Brönnegard M, Nilsson A et al (1990) Steroid hormone receptors in human adipose tissue. J Clin Endocrinol Metab 71:1215–1219
9. Bjorntorp P (2001) Do stress reactions cause abdominal obesity and comorbidities? Obes Rev 2:73–76
10. Veilleux A, Rhéaume C, Daris M et al (2009) Omental adipose tissue type 1 11 beta-hydroxysteroid dehydrogenase oxoreductase activity, body fat distribution, and metabolic alterations in women. J Clin Endocrinol Metab 94:3550–3557
11. Morton NM, Paterson JM, Masuzaki H et al (2004) Novel adipose tissue-mediated resistance to diet-induced visceral obesity in 11 beta-hydroxysteroid dehydrogenase type 1-deficient mice. Diabetes 53:931–938
12. Slavin BG, Ong JM, Kern PA (1994) Hormonal regulation of hormone-sensitive lipase activity and mRNA levels in isolated rat adipocytes. J Lipid Res 35:1535–1541

13. Tomlinson JJ, Boudreau A, Dongmei W et al (2006) Modulation of early human preadipocyte differentiation by glucocorticoids. Endocrinology 174:5284–5293
14. Moreno-Navarrete JM, Fernandez-Real JM (2012) Adipocyte differentiation. In: Symonds ME (ed) Adipose tissue biology. Springer, New York, pp 17–38
15. Cao Z, Umek RM, McKnight SL (1991) Regulated expression of three C/eBP isoforms during adipose conversion of 3 T3-L1 cells. J Biol Chem 253:7570–7578
16. Shimomura Y, Bray GA, Lee M (1987) Adrenalectomy and steroid treatment in obese (ob/ob) and diabetic (db/db) mice. Horm Metab Res 19:295–299
17. Livingstone DE, Kenyon CJ, Walker BR (2000) Mechanism of dysregulation of 11 beta-hydroxysteroid dehydrogenase type 1in obese Zucker rats. J Endocrinol 167:533–539
18. Strack AM, Sebastian RJ, Schwartz MW et al (1995) Glucocorticoids and insulin: reciprocal signals for energy balance. Am J Physiol 268:R142–R149
19. Spencer SJ, Tilbrook A (2011) The glucocorticoid contribution to obesity. Stress 14:233–246
20. Schteingart DE, Gregerman RI, Conn JW (1963) A comparison of the characteristics of increased adrenocortical function in obesity and Cushing's syndrome. Metabolism 12:484–497
21. Pasquali R, Cantobelli S, Casimirri F et al (1993) The hypothalamic-pituitary-adrenal axis in obese women with different patterns of body fat distribution. J Clin Endocrinol Metab 77(2):341–346
22. Mussig K, Remer T, Maser-Gluth (2010) Brief review: glucocorticoid excretion in obesity. J Steroid Biochem Mol Biol 121:589–593
23. Murphy BPE (1968) Clinical evaluation of urinary cortisol determinations by competitive protein-binding radioassay. J Clin Endocrinol Metab 28:343–348
24. Simkim-Silverman LR, Wing RR (2000) Weight gain during menopause. Is it inevitable or can it be prevented? Postgrad Med 108(47–50):53–56
25. Rask E, Olsson T, Soderberg S et al (2001) Tissue-specific dysregulation of cortisol metabolism in human obesity. J Clin Endocrinol Metab 86(3):1418–1421
26. Duclos M, Gatta B, Corcuff JB et al (2001) Fat distribution in obese women is associated with subtle alterations of the hypothalamic-pituitary-adrenal axis activity and sensitivity to glucocorticoids. Clin Endocrinol 55(4):447–454
27. Jessop DS, Dallman MF, Fleming D, Lightman SL (2001) Resistance to glucocorticoid feedback in obesity. J Clin Endocrinol Metab 86(9):4109–4114
28. Desbriere R, Vuaroqueaux V, Achard V et al (2006) 11 beta-hydroxysteroid dehydrogenase type 1 mRNA is increased in both visceral and subcutaneous adipose tissue of obese patients. Obesity 14(5):794–798
29. Masuzaki H, Paterson J, Shinyama H et al (2001) A transgenic model of visceral obesity and the metabolic syndrome. Science 294(5549):2166–2170
30. Fraser R, Ingram MC, Anderson NH et al (1999) Cortisol effects on body mass, blood pressure, and cholesterol in the general population. Hypertension 33(6):1364–1368
31. Peckett AJ, Wright D, Riddell MC (2011) The effects of glucocorticoids on adipose tissue lipid metabolism. Metabolism 60:1500–1510

7 卵巢功能与肥胖：PCOS、绝经

Carla Lubrano · Lucio Gnessi · Silvia Migliaccio

7.1 卵巢功能及能量代谢

女性的能量代谢和生育能力紧密相关，二者相互调节，以满足胚胎发育的需要，使代谢适应生殖要求[1]。女性的身体成分含有更多的脂肪量，更容易增重，这可能是进化适应的结果，使女性能够在食物稀缺的环境中进行繁殖[2]。将食物供应和生殖功能联系起来的机制，可以满足生殖周期各个阶段（月经周期、怀孕和哺乳期）的可变能量需求。生殖障碍可导致代谢功能的改变，同样，代谢紊乱也会导致生殖功能的变化。关于营养状态的所有信号都集中在下丘脑弓状核中，其调节排卵和能量稳态；实际上，位于细胞核的能量状态传感器根据个体代谢状态，通过亲吻素神经元激活位于视前区的促性腺激素释放激素（gonadotropin-releasing hormone, GnRH）神经元，调节垂体中促性腺激素的合成[3-5]。此外，雌激素可增加瘦素敏感性[6]。雌激素信号增加的总体效果是促进食欲，使脂肪更多分布到皮下而非内脏。

血液中雌激素代谢产物（如雌二醇、雌酮和雌三醇）浓度各不相同，其浓度取决于生育状况[7]。通过雌激素受体（estrogen receptor, ER）α 和 ERβ 的关系，实现能量感知和生殖的高度联系[8]。因此，在不同浓度雌激素的影响下，由 ERα 和 ERβ 控制的基因组可能发生显著改变。在相同的靶组织中，ER 的细胞内活性可能随着不同的生殖阶段或月经周期发生变化，导致能量代谢途径的交替激活。实际上，肝 ER 可以被营养信号分子（例如氨基酸和 IGF-1）以及性腺激素激活，并且可以调节肝 apoB 和 IGF-1 的产生。此外，膳食摄入的氨基酸也可以调节生育能力[9]。ERα 和 ERβ 表达于与葡萄糖代谢相关的所有组织中包括脂肪组织[10]、骨骼肌和胰腺[11]。在胰岛 β 细胞中，雌激素可以阻止细胞凋亡，抑制脂质合成和脂肪堆积，防止脂毒性，并能够直接刺激胰岛素的生物合成[12]，但性激素减弱了胰岛素在外周的作用[13]。胰岛素抵抗（insulin resistance，IR）与腹型肥胖有关，而在女性中，它通常与卵巢功能障碍密不可分，导致女性生殖过程中一系列问题。具体而言，肥胖女性可能表现为月经初潮过早、低生育力、多囊卵巢综合征（polycystic ovary syndrome，PCOS）和症状性绝经，并增加患乳腺癌的风险。事实上，卵巢功能的衰退与肥胖有关，更年期会导致腹部脂肪增加，引起相关的代谢紊乱。总体而言，合并生殖功能异常的肥胖女性被认为具有进一步发展为代谢综合征（metabolic syndrome，MetS）、2型糖尿病（type 2 diabetes mellitus，T2DM）和潜在心血管疾病（cardiovascular disease，CVD）的高风险。应该对这些患者进行早期筛查和生活方式干预，预防代谢紊乱的发生[14]（图 7.1）。

7.2 低生育力和肥胖

脂肪组织本身是一种内分泌器官，在性激素的代谢中起作用。即使没有 PCOS，女性的向心性肥胖也可能影响生殖功能。肥胖女性生育能力低下的潜在机制包括胰岛素抵抗（伴高胰岛素血症），高胰岛素能够刺激卵巢雄激素的产生，增加雄激素的外周芳香化。总之，这些事件可能会改变促性腺激素分泌模式，影响卵泡发育[15]。在低生育力的夫妇中，可观察到自发妊娠的概率随着女性的体重指数（BMI）的升

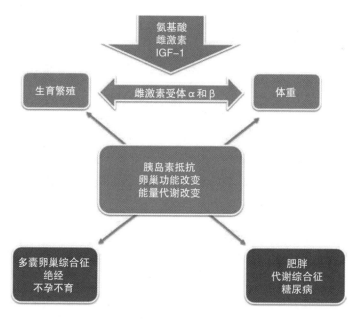

图 7.1 能量代谢和卵巢功能的相互调节，以保证代谢状态的调整，满足生殖需要。方框中的一项或两项的改变可能导致代谢和（或）生殖疾病

高线性下降[16]。这些数据表明，肥胖本身可能会损害女性的生殖能力。

7.3　月经初潮年龄和肥胖

我们都知道性成熟取决于全身脂肪含量，在超重和肥胖女孩中性成熟会更早出现。初潮更早的女性 BMI 较高；来自动物实验和人体研究的数据表明，瘦素可能是脂肪与月经初潮之间的连接信号[17]。月经初潮偏早与成人肥胖之间的关联可能与体重、新陈代谢及生殖三者之间的相互作用有关，这种相互作用在整个女性生殖期中持续存在；事实上，较早的初潮年龄增加了成人 T2DM 的风险，二者均受肥胖调节[18]。

7.4　多囊卵巢综合征和成人肥胖

PCOS 是绝经前妇女中最常见的卵巢疾病（6% ~ 10%），而肥胖是这种内分泌疾病的常见特征（占 20% ~ 69% 的患者）[19]。PCOS 是一种以多种内分泌紊乱为特征的异质性疾病，其根本原因可能是遗传和环境因素。疾病过程有可能在产前开始，并且在整个生育时期延续，具有多代影响[20]。PCOS 的病理生理缺陷尚不清楚，但胰岛素活性的改变、促性腺激素动力学改变、卵巢功能及类固醇激素生成缺陷均已被证明与该疾病相关。

根据 ESHRE（欧洲人类生殖和胚胎学学会）/ASRM（美国生殖医学学会）的共识以及内分泌学会指定工作组[21]的循证临床实践指南，女性呈现以下三个特征中的两个即可诊断为 PCOS。

1. 临床和（或）生理上雄激素过多表现

2. 慢性无排卵

3. 超声检查存在卵巢多囊样改变（polycystic ovaries，PCO）[22]

在体格检查中，主要是评估皮肤表现（多毛症、痤疮、脱发、黑棘皮病和皮赘），使用分级系统以尽量减少评估的主观性，并记录 BMI 和腰围，因为内脏性肥胖会加重 PCOS 表型的严重程度，并增加 PCOS 相关代谢风险的发生率。建议使用75g 口服葡萄糖负荷进行 2 小时口服葡萄糖耐量试验以筛查糖耐量减低（impaired glucose tolerance，IGT）和 T2DM，并建议在 5 年内重新筛查。对不同的表型如"排卵性 PCOS"和"非高雄性 PCOS"有很多争议，其严重程度可能较轻。患有 PCOS 的女性面临着生殖和代谢风险，生育对其仍然是一个挑战，这也是现在关注的焦点。然而，生育率降低似乎只存在于寡排卵或无排卵患者中，目前没有关于排卵功能正常 PCOS 患者生育能力的明确数据。IR 被认为是 PCOS 的关键病理生理因素，是 PCOS 患者出现生殖和代谢并发症的重要原因[23-24]。PCOS 患者常表现出合并心血管疾病风险，如血脂异常、高血清同型半胱氨酸和炎症标志物（血清 TNF 和 IL-6）升高[1]。研究者还发现 PCOS 患者早发动脉粥样硬化的临床特征，如脉搏波速度受损、颈动脉内膜中层厚度增加、颈动脉斑块形成以及冠状动脉钙化增加[25-26]。尽管 PCOS 普遍存在并影响健康，但目前其临床诊治仍存在问题，包括诊断延迟、管理不一致、对生活方式改变的支持不足以及对心理和代谢特征的关注有限。临床医师需要进一步提高识别意识，改善患者体验，促进早期诊断，加强自我管理、并发症筛查以及对生殖、代谢和心理的综合治疗[27]。

7.5 胰岛素抵抗、雄激素和腹型肥胖

血清胰岛素增加能够刺激卵巢雄激素的产生，减少肝性激素结合球蛋白（sex hormone-binding globulin，SHBG）的产生，进一步升高血清可利用的游离雄激素水平。高雄激素血症对女性除了对生殖（无排卵）和皮肤（痤疮、秃头症和多毛症）的影响以外，还可以增加腹型肥胖，从而进一步加剧 IR。前脂肪细胞具有雄激素受体，研究表明在体外培养脂肪细胞实验中，高雄激素诱导选择性 IR。反过来，由内脏脂肪组织分泌的脂肪因子也可以促进卵巢雄激素的产生。TNF 可以直接刺激大鼠卵泡膜细胞的增殖和类固醇生成，并参与大鼠卵巢的凋亡和停止排卵。此外，已有研究发现腹内脂肪组织中存在参与雄激素分泌和代谢的几种酶，这可能进一步加重 PCOS 女性雄激素增多[28]。

7.6 内分泌干扰物质、PCOS 和肥胖症

最近，人们一直关注环境中的内分泌干扰物质（endocrine-disrupting chemical，EDC），特别是双酚 A（BPA）是否可能导致 PCOS 等相关疾病。越来越多的研究记录了 EDC 对控制脂肪细胞分化、食物摄入和能量消耗的中枢神经系统的影响[29]。与此同时，EDC 对表观遗传的影响也越来越引起人们的兴趣，包括母亲的经历对子代的能量平衡特性产生永久性影响的过程[30]。在动物模型中，围产期暴露于 BPA 会显著破坏女性的卵巢和生殖功能。BPA 似乎也具有致肥胖性，能够破坏正常的代谢活动，从而容易导致超重。在人类研究中，横断面研究数据表明 PCOS 女性的 BPA 浓度高于健康女性，但二者联系尚未确定，需要进一步开展工作来了解 EDC 对 PCOS 产生影响的机制，以及在其暴露的关键时期，EDC 对 PCOS 产生的影响很

可能会跨代[31]。

7.7　PCOS 和青少年肥胖

在成人中推荐使用鹿特丹会议共识作为 PCOS 的诊断标准，而青少年、围绝经期和绝经后妇女中，PCOS 的诊断标准尚不明确[32]。特别值得关注的是，许多被认为对 PCOS 有诊断作用的特征可能会随着时间的推移而发生变化，尤其是在月经初潮后的最初几年内。尽管如此，尝试定义可能有 PCOS 风险的年轻女性仍是有意义的，因为 PCOS 相关疾病（如肥胖、IR 和血脂异常）可能在早期干预下获益。有研究者认为，即使使用最严格的标准，PCOS 的诊断也可能不适用于 18 岁以下的青少年。此外，没有明确证据证明青少年 PCOS 缺乏治疗将导致不良后果，因为与PCOS 相关的特征通常会随着时间的推移而消失[33]。

7.8　绝经和肥胖

年龄相关的卵巢功能衰退，与代谢稳态的破坏及炎症反应相关，随后引发代谢、心血管、骨骼和神经系统疾病。最近的数据显示，肥胖的更年期女性大多出现骨质疏松症[34-35]。随着更年期到来，尽管雌酮水平仍然处于生殖水平，雌二醇水平是显著下降的。在脂肪组织中，雌激素增加下半身区域的皮下脂肪沉积并降低脂肪分解活性，当雌激素信号减少时，皮下脂肪重新分布到内脏区域并增加肝脂肪沉积[36-37]。这些现象可以通过激素替代疗法（hormone replacement therapy，HRT）来逆转，可以帮助恢复代谢稳态，尤其适用于由卵巢功能异常导致的能量代谢失衡。此外，PCOS 在育龄妇女中很常见（8%～10%）。虽然 PCOS 所产生的医学和代谢问题在年轻女性中有详尽的描述，但它对女性生殖衰老和绝经过渡的影响却知之甚少[38]。因此，应进行随机对照试验以更好地评估口服避孕药或 HRT 对女性的长期影响。避孕药的使用会降低葡萄糖耐量；然而口服低剂量雌激素可以改善糖耐量。最近证据表明，染料木黄酮糖苷配基和植物雌激素替代治疗可能降低绝经后妇女心血管风险，减少骨丢失[39-41]。

7.9　PCOS 相关肥胖的非药物治疗

许多研究关注于改善 PCOS 肥胖女性 IR 的生活方式，但多数受限于样本量较少、缺乏对照组以及用于评估 IR 方法的多样性。体重的轻微减少（～5% 体重）在临床上即可产生不小的获益，但长期限制饮食通常是难以维持的，而且目前缺乏具体的 PCOS 饮食指南。运动对 PCOS 女性的有益效果已得到证实：为期 3 个月的结构性运动训练计划可显著改善心肺功能、IR 和 BMI，甚至在 6 个月后促进恢复排卵[42]。年轻患者（与成年女性不同）对生活方式的改变表现出很好的依从性，体重减轻可导致月经周期的自发恢复。不同种类的饮食（地中海饮食、高蛋白饮食）以及单独体育锻炼对非肥胖 PCOS 患者影响的相关数据非常有限。

7.10 PCOS 相关肥胖的药物治疗

对于生育能力和能量代谢途径之间的相互作用，以及一些分子如雌激素和 IGF-1 等在这些途径中的关键作用的研究，一些新数据可能会挑战当前的治疗策略。例如，改善代谢紊乱可能会成为更年期肥胖女性 HRT 的重要目标。然而，患有 PCOS 的女性经常出现许多相关危险因素，这些因素可能是使用避孕药的绝对或相对禁忌证。胰岛素增敏剂已被用于控制 PCOS 患者的体重增加，许多数据表明，二甲双胍确实可以提高胰岛素敏感性，并显示出对 MetS 参数的获益（降低血压和低密度脂蛋白胆固醇）[43]。其他胰岛素增敏剂如噻唑烷二酮类药物的作用也已在 PCOS 患者中进行评估[44]。奥利司他是一种有效的胃肠道、胰脂肪酶抑制剂，它可以减少膳食中脂肪的消化吸收，除了降低体重外，与低热量饮食相结合还可以降低肥胖 PCOS 患者的血清胰岛素和雄激素水平[45]。新指南[31]不建议使用肌醇、噻唑烷二酮或他汀类药物，因为这些药物虽然可以改善慢性炎症和脂质代谢，但会损害 PCOS 女性的胰岛素敏感性[46]，建议糖耐量减低的女性仅使用二甲双胍。众所周知，二甲双胍可改善卵巢对克罗米芬的反应，提高单次排卵周期的可能性并降低卵巢过度刺激综合征的风险[47]。对于暂时无怀孕需求的年轻 PCOS 患者，该共识仍建议使用二甲双胍[48]。

7.11 减重手术治疗 PCOS 相关肥胖症

在仔细评估风险 / 获益后，应仅对病态肥胖者提出减重手术的建议。根据目前美国国立卫生研究院的临床建议，当其他控制体重方法失败后，肥胖相关疾病高风险的患者在 BMI > 40 或 > 35 时，应考虑手术治疗[49-50]。非对照研究结果表明，减重手术在患有 PCOS 的病态肥胖妇女中，会使体重持续减轻以及 PCOS 特征的完全消退，包括多毛症、雄激素过多、月经不调以及无排卵，并可改善月经周期、自然受孕[51]。

7.12　乳腺癌和肥胖

乳腺癌的发生与生殖状态、遗传、生活方式、种族和人体测量值特征有关[52-53]。超重和肥胖与乳腺癌的总体风险升高显著相关。绝经后肥胖和乳腺癌的发病率可能存在一致性，但它们对绝经前乳腺癌风险的影响仍然存在争议。据报道，BMI与绝经前乳腺癌风险呈负相关，肥胖女性该风险降低50%，BMI每增加5 kg/m^2，乳腺癌风险降低8%。最近的一项meta分析显示，肥胖（BMI）可预测绝经前和绝经后乳腺癌的发生，腰臀比（腰围与臀围比率，WHR）和身高的增加与乳腺癌风险的小幅增加有关。总体而言，该分析表明，WHR作为腹内（中心性）脂肪的标志物，对乳腺癌的风险评估有一定作用[54]。

参考文献

1. Della Torre S, Benedusi V, Fontana R et al (2014) Energy metabolism and fertility—a balance preserved for female health. Nat Rev Endocrinol 10:13–23
2. Shapira N (2013) Women's higher health risks in the obesogenic environment: a gender nutrition approach to metabolic dimorphism with predictive, preventive, and personalized medicine. EPMA J 4:1
3. Davis LK, Hiramatsu N, Hiramatsu K et al (2007) Induction of three vitellogenins by 17β-estradiol with concurrent inhibition of the growth hormone-insulin-like growth factor 1 axis in a euryhaline teleost, the tilapia (Oreochromis mossambicus). Biol Reprod 77:614–625
4. Olofsson LE, Pierce AA, Xu AW (2009) Functional requirement of AgRP and NPY neurons in ovarian cycle-dependent regulation of food intake. Proc Natl Acad Sci U S A 106:15932–15937
5. Oakley AE, Clifton DK, Steiner RA (2009) Kisspeptin signaling in the brain. Endocr Rev 30:713–743
6. Clegg DJ, Brown LM, Woods SC et al (2006) Gonadal hormones determine sensitivity to central leptin and insulin. Diabetes 55:978–987
7. Chervenak J (2009) Bioidentical hormones for maturing women. Maturitas 64:86–89
8. Villa A, Della Torre S, Stell A et al (2012) Tetradian oscillation of estrogen receptor α is necessary to prevent liver lipid deposition. Proc Natl Acad Sci U S A 109:11806–11811
9. Della Torre S, Rando G, Meda C et al (2011) Amino acid-dependent activation of liver estrogen receptor α integrates metabolic and reproductive functions via IGF-1. Cell Metab 13:205–214
10. D'Eon TM, Souza SC, Aronovitz M et al (2005) Estrogen regulation of adiposity and fuel partitioning. Evidence of genomic and non-genomic regulation of lipogenic and oxidative pathways. J Biol Chem 280:35983–35991
11. Couse JF, Korach KS (1999) Estrogen receptor null mice: what have we learned and where will they lead us? Endocr Rev 20:358–417
12. Tiano JP, Delghingaro-Augusto V, Le May C et al (2011) Estrogen receptor activation reduces lipid synthesis in pancreatic islets and prevents β cell failure in rodent models of type 2 diabetes. J Clin Invest 121:3331–3342
13. Jovanovic L (2004) Advances in diabetes for the millennium: diabetes in women. MedGenMed 6:3

14. Racho'n D, Teede H (2010) Ovarian function and obesity—interrelationship, impact on women's reproductive lifespan and treatment options. Mol Cell Endocrinol 316:172–179
15. Diamanti-Kandarakis E, Bergiele A (2001) The influence of obesity on hyperandrogenism and infertility in the female. Obes Rev 2:231–238
16. Van der Steeg JW, Steures P, Eijkemans MJ et al (2008) Obesity affects spontaneous pregnancy chances in subfertile, ovulatory women. Hum Reprod 23:324–328
17. Shalitin S, Phillip M (2003) Role of obesity and leptin in the pubertal process and pubertal growth – a review. Int J Obes Relat Metab Disord 27:869–874
18. Lakshman R, Forouhi N, Luben R et al (2008) Association between age at menarche and risk of diabetes in adults: results from the EPIC-Norfolk cohort study. Diabetologia 51: 781–786
19. Carmina E, Bucchieri S, Esposito A et al (2007) Abdominal fat quantity and distribution in women with polycystic ovary syndrome and extent of its relation to insulin resistance. J Clin Endocrinol Metab 92:2500–2505
20. Hoeger KM (2014) Developmental origins and future fate in PCOS. Semin Reprod Med 32(03):157–158
21. Orio F, Palomba S (2014) New guidelines for the diagnosis and treatment of PCOS. Nat Rev Endocrinol 10:130–132
22. Moran LJ, Teede HJ (2009) Metabolic features of the reproductive phenotypes of polycystic ovary syndrome. Hum Reprod Update 15:477–488
23. Boudreaux MY, Talbott EO, Kip KE et al (2006) Risk of T2DM and impaired fasting glucose among PCOS subjects: results of an 8-year follow-up. Curr Diabetes Rep 6:77–83
24. Toscano V, Bianchi P, Balducci R et al (1992) Lack of linear relationship between hyperinsulinaemia and hyperandrogenism. Clin Endocrinol Oxford 36:197–207
25. Moran LJ, Hutchison SK, Meyer C et al (2009) A comprehensive assessment of endothelial function in overweight women with and without polycystic ovary syndrome. Clin Sci (Lond) 116(10):761–770
26. Orio F, Palomba S, Colao A (2006) Cardiovascular risk in women with polycystic ovary syndrome. Fertil Steril 86(Suppl 1):S20–S21
27. Misso M, Boyle J, Norman R, Teede H (2014) Development of evidenced-based guidelines for PCOS and implications for community health. Semin Reprod Med 32(3):230–240
28. Gambineri A, Patton L, Vaccina et al (2006) Treatment with flutamide, metformin, and their combination added to a hypocaloric diet in overweight-obese women with polycystic ovary syndrome: a randomized, 12-month, placebo-controlled study. J Clin Endocrinol Metab 91:3970–3980
29. Lubrano C, Genovesi G, Specchia P et al (2013) Obesity and metabolic comorbidities: environmental diseases? Oxid Med Cell Longev 2013:640673. doi:10.1155/2013/640673
30. Schneider JE, Brozek JM, Keen-Rhinehart E (2014) Our stolen figures: the interface of sexual differentiation, endocrine disruptors, maternal programming, and energy balance. Horm Behav, http://dx.doi.org/10.1016/j.yhbeh.2014.03.011
31. Barrett ES, Sobolewski M (2014) Polycystic ovary syndrome: do endocrine-disrupting chemicals play a role? Semin Reprod Med 32(03):166–176
32. Legro RS, Arslanian SA, Ehrmann DA et al (2013) Diagnosis and treatment of polycystic ovary syndrome: an Endocrine Society clinical practice guideline. J Clin Endocrinol Metab 98(12):4565–4592, http://dx.doi.org/10.1210/jc.2013-2350
33. Agapova SE, Cameo T, Sopher AB et al (2014) Diagnosis and challenges of polycystic ovary syndrome in adolescence. Semin Reprod Med 32(3):194–201
34. Greco EA, Fornari R, Rossi F et al (2010) Is obesity protective for osteoporosis? Evaluation of bone mineral density in individuals with high body mass index. Int J Clin Pract 64:817–820. doi:10.1111/j.1742-1241.2009.02301.x

35. Greco EA, Francomano D, Fornari R et al (2013) Negative association between trunk fat, insulin resistance and skeleton in obese women. World J Diabetes 4:31–39

36. Lovejoy JC, Champagne CM, de Jonge L et al (2008) Increased visceral fat and decreased energy expenditure during the menopausal transition. Int J Obes (Lond) 32:949–958

37. Wing RR, Matthews KA, Kuller LH et al (1991) Weight gain at the time of menopause. Arch Intern Med 151:97–102

38. Kudesia B, Neal-Perry G (2014) Menopausal implications of polycystic ovarian syndrome. Semin Reprod Med 32(03):222–229

39. Marini H, Bitto A, Altavilla D et al (2010) Efficacy of genistein aglycone on some cardiovascular risk factors and homocysteine levels: a follow-up study. Nutr Metab Cardiovasc Dis 20:332–340. doi:10.1016/j.numecd.2009.04.012

40. Marini H, Bitto A, Altavilla D, Burnett BP et al (2008) Breast safety and efficacy of genistein aglycone for postmenopausal bone loss: a follow-up study. J Clin Endocrinol Metab 93:4787–4796. doi:10.1210/jc.2008-1087

41. Atteritano M, Marini H, Minutoli L et al (2007) Effects of the phytoestrogen genistein on some predictors of cardiovascular risk in osteopenic, postmenopausal women: a two-year randomized, double-blind, placebo-controlled study. J Clin Endocrinol Metab 92:3068–3075

42. Palomba S, Giallauria F, Falbo A et al (2008) Structured exercise training programme versus hypocaloric hyperproteic diet in obese polycystic ovary syndrome patients with anovulatory infertility: a 24-week pilot study. Hum Reprod 23:642–650

43. Meyer C, McGrath BP, Teede HJ (2007) Effects of medical therapy on insulin resistance and the cardiovascular system in polycystic ovary syndrome. Diabetes Care 30:471–478

44. Pi-Sunyer FX (2008) The effects of pharmacologic agents for type 2 diabetes mellitus on body weight. Postgrad Med 120:5–17

45. Panidis D, Farmakiotis D, Rousso D et al (2008) Obesity, weight loss, and the polycystic ovary syndrome: effect of treatment with diet and orlistat for 24 weeks on insulin resistance and androgen levels. Fertil Steril 89:899–906

46. Puurunen J, Piltonen T, Puukka K et al (2013) Statin therapy worsens insulin sensitivity in women with polycystic ovary syndrome (PCOS): a prospective, randomized, double-blind, placebo-controlled study. J Clin Endocrinol Metab 98(12):4798–4807, http://dx.doi.org/10.1210/jc.2013-2674

47. Palomba S, Falbo A, Zullo F et al (2009) Evidence-based and potential benefits of metformin in the polycystic ovary syndrome: a comprehensive review. Endocr Rev 30:1–50

48. Misso ML, Costello MF, Garrubba M et al (2013) Metformin versus clomiphene citrate for infertility in non-obese women with polycystic ovary syndrome: a systematic review and meta-analysis. Hum Reprod Update 19:2–11

49. Lubrano C, Cornoldi A, Pili M et al (2004) Reduction of risk factors for cardiovascular diseases in morbid-obese patients following biliary-intestinal bypass: 3 years' follow-up. Int J Obes Relat Metab Disord 28:1600–1606

50. Lubrano C, Mariani S, Badiali M et al (2010) Metabolic or bariatric surgery? Long-term effects of malabsorptive vs restrictive bariatric techniques on body composition and cardio-metabolic risk factors. Int J Obes (Lond) 34:1404–1414. doi:10.1038/ijo.2010.54

51. Eid GM, Cottam DR, Velcu LM et al (2005) Effective treatment of polycystic ovarian syndrome with Roux-en-Y gastric bypass. Surg Obes Relat Dis 1:77–80

52. Petrangeli E, Lubrano C, Ortolani F et al (1994) Estrogen receptors: new perspectives in breast cancer management. J Steroid Biochem Mol Biol 49:327–331

53. Petrangeli E, Lubrano C, Ravenna L et al (1995) Gene methylation of oestrogen and epidermal growth factor receptors in neoplastic and perineoplastic breast tissues. Br J Cancer 72:973–975

54. Amadou A, Ferrari P, Muwonge R et al (2013) Overweight, obesity and risk of premenopausal breast cancer according to ethnicity: a systematic review. Obes Rev 14:665–678

肥胖和骨质疏松症

8

Emanuela A. Greco · Lorenzo M. Donini ·
Andrea Lenzi · Silvia Migliaccio

8.1 引言

肥胖和骨质疏松症是常见的健康问题，可能导致较高的致残率和死亡率[1-2]。肥胖一直是人们所熟知的代谢和心血管疾病的危险因素，但却是骨丢失和骨质疏松症的保护因素。年龄相关的身体成分、代谢因素和激素水平的变化以及活动量的减少，均可能导致肌肉量减少、脂肪量增加和骨质流失[3]。

肥胖的原因是在长时间内能量摄入超过能量消耗。环境、营养和激素水平改变可能影响体重。例如，绝经后妇女经常表现出体重增加，并且经常出现高血压、血脂异常、糖尿病和心血管疾病，但体重增加一直被认为可以预防骨质疏松症[4]。

骨质疏松症是一种骨代谢疾病，其特征是由于骨质和骨量的减少导致骨强度降低，进而升高自发性和创伤性骨折的风险[5]。成人骨质流失率受遗传因素和环境因素相互作用的影响，这也影响了生长过程中骨骼获取的程度，称为峰值骨量[6]。绝经后不久，由于破骨细胞激活导致骨吸收增加，女性开始出现骨质流失[7-8]。此外，成骨细胞功能也随着年龄的增长而下降[8]。骨质疏松症一直被认为是一种仅与老年人骨折和残疾有关的疾病，但最近的研究表明骨密度（bone mineral density，BMD）似乎是比血压和血脂更准确的死亡预测因子[9]。过去几十年发表的数据进一步表明，低 BMD 是包括心血管疾病在内的全因死亡率的强有力且独立的预测因子[10]。

体脂和瘦体重与 BMD 相关，肥胖显然起到了防止骨质流失的作用[11]。脂肪组织在骨骼稳态中的病理生理作用可能是几种脂肪因子通过对骨形成和吸收的影响而在骨重塑中起作用。自从证明骨细胞表达了几种特异性激素受体以来，骨骼一直被认为是一种内分泌靶器官[12]。此外，最近的观察结果表明骨源性因子（如骨钙素和骨桥蛋白）可能影响体重控制和葡萄糖稳态，这表明骨组织可能作为内分泌器官本身而发挥作用，骨骼与其他内分泌器官之间存在潜在的反馈机制[13]。

因此，脂肪和骨组织之间的相互作用可能构成反馈系统，其中由骨细胞分泌的脂肪因子和分子成为活性骨 - 脂肪轴的连接点。然而其机制仍不明确。

8.2 脂肪和骨骼相关性：基于证据的观察

在过去的几十年中，肥胖和骨质疏松症之间的关联已被大量研究。许多数据显示，全身脂肪量与 BMD 呈正相关，BMD 是骨折风险的重要且可测量的决定因素；体重或体重指数（BMI）升高与 BMD 正相关；体重下降导致白人女性骨质流失，而白人男性未出现上述结果[14]。

虽然这些数据表明肥胖会对骨组织产生保护作用，但最近的一些研究描述了相反的情况[15]。特别是，有证据表明肥胖和骨质疏松症之间的反比关系取决于肥胖的定义方式。事实上，在以体重指数或体重来定义肥胖的研究中，肥胖可能作为防止骨质流失和骨折的保护因素；然而，如果用体脂及脂肪分布来定义肥胖，它就成为骨质疏松症和骨折的危险因素[16]。

笔者研究组最近发现，肥胖人群有明显的骨骼改变。特别是根据 BMI 将人群细分为 3 个不同的组时，组间 BMD 略有不同：超重受试者（BMI 25 ~ 30）未显示骨骼的任何异常，而肥胖和严重肥胖受试者（BMI > 30）BMD 水平发生显著变化[17]。我们已经证明在肥胖男性和女性中，躯干脂肪与 BMD 之间存在显著的负相关[18-19]。此外，Blum 等发表的数据表明，在绝经前女性中较大的脂肪量与骨量呈负相关[20]。因此所有这些数据表明，脂肪分布的作用与脂肪量本身一样重要，最近 Kim 等对健康绝经后妇女的研究证实了这一点，该研究表明体重与 BMD 呈正相关，体重越高，椎体骨折风险较低，而体脂百分比和腰围与 BMD 呈负相关，可使椎体骨折风险升高[21]。

最后，来自环境因素和医学干预的几个证据支持脂肪和骨量之间的反比关系：体育锻炼增加了骨量，同时减少了脂肪量[22]；补充钙和维生素 D 似乎有利于预防骨质疏松症和肥胖[23]；绝经后妇女的雌激素替代疗法可升高肌肉含量和骨量，并逆转更年期相关的体重增加[24]；促性腺激素释放激素激动剂和糖皮质激素能够促进骨质疏松症和肥胖[25]；一些降糖药干扰 PPARγ，并因此影响脂肪细胞分化，可能显著影响骨骼稳态，增加骨折风险[26]。

8.3 脂肪和骨骼的相关性：基础观察研究与二者相互作用的潜在机制

研究者已经提出了几种可能的机制来解释内脏白色脂肪组织（white adipose tissue，VAT）和骨之间的复杂关系。长期以来，VAT 一直被视为被动能量储备，但自从发现瘦素和其他脂肪组织衍生激素及血清炎症介质后，脂肪被认为是一种调节能量稳态的活跃内分泌器官 [27-29]。所有这些分子都会影响人体能量稳态，也可能参与骨代谢，参与脂肪和骨组织之间的复杂关系。

瘦素是最重要的脂肪细胞衍生激素，其对骨重建的影响是复杂的：研究已报道了瘦素对 BMD 的正面及负面影响 [27]。与瘦素相比，脂联素（脂连蛋白）在肥胖和糖尿病人群中下降，并在体重减轻后增加。人成骨细胞表达脂联素及其受体，体内和体外研究表明脂联素可促进骨量增加 [28]。

抵抗素可能在骨重建中发挥作用，因为它在骨髓间充质干细胞（mesenchymal stem cell，MSC）、成骨细胞和破骨细胞中均有表达，但它对骨的影响仍不清楚 [29]。

VAT 还分泌各种炎性细胞因子，如白细胞介素 -6（IL-6）和肿瘤坏死因子 -α（TNF-α），是公认的破骨细胞生成和骨吸收的刺激因子 [30-31]。

此外，脂肪细胞和成骨细胞来源于共同的祖细胞，即多能性 MSC，后者在几种细胞衍生的转录因子的影响下具有等量分化为脂肪细胞或成骨细胞（或其他细胞系）的潜能 [32]。

该分化过程是复杂的，表明在不同细胞谱系内存在显著的可塑性和多方面的调节机制。一种潜在的调节通路是 Wnt 信号通路，可抑制脂肪生成并促进成骨 [33-34]。新的实验工具如基因芯片，正用于记录经典类固醇激素与骨髓中骨组织和脂肪组织形成的关系。一项研究探讨了甲状腺 α 和 β 受体缺陷小鼠的骨骼表型（SAM-P/6）。这些小鼠表现出脂肪细胞特异性基因 mRNA 水平增加，骨髓脂肪细胞数量增加，骨小梁和总骨矿物质密度降低 [35]。Duque 等发现维生素 D 治疗可抑制 SAM-P/6 小鼠的骨髓脂肪形成并促进成骨，证明维生素 D 治疗后成骨细胞基因表达增加，脂肪形成基因减少，从而不但刺激骨形成，而且刺激骨吸收 [36]。

总之，最近的这些研究结果表明骨髓微环境中脂肪形成和成骨分化之间的反向关系，可能是通过类固醇激素途径介导，而 PPAR、其他细胞因子和旁分泌因子之间的相互作用也参与其中 [37]。

最后，其他因素如总热量摄入、营养素类型、酒精消耗、氧饱和度和细胞氧化还原途径均可影响骨髓脂肪形成，影响成骨细胞生成，表明骨髓 MSC 可能参与多种分化途径，并可能随微环境的变化出现去分化和转分化的现象 [8]。

总结

肥胖和骨质疏松症是全球主要的健康问题，其患病率越来越高，对死亡率和致残率的影响也越来越大。尽管既往研究表明高体重和高 BMI 是预防骨质疏松症的保护因素，但越来越多的证据与这一结论相互矛盾，表明肥胖实际上可能会干扰骨骼健康。因此，骨骼代谢特异而详细的评估，以及对骨调节的进一步研究可能对肥胖人群存在积极作用。

参考文献

1. Kado DM, Huang MH, Karlamangla AS et al (2004) Hyperkyphotic posture predicts mortality in older community-dwelling men and women: a prospective study. J Am Geriatr Soc 52:1662–1667
2. Rossner S (2002) Obesity: the disease of the twenty-first century. Int J Obes Relat Metab Disord 26(Suppl 4):S2–S4
3. Hu FB (2003) Overweight and obesity in women: health risks and consequences. J Women Health (Larchmt) 12(2):163–172
4. Reid IR (2002) Relationships among body mass, its components, and bone. Bone 31:547–555
5. NIH Consensus development panel on osteoporosis (2001) JAMA 285:785–795
6. Brown S, Rosen CJ (2003) Osteoporosis. Med Clin North Am 87:1039–1063
7. Cagnacci A, Zanin R et al (2007) Menopause, estrogens, progestins, or their combination on body weight and anthropometric measures. Fertil Steril 88(6):1603–1608
8. Migliaccio S, Greco EA et al (2011) Is obesity in women protective against osteoporosis? Diabetes Metab Syndr Obes 4:273–282
9. Johansson C, Black D et al (1998) Bone mineral density is a predictor of survival. Calcif Tissue Int 63:190–196
10. Von der Recke P, Hansen MA, Hassager C (1999) The association between low bone mass at the menopause and cardiovascular mortality. Am J Med 106:273–278
11. Reid IR, Plank LD et al (1992) Fat mass is an important determinant of whole body bone density in premenopausal women but not in men. J Clin Endoc Metab 75:779–782
12. Eriksen EF, Colvard DS et al (1988) Evidence of estrogen receptors in normal human osteoblast-like cells. Science 241(4861):84–86
13. Fukumoto S, Martrin TJ (2009) Bone as an endocrine organ. Trends Endocrinol Metab 20(5):230–236
14. Cummings SR, Black DM et al (1993) Bone density at various sites for prediction of hip fractures. The Study of Osteoporotic Fractures Research Group. Lancet 341:72–75
15. Compston JE, Watts NB, Investigators G et al (2011) Obesity is not protective against fracture in postmenopausal women: glow. Am J Med 124(11):1043–1050
16. Zhao LJ, Jiang H et al (2008) Correlation of obesity and osteoporosis: effect of fat mass on the determination of osteoporosis. J Bone Miner Res 23:17–29
17. Greco EA, Fornari R et al (2010) Is obesity protective for osteoporosis? Evaluation of bone mineral density in individuals with high body mass index. Int J Clin Pract 64(6):817–820
18. Greco EA, Francomano et al (2013) Negative association between trunk fat, insulin resistance and skeleton in obese women. World J Diabetes 4(2):31–39

19. Migliaccio S, Francomano D et al (2013) Trunk fat negatively influences skeletal and testicular functions in obese men: clinical implications for the aging male. Int J Endocrinol. doi:10.1155/2013/182753

20. Blum M, Harris SS et al (2003) Leptin, body composition and bone mineral density in premenopausal women. Calcif Tissue Int 73:27–32

21. Kim KC, Shin DH et al (2010) Relation between obesity and bone mineral density and vertebral fractures in Korean postmenopausal women. Yonsei Med J 51(6):857–863

22. Reid IR, Legge M et al (1995) Regular exercise dissociates fat mass and bone density in premenopausal women. J Clin Endocrinol Metab 80:1764–1768

23. Reid IR (1996) Therapy of osteoporosis: calcium, vitamin D, and exercise. Am J Med Sci 312:278–286

24. Manson JE, Martin KA (2001) Postmenopausal hormone replacement therapy. N Engl J Med 345:34–40

25. Steinbuch M, Youket TE et al (2004) Oral glucocorticoid use is associated with an increased risk of fracture. Osteoporos Int 15:323–328

26. Mieczkowska A, Baslé MF et al (2012) Thiazolidinediones induce osteocyte apoptosis by a G protein-coupled receptor 40-dependent mechanism. J Biol Chem 287(28):23517–23526

27. Steppan CM, Crawford DT et al (2000) Leptin is a potent stimulator of bone growth in ob/ob mice. Regul Pept 92:73–78

28. Kadowaki T, Yamauchi T (2005) Adiponectin and adiponectin receptors. Endocr Rev 26:439–451

29. Vendrell J, Broch M et al (2004) Resistin, adiponectin, ghrelin, leptin, and proinflammatory cytokines: relationships in obesity. Obes Res 12:962–971

30. Tilg H, Moschen AR (2008) Inflammatory mechanisms in the regulation of insulin resistance. Mol Med 14(3–4):222–231

31. Magni P, Dozio E et al (2010) Molecular aspects of adipokine-bone interactions. Curr Mol Med 10(6):522–532

32. Sekiya I, Larson BL et al (2004) Adipogenic differentiation of human adult stem cells from bone marrow stroma (MSCs). J Bone Miner Res 19:256–264

33. Bennett CN, Ross SE et al (2002) Regulation of Wnt signaling during adipogenesis. J Biol Chem 277:30998–31004

34. Zhou S, Eid K et al (2004) Cooperation between TGFbeta and Wnt pathways during chondrocyte and adipocyte differentiation of human marrow stromal cells. J Bone Miner Res 19:463–470

35. Uchiyama Y (1994) Adipose conversion is accelerated in bone marrow cells of congenitally osteoporotic SAMP6 mice [abstract]. J Bone Miner Res 9(Suppl 1):S321

36. Duque G, Macoritto M et al (2004) Vitamin D treatment of senescence accelerated mice (SAM-P/6) induces several regulators of stromal cell plasticity. Biogerontology 5:421–429

37. Moerman EJ, Teng K et al (2004) Aging activates adipogenic and suppresses osteogenic programs in mesenchymal marrow stroma/stem cells: the role of PPAR-gamma2 transcription factor and TGF-beta/BMP signaling pathways. Aging Cell 3:379–389

9 肌少症性肥胖

Lorenzo M. Donini · Stefan A. Czerwinski · Audry C. Choh ·
Eleonora Poggiogalle · Silvia Migliaccio · Andrea Lenzi

9.1 引言

　　肌少症性肥胖的特征是与年龄相关的肌肉量减少和功能丧失（即肌少症），伴随着局部或全身肥胖。肌少症性肥胖是一个重要的公共健康问题，它有两个重要的发病基础：西方国家和发展中国家肥胖症患病率的上升，以及人类寿命的延长[1-4]。由于衰老和肥胖而发生的身体成分变化，是肌少症性肥胖发生的共同点[3]。身体成分随年龄逐渐变化，这些变化始于生命的第 3 个十年，并在以后的生活中加速。许多研究现已证明老年人瘦体重逐渐下降，同时伴随着脂肪量的增加。这些变化通常发生在体重和体重指数（body mass index，BMI）保持相对稳定的情况下[5-10]。

　　虽然肌少症性肥胖通常被认为是衰老的一种表现，但现在有大量证据显示这种表现可以在较早的年龄出现。一个重要的发现是肌少症可能存在于相对年轻的肥胖人群中[11]。与肥胖导致慢性炎症、影响肌肉功能和新陈代谢的假设一致，肥胖的年轻人可能与老年人有相似的变化，并符合肌少症性肥胖的诊断标准[5-11]。久坐的生活方式和不健康饮食习惯等因素可能会导致这些年轻人发生肌少症性肥胖[8-10]。肥胖引起的慢性炎症被认为是一个关键因素，可能促进超重/肥胖患者肌肉量的额外消耗[3,7]。

　　肌少症和肥胖都与功能障碍有关[12-13]。肌少症与肌肉力量的减少和身体功能的损害独立相关[12,14]。同样，大量研究表明，肥胖会对身体功能产生不利影响，并与身体残疾的发生有关[5,15]。当伴有肌少症时，肥胖会使身体功能状态恶化，并加剧机体功能障碍[5,16]。目前阶段，虽然已明确肌少症性肥胖是严重的公共卫生问题，但有效管理策略相对稀缺。此外，其诊断及治疗尚缺乏普遍共识[17-18]。

9.2 肌少症性肥胖的定义

肌少症性肥胖的诊断标准尚未明确，目前有很多不同的定义。因此，肌少症性肥胖的患病率为 2.75% ~ 20%，这取决于使用何种诊断标准和身体成分评估方法 [9,16]。

最近的系统评价总结了关于肌少症性肥胖的现有文献 [19]，26 项研究纳入了超过 23000 名受试者，除一项研究外，其余研究均认为肌少症性肥胖应基于肥胖和肌少症的共同发生。为了定义肥胖，研究者应用各种肥胖相关参数，包括 BMI、脂肪率和内脏脂肪面积，作为单个参数或与其他肥胖相关参数相互参考。在肌少症的定义中，研究者使用了几个不同的参数，包括标准化身高或体重的肢带骨骼肌质量、股四头肌水平的横截面肌肉面积、肌肉力量和（或）肌肉 / 无脂肪量指数 [13]。

在我们看来，在肥胖人群中，以"绝对"的肌肉质量减少来定义肌少症是不合理的，并且不能准确地描述机体功能变化。起初，至少在年轻的肥胖人群中，脂肪量的增加伴随着肌肉质量的增加 [20-23]。这些体成分质量的增加使身体能在相对长的时间内保持合理的代谢稳态，维持令人满意的功能。实际瘦体重与理想瘦体重之间的比例是衡量肌少症更有用的指标。关于成人和健康人体成分的现有文献分析，瘦体重占体重的百分比，男性为 85%，女性为 75%。许多研究还表明，在肥胖人群中体重增加不仅仅是由脂肪量增加造成的，还包括一定量的肌肉质量，大约相当于超重部分的 25%[22-26]。事实上，肌肉质量的相对而非绝对减少足以引发机体功能障碍。

如何选择评估体成分的方法和工具，以及功能指标，成为评估肌少症性肥胖受试者的另一个重要问题。在研究环境中，计算机断层扫描（CT）和磁共振成像（magnetic resonance imaging，MRI）已被用于估计肌肉质量或脂肪量。这些技术以及小剂量双能 X 射线吸收测定法（dual-energy X-ray absorptiometry，DXA）能够将脂肪与体内其他软组织精确分离。然而，高成本、有限的设备以及对辐射暴露的担忧限制了这些全身成像方法在常规临床实践中的使用。生物阻抗分析（bioimpedance analysis，BIA）可以成为这些方法在临床实践中的有效替代方案，因价格便宜、易于使用且具有可重复性。研究标准条件下，BIA 结果与金标准技术的结果有很好的相关性 [27]。

阈值的选择对于正确识别肌少症性肥胖人群也是至关重要的。参考值范围的制定取决于所选择的测量技术和参考研究的可靠性。与骨密度相似，该参考范围需要参考正常人群（健康年轻人），临界点是低于平均值两个标准差。不同文献中，不同作者采用了不同阈值和测定方法，使研究变得困难。所以需要比较研究工作与临床实践中不同的干预手段，对最终研究产生了很大的限制。验证这些不同干预方法的结果非常重要。这里需要进一步的流行病学数据，以便帮助不同国家和不同种族的人群获得更准确的参考值。

　　为肌少症创建合理定义的最后一个主要障碍是肌少症性肥胖的定义是否应该仅基于体成分的标准（即减少的肌肉质量或瘦体重，以及增加的脂肪量），是否也应该包括功能标准。通常肥胖（肌少症性肥胖的一个方面）仅使用脂肪率或 BMI 来定义。然而，去脂质量的减少以及肌肉力量和功能障碍也应被用于定义肌少症。诊断肌少症需要功能评估。在 Cruz-Jentoft 等的共识中，欧洲老年人肌少症工作组（EWGSOP）[28] 建议将低肌肉质量和低肌肉功能（力量或表现）纳入诊断标准。使用这种方法，EWGSOP 进一步将肌少症分类为"肌少症前期""肌少症"和"严重的肌少症"。在诊断肌少症性肥胖时，即使目前没有相关研究，也应该遵循相同的逻辑途径，以这种方式诊断肌少症性肥胖。到目前为止，定义肌少症性肥胖时仅有一个简单的身体成分评估。将肌肉力量和功能的评估加入诊断标准中，可能对临床实践更有用。许多测试可用于物理性能评估，特别是在老年人群中，包括简易体能状况量表（Short Physical Performance Battery，SPPB）、步态速度、6 分钟步行测试和爬楼梯功率测试 [29]。通过纳入功能相关信息，该定义对患者的临床状态和疾病的严重程度更加敏感。功能信息对诊断很重要，因为脂肪量的增加以及瘦体重的下降（可能的脂肪浸润）可能导致机体功能的逐渐恶化，包括有氧活动能力、肌肉力量、步行速度和维持平衡的能力的下降。此外，应用该定义还能更好监测营养支持和康复治疗的情况，并确定治疗目标。

9.3　肌少症性肥胖的生物学机制

　　在肌少症性肥胖的患者中，与脂肪量增加平行的瘦体重增加、允许肥胖个体维持一定脂肪量，是一种保护机制。至少在疾病早期阶段，这种现象避免了脂肪堆积导致代谢和功能损害以及瘦体重的减少（由于衰老过程、炎症、不良饮食导致快速体重减轻或不活动），但这可能会导致肥胖受试者早期发生功能障碍 [8-9]。在肥胖成人中，瘦体重、过多的体脂肪和脂肪分布间的不平衡发生的时间早于正常体重的个体 [8-9]。这种不平衡导致瘦体重和过量脂肪量比例失衡，进而导致体重超过瘦体重可以支持的范围。肌少症在肥胖老年人以及年轻肥胖成人中的发病机制和功能作用仍有待充分阐明 [11]。

　　已知体重反弹对身体成分和肌少症性肥胖会产生有害影响，特别是在老年人群中。体重减轻阶段可能出现瘦体重的更大损失。通常当体重恢复时，瘦体重不会被保留 [6]。Hunter 等 [30] 发现，在节食和减重后，绝经前妇女恢复了四肢瘦体重质量，而躯干瘦体重未恢复。研究者假设，静息能量消耗减少是节食后潜在脂肪组织增加的基础，是高代谢组织大量减少的结果。另一方面，在最近的一篇文献[13]中，体重反弹的年轻超重/肥胖男性和女性在体脂分布和瘦体重的组成方面没有看到负面影响。这些文献表明，目前仍需要进一步的研究来评估体重反弹及其对身体成分的影响，特别是在年轻的肥胖受试者中。

膳食蛋白质摄入不足也可能导致肌少症性肥胖。目前关于蛋白质摄入的建议[31]是基于健康个体的研究来确定的。当考虑肌少症性肥胖等复杂情况时，这些摄入量可能是不够的。研究表明，老年人的蛋白质需求可能不足以维持或预防肌肉损失[32]。未来的研究需要确定合理的膳食蛋白质摄入量以满足肌少症性肥胖人群的营养需求问题。保持或减少总能量摄入的同时应仔细考虑增加蛋白质摄入量。

9.4 肌少症性肥胖、体能状况、功能障碍和生活质量

应用最近开发的专门用于评估肥胖受试者的功能障碍水平的工具（TSD-OC）[33]，研究者调查了肌少症性肥胖与功能障碍之间的关系。TSD-OC测试由36个项目组成，分为7个部分（疼痛、僵硬、日常生活及室内活动、家务、户外活动、职业活动和社交生活）。在验证研究中，TSD-OC发现肌少症性肥胖与身体功能评估（6分钟步行试验，6MWT）、握力与生活质量参数（SF-36问卷）显著相关。我们的结果（尚未公布）证实肥胖人群中肌少症患者会出现较差的TSD-OC测试评分。这一发现与Baumgartner最近一项研究中提供的数据一致，该研究指出低体力强度和肌少症性肥胖共存[5]。

虽然证据支持肥胖和肌少症会导致相同的病生理结果，但仍然存在一个争论，即肌少症性肥胖中的两个组成部分（脂肪量增加或瘦体重减少）哪个与功能障碍更相关。一些研究得出的结论是：身体多余的脂肪比肌少症更加重身体功能障碍[30,34]。但是，Davison等[14]未证实肌少症与功能障碍限制之间存在任何关联；相反，行动障碍与体脂百分比和BMI有关。同样，Cawthon等[35]发现脂肪组织及其分布状态与功能障碍的关系比瘦体重更密切。BMI和功能障碍之间的U形关系引起了一些争论[36]。我们的数据表明，瘦体重与功能障碍的相关性更强，尤其是真实瘦体重/理想瘦体重比值。在最近的一篇文献中[18]，作者认为肌少症和肌少症性肥胖导致的功能障碍与每单位肌肉所承受（全身脂肪与下肢肌肉质量比值）的脂肪量或体重有关。我们在患有肌少症的肥胖受试者中功能障碍发生率是增加的，该现象证实在肥胖的情况下，肌少症可以更好地定义为"相对"肌少症。尽管看起来肌肉质量是正常的，但它与总体重的比例可能不足以防止功能损伤和功能障碍的发生。此外，肌肉的脂肪浸润，称为"肌肉脂肪变性"[11]，也可能是肥胖个体肌肉功能恶化的原因。

9.5   肌少症性肥胖的治疗

肌少症性肥胖的治疗需考虑许多方面因素。尽管在降低代谢和心血管风险方面，体重减轻对肥胖人群有益[37]，但在热量限制期间同时出现的体成分变化可能会对维持良好的功能状态和身体状况产生破坏。特别是在肥胖的老年人中，由于瘦体重随着衰老而下降，肥胖相关的残疾发生率升高[5]。即使在较年轻的人群中，体重的减少也包括脂肪量减少和瘦体重减少。文献表明瘦体重的减少范围从轻度能量限制可减少总体重的 15% 到半饥饿期间减少 50% ～ 70% 不等[38]。与单独饮食相比，饮食结合运动在减轻体重的过程中被证明瘦体重下降程度较少。仅通过饮食有意识地减轻体重会使老年人的肌肉量明显下降[39-40]。很多其他研究也表明，在体重减轻期间，运动在保持或降低瘦体重减少方面具有额外的益处[34]。在这些研究中，有氧运动和抗阻运动或两者结合，在控制节食期间的肌肉损失和保持身体功能方面可能是有效的。然而与这些发现相反的是，Hunter 等证明抗阻训练，而不是有氧运动，能够保持体重减轻后的瘦体重和力量[30]。此外，在 Hays 等的一项研究中，对于久坐的老年肥胖人群[41]，基于脂肪限制而非能量缺乏的饮食干预可对体重和脂肪量减少产生获益，其获益大于自由饮食与运动相结合。

关于限制营养素（例如脂肪限制）和常规热量限制，对肌少症性肥胖患者体重减轻和身体成分组成的影响缺乏明确的证据。迄今，只有一项针对接受运动训练的老年超重和肥胖男性的研究，发现这种干预能够显著减轻体重以及下降体脂百分比而不改变瘦体重。有趣的是，在这项研究中出现的有益的体成分变化也伴随着静息唾液睾酮水平的增加。已经证明睾酮的增加与身体活动水平增加和有氧活动能力增加有关。也有研究发现，老年男性睾酮激素水平的降低与晚年身体成分的变化有关[36]。因此，应该开展进一步的研究，以确定最适合治疗肌少症性肥胖的运动干预类型。

关于蛋白质补充对肌少症性肥胖人群身体成分影响的证据很少。在 Coker 等的一项研究中[42]，与来自酪蛋白酸钠和酪蛋白酸钙的完整蛋白质相比，乳清蛋白和必需氨基酸补充剂在减肥期间促进了肌少症性肥胖老年人体脂肪进一步减少。更高的骨骼肌蛋白质合成率，导致蛋白质合成的能量消耗减少，可能能够解释这种差别。该研究还报道了这种蛋白质补充对瘦体重的节约效应。乳清蛋白中的高亮氨酸含量可能导致年轻的非肌少症性肥胖人群脂肪减少和瘦体重的保留[43]。乳清蛋白作为亮氨酸的一个来源，其合成代谢作用在健康受试者和老年人的肌肉中得到证实[44-46]。

如前所述，在老年男性中，已发现睾酮水平与晚年身体成分的变化有关[36]。相反，在女性中，绝经期间激素的变化（雌激素活性减少）使女性更容易发生肌少症[47]。绝经前和绝经后妇女补充异黄酮（植物雌激素）可能增加瘦体重，其机制可能是刺激雌激素受体 ER-α 和 ER-β 以及增加雌激素活性。植物雌激素对肌肉组织的激素效应，除了单纯增加膳食蛋白摄入外，还可能引起肌肉组织的激素效应。大豆异黄酮可能引起胰岛素、IGF-1 和 IGFBP-3 的变化，并促进去脂质量的增加。然而，Choquette 等的一项研究[49]，以及在正常体重女性[50]中进行的类似研究中，异黄酮和运动对身体成分的相互作用和累加效应都没有报道。直接给予性激素已被证明可以增加瘦体重[51]。这可能是由于性激素对肌肉合成代谢的积极影响[47,52]。在肥胖的绝经后妇女中，性激素的替代治疗可以抵消与更年期相关的瘦体重和脂肪量变化。然而，只有在仔细评估这种治疗的额外风险和益处之后，才能进行这种治疗。

　　了解与年龄相关的激素水平变化可能有助于指导未来的治疗目标。然而，除了性激素替代疗法之外，用于逆转肌少症性肥胖药物还很少。在 Shea 等进行的一项研究中[53]，在体重减轻的超重和肥胖的老年非糖尿病男性中，吡格列酮（一种糖尿病药物）增加了腹部内脏脂肪的代谢，抗阻训练减少了大腿肌肉的损失，但在女性中未观察到这一结果，说明以后再设计 PPAR-α 激动剂对肌少症性肥胖身体成分潜在益处的相关试验时，受试者选择应考虑性别可能会带来的差异[54-55]。

9.6　总结

　　肌少症性肥胖仍然是一个重要的公共卫生问题，但其评估和治疗存在许多挑战。最大的挑战仍是缺乏统一的诊断标准。须直面这些挑战，继续探究疾病过程及其与身体功能障碍的关系，并探索其治疗方案。

参考文献

1. Baumgartner RN (2000) Body composition in healthy aging. Ann N Y Acad Sci 904:437–448
2. Flegal KM, Carroll MD, Ogden CL, Johnson CL (2002) Prevalence and trends in obesity among US adults, 1999–2000. JAMA 288:1723–1727
3. Roubenoff R (2004) Sarcopenic obesity: the confluence of two epidemics. Obes Res 12:887–888
4. Villareal D (2009) Obesity in older adults-a growing problem. Nutrition and health: handbook of clinical nutrition and aging. Humana Press, New York, pp 263–267
5. Baumgartner RN, Wayne SJ, Waters DL, Janssen I, Gallagher D, Morley JE (2004) Sarcopenic obesity predicts instrumental activities of daily living disability in the elderly. Obes Res 12:1995–2004

6. Dominguez LJ, Barbagallo M (2007) The cardiometabolic syndrome and sarcopenic obesity in older persons. J Cardiometab Syndr 2:183–189

7. Kim TN, Yang SJ, Yoo HJ, Lim KI, Kang HJ, Song W, Seo JA, Kim SG, Kim NH, Baik SH, Choi DS, Choi KM (2009) Prevalence of sarcopenia and sarcopenic obesity in Korean adults: the Korean sarcopenic obesity study. Int J Obes 33:885–892

8. Stenholm S, Harris TB, Rantanen T, Visser M, Kritchevsky SB, Ferrucci L (2008) Sarcopenic obesity: definition, cause and consequences. Curr Opin Clin Nutr Metab Care 11:693–700

9. Waters DL, Baumgartner RN (2011) Sarcopenia and obesity. Clin Geriatr Med 27:401–421

10. Zamboni M, Mazzali G, Fantin F, Rossi A, Di Francesco V (2008) Sarcopenic obesity: a new category of obesity in the elderly. Nutr Metab Cardiovasc Dis 18:388–395

11. Miljkovic I, Zmuda JM (2010) Epidemiology of myosteatosis. Curr Opin Clin Nutr Metab Care 13:260–264

12. Ritz P (2009) Editorial: obesity in the elderly: should we be using new diagnostic criteria? J Nutr Health Aging 13:168–169

13. Zamboni M, Mazzali G, Zoico E, Harris TB, Meigs JB, Di Francesco V, Fantin F, Bissoli L, Bosello O (2005) Health consequences of obesity in the elderly: a review of four unresolved questions. Int J Obes 29:1011–1029

14. Davison KK, Ford ES, Cogswell ME, Dietz WH (2002) Percentage of body fat and body mass index are associated with mobility limitations in people aged 70 and older from NHANES III. J Am Geriatr Soc 50:1802–1809

15. Zoico E, Di Francesco V, Guralnik JM, Mazzali G, Bortolani A, Guariento S, Sergi G, Bosello O, Zamboni M (2004) Physical disability and muscular strength in relation to obesity and different body composition indexes in a sample of healthy elderly women. Int J Obes Relat Metab Disord 28:234–241

16. Prado CM, Wells JC, Smith SR, Stephan BC, Siervo M (2012) Sarcopenic obesity: a critical appraisal of the current evidence. Clin Nutr 31:583–601

17. Aubertin-Leheudre M, Lord C, Goulet ED, Khalil A, Dionne IJ (2006) Effect of sarcopenia on cardiovascular disease risk factors in obese postmenopausal women. Obesity 14:2277–2283

18. Auyeung TW, Lee JS, Leung J, Kwok T, Woo J (2013) Adiposity to muscle ratio predicts incident physical limitation in a cohort of 3,153 older adults–an alternative measurement of sarcopenia and sarcopenic obesity. Age (Dordr) 35:1377–1385

19. Donini L, Poggiogalle E, Migliaccio S, Aversa A, Pinto A (2013) Body composition in sarcopenic obesity: systematic review of the literature. Mediterr J Nutr Metab 6:191–198

20. Elia M, Stubbs RJ, Henry CJ (1999) Differences in fat, carbohydrate, and protein metabolism between lean and obese subjects undergoing total starvation. Obes Res 7:597–604

21. Gallagher D, DeLegge M (2011) Body composition (sarcopenia) in obese patients: implications for care in the intensive care unit. J Parenter Enteral Nutr 35:21S–28S

22. Norgan NG, Durnin JV (1980) The effect of 6 weeks of overfeeding on the body weight, body composition, and energy metabolism of young men. Am J Clin Nutr 33:978–988

23. Passmore R, Meiklejohn AP, Dewar AD, Thow RK (1955) An analysis of the gain in weight of overfed thin young men. Br J Nutr 9:27–37

24. Deurenberg P, Deurenberg Yap M, Wang J, Lin FP, Schmidt G (1999) The impact of body build on the relationship between body mass index and percent body fat. Int J Obes Relat Metab Disord 23:537–542

25. Deurenberg P, Yap M, van Staveren WA (1998) Body mass index and percent body fat: a meta analysis among different ethnic groups. Int J Obes Relat Metab Disord 22:1164–1171

26. Gunther CM, Burger A, Rickert M, Crispin A, Schulz CU (2008) Grip strength in healthy Caucasian adults, reference values. J Hand Surg Am 33A:558–565

27. Kyle UG, Genton L, Karsegard L, Slosman DO, Pichard C (2001) Single prediction equation for bioelectrical impedance analysis in adults aged 20–94 years. Nutrition 17:248–253

28. Cruz-Jentoft AJ, Baeyens JP, Bauer JM, Boirie Y, Cederholm T, Landi F, Martin FC, Michel JP, Rolland Y, Schneider SM, Topinkova E, Vandewoude M, Zamboni M (2010) Sarcopenia: European consensus on definition and diagnosis: report of the European Working Group on Sarcopenia in Older People. Age Ageing 39:412–423
29. Working Group on Functional Outcome Measures (2008) Functional outcomes for clinical trials in frail older persons: time to be moving. J Gerontol A Biol Sci Med Sci 63:160–164
30. Hunter GR, Byrne NM, Sirikul B, Fernandez JR, Zuckerman PA, Darnell BE, Gower BA (2008) Resistance training conserves fat-free mass and resting energy expenditure following weight loss. Obesity 16:1045–1051
31. WHO Technical Report Series 935 (2011) Protein and amino acid requirements in human nature: report of a joint FAO/WHO/UNU expert consultation. Report of a joint FAO/WHO/UNU expert consultation
32. Campbell WW, Trappe TA, Wolfe RR, Evans WJ (2001) The recommended dietary allowance for protein may not be adequate for older people to maintain skeletal muscle. J Gerontol A Biol Sci Med Sci 56:M373–M380
33. Donini LM, Brunani A, Sirtori A, Savina C, Tempera S, Cuzzolaro M, Spera G, Cimolin V, Precilios H, Raggi A, Capodaglio P (2011) Assessing disability in morbidly obese individuals: the Italian Society of Obesity test for obesity-related disabilities. Disabil Rehabil 33:2509–2518
34. Garrow JS, Summerbell CD (1995) Metaanalysis – effect of exercise, with or without dieting, on the body-composition of overweight subjects. Eur J Clin Nutr 49:1–10
35. Cawthon PM, Fox KM, Gandra SR, Delmonico MJ, Chiou CF, Anthony MS, Caserotti P, Kritchevsky SB, Newman AB, Goodpaster BH, Satterfield S, Cummings SR, Harris TB (2011) Clustering of strength, physical function, muscle, and adiposity characteristics and risk of disability in older adults. J Am Geriatr Soc 59:781–787
36. Michalakis K, Goulis DG, Vazaiou A, Mintziori G, Polymeris A, Abrahamian-Michalakis A (2013) Obesity in the ageing man. Metab Clin Exp 62:1341–1349
37. Liebermeister H (2003) Effects of weight-reduction on obesity-related diseases. Ger Med Sci 1:Doc04
38. Ballor DL, Katch VL, Becque MD, Marks CR (1988) Resistance weight training during caloric restriction enhances lean body-weight maintenance. Am J Clin Nutr 47:19–25
39. Darmon P (2013) Intentional weight loss in older adults: useful or wasting disease generating strategy? Curr Opin Clin Nutr Metab Care 16:284–289
40. Miller SL, Wolfe RR (2008) The danger of weight loss in the elderly. J Nutr Health Aging 12:487–491
41. Hays NP, Starling RD, Liu XL, Sullivan DH, Trappe TA, Fluckey JD, Evans WJ (2004) Effects of an ad libitum low-fat, high-carbohydrate diet on body weight, body composition, and fat distribution in older men and women – a randomized controlled trial. Arch Intern Med 164:210–217
42. Coker RH, Miller S, Schutzler S, Deutz N, Wolfe RR (2012) Whey protein and essential amino acids promote the reduction of adipose tissue and increased muscle protein synthesis during caloric restriction-induced weight loss in elderly, obese individuals. Nutr J 11:105
43. Frestedt JL, Zenk JL, Kuskowski MA, Ward LS, Bastian ED (2008) A whey-protein supplement increases fat loss and spares lean muscle in obese subjects: a randomized human clinical study. Nutr Metab (Lond) 5:8. doi:10.1186/1743-7075-5-8
44. Burd NA, Yang YF, Moore DR, Tang JE, Tarnopolsky MA, Phillips SM (2012) Greater stimulation of myofibrillar protein synthesis with ingestion of whey protein isolate v. micellar casein at rest and after resistance exercise in elderly men. Br J Nutr 108:958–962
45. Churchward-Venne TA, Burd NA, Mitchell CJ, West DWD, Philp A, Marcotte GR, Baker SK, Baar K, Phillips SM (2012) Supplementation of a suboptimal protein dose with leucine or essential amino acids: effects on myofibrillar protein synthesis at rest and following resistance exercise in men. J Physiol 590:2751–2765

46. Murphy C, Miller BF (2010) Protein consumption following aerobic exercise increases whole-body protein turnover in older adults. Appl Physiol Nutr Metab 35:583–590
47. Messier V, Rabasa-Lhoret R, Barbat-Artigas S, Elisha B, Karelis AD, Aubertin-Leheudre M (2011) Menopause and sarcopenia: a potential role for sex hormones. Maturitas 68:331–336
48. Moeller LE, Peterson CT, Hanson KB, Dent SB, Lewis DS, King DS, Alekel DL (2003) Isoflavone-rich soy protein prevents loss of hip lean mass but does not prevent the shift in regional fat distribution in perimenopausal women. Menopause 10:322–331
49. Choquette S, Riesco E, Cormier E, Dion T, Aubertin-Leheudre M, Dionne IJ (2011) Effects of soya isoflavones and exercise on body composition and clinical risk factors of cardiovascular diseases in overweight postmenopausal women: a 6-month double-blind controlled trial. Br J Nutr 105:1199–1209
50. Wu J, Oka J, Tabata I, Higuchi M, Toda T, Fuku N, Ezaki J, Sugiyama F, Uchiyama S, Yamada K, Ishimi Y (2006) Effects of isoflavone and exercise on BMD and fat mass in postmenopausal Japanese women: a 1-year randomized placebo-controlled trial. J Bone Miner Res 21:780–789
51. Sorensen MB, Rosenfalck AM, Hojgaard L, Ottesen B (2001) Obesity and sarcopenia after menopause are reversed by sex hormone replacement therapy. Obes Res 9:622–626
52. Velders M, Diel P (2013) How sex hormones promote skeletal muscle regeneration. Sports Med 43:1089–1100
53. Shea MK, Nicklas BJ, Marsh AP, Houston DK, Miller GD, Isom S, Miller ME, Carr JJ, Lyles MF, Harris TB, Kritchevsky SB (2011) The effect of pioglitazone and resistance training on body composition in older men and women undergoing hypocaloric weight loss. Obesity 19:1636–1646
54. Gupta AK, Smith SR, Greenway FL, Bray GA (2009) Pioglitazone treatment in type 2 diabetes mellitus when combined with portion control diet modifies the metabolic syndrome. Diabetes Obes Metab 11:330–337
55. Shokouh P, Joharimoghadam A, Roohafza H, Sadeghi M, Golabchi A, Boshtam M, Sarrafzadegan N (2013) Effects of pioglitazone on asymmetric dimethylarginine and components of the metabolic syndrome in nondiabetic patients (EPICAMP Study): a double-blind, randomized clinical trial. PPAR Research 358074

肥胖和睾丸功能

10

Alessandro Ilacqua · Davide Francomano ·
Antonio Aversa

10.1　睾丸功能障碍的病理生理学与脂肪组织过剩相关

　　睾酮缺乏综合征（testosterone deficiency syndrome，TDS）在老年男性中越来越普遍。欧洲男性老龄化研究（European Male Ageing Study，EMAS）报告指出，60 ~ 69 岁的老年男性患病率为 3.2%，70 ~ 79 岁年龄组患者的患病率为 5.1%，这项研究基于一个单次晨起睾酮含量，并排除了经诊断和治疗的 TDS 或垂体功能异常患者[1]。勃起功能障碍（erectile dysfunction，ED）、晨勃消失和性欲低下是睾酮（T）水平低下的三种最常见症状，但也存在其他相关表现（表 10.1）。低血清睾酮在患有 2 型糖尿病（type 2 diabetes mellitus，T2DM）、代谢综合征（metabolic syndrome，MetS）和心血管疾病（cardiovascular disease，CVD）的男性中比一般人群中更常见，并且这种关系独立于肥胖的存在[2-3]。此外，男性肥胖与睾丸功能的下降有关，主要是由于继发性性腺功能减退（secondary hypogonadism，SH）[4-5]。T2DM 中 SH 的患病率估计为 29%（范围 25% ~ 40%），当肥胖和 T2DM 共存时，患病率较高，为 50%[6-7]。一些研究表明，无论是以体重指数（BMI）还是以中心性肥胖（腰臀比或腰围）进行评估，在基线和随访时肥胖的男性，总睾酮和游离睾酮的下降大于非肥胖受试者[8]，内脏脂肪含量较高为主要影响因素[9]。内脏肥胖与胰岛素浓度升高（高胰岛素血症）、C 肽浓度升高和糖耐量减低有关，这与总睾酮水平和游离睾酮水平呈负相关[10-11]。肥胖和 SHBG（减少的）之间的联系主要是由于肥胖引起的胰岛素抵抗，导致更高的胰岛素水平（代偿性高胰岛素血症），随后抑制 SHBG 的肝脏中产生[12-13]，睾酮向周围转运减少，而促进游离睾酮作为底物通过芳香化酶转化为雌二醇。男性肥胖与脂肪细胞内芳香化酶活性增加有关[14]，而雌二醇反过来对垂体 LH 分泌产生负反馈作用[15]。这可能反过来加剧肥胖并促进脂肪含量的增加，导致性腺功能减退，形成恶性循环，从而导致肌肉量减少和内脏脂肪量增加[16]。肥胖对男性下丘脑 - 垂体 - 睾丸轴（hypothalamic-pituitary-testicular axis，HPT）影响的另一种机制，是血浆瘦素水平升高，睾丸雄激素生成受 LH/hCG 刺激，而瘦素对上述过程起直接抑制作用，并降低 Leydig 细胞对促性腺激素的反应性[17]。因此，瘦素水平升高可能在男性肥胖继发性性腺功能减退症（male obesity secondary hypogonadism，MOSH）的发病机制中起重要作用[18]。炎症介质如 C 反应蛋白（C-reactive protein，CRP），已被证明能够抑制 HPT 功能，影响男性 SH 的发展，炎症介质的存在也可能加重胰岛素抵抗，从而导致良性前列腺增生[19-20]（图 10.1）。

10.2　男性肥胖症继发性性腺功能减退症和相关代谢紊乱

近期数据表明，骨量、能量代谢和生殖是协同调节的。人们对 25（OH）D（维生素 D）的非经典效应越来越感兴趣，原因是发现其受体在骨、肠和肾以外的组织中也存在[21]。此外，一些研究表明维生素 D 参与了 CVD、癌症和 MetS 的发病[22-24]。超重和肥胖患者低维生素 D 水平与 MetS 的相关性比正常体重的个体更明显[25]。最近的一项研究证实，性腺功能减退的 T2DM 患者维生素 D 浓度最低，维生素 D 缺乏率最高，特别是 SH 患者[26]。已经提出了几种机制来解释维生素 D 在胰岛素抵抗的发病机制中的作用，并且已经提出脂联素（脂连蛋白）作为主要参与者，其与葡萄糖耐量减低强烈相关，且上述关系独立于肥胖[27]。脂联素和葡萄糖稳态均与骨钙素（OSCA）水平相关，骨钙素是一种与维生素 D 代谢相关的成骨细胞激素[28]。有趣的是，动物研究表明，骨本身可能是男性生育能力的正调节因子，这种作用可能

表10.1　与睾酮缺乏综合征相关的体征和症状

性欲减退
勃起功能障碍
肌肉减少
骨量减少
抑郁
疲劳
体毛脱落
潮热
丧失活力

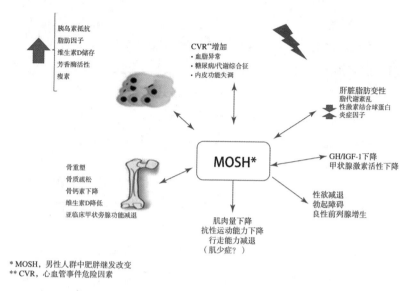

图 10.1 内分泌代谢紊乱、肥胖与睾丸功能的关系

通过 OSCA 介导，通过与 Leydig 细胞上存在的有利于睾酮生物合成的特异性受体结合。OSCA 缺陷小鼠表现出睾丸、附睾和精囊重量和精子数量减少，并且在没有 OSCA 的情况下，Leydig 细胞成熟受限[29]。雄激素有利于男性膜性骨形成，并通过抑制 IL-6 的产生来维持骨小梁的质量和完整性[30]。此外，它们通过成骨细胞增加骨保护素的产生，通过减少破骨细胞形成和骨吸收来刺激成骨细胞祖细胞的增殖和成熟成骨细胞的分化[31]。这些功能最终促进骨形成[32]。与动物数据一致，我们小组最近证实了老年男性内脏脂肪量、胰岛素敏感性、OSCA 和睾酮水平与骨骼健康显著相关。因此，OSCA 可能被认为是代谢和性腺功能的新的重要标志，而不是仅仅作为骨重建标志[33]。

10.3 肥胖或性腺功能减退症：哪个先出现？

肥胖、胰岛素抵抗、MetS、T2DM 和 TDS 之间的因果关系仍不清楚。来自马萨诸塞州男性老龄化研究的数据显示，较低水平的血清总睾酮和 SHBG 可预测 MetS 的发展，特别是在 BMI < 25 kg/m^2 的男性中[34]。相比之下，其他数据表明，MetS 是中年男性性腺功能减退的独立危险因素，相对睾酮缺乏似乎是一种标志物，而不是老年男性中 MetS 或 T2DM 的原因[35]。最近我们研究证明，在性腺功能减退的男性患者中，TRT 可以改善身体成分和胰岛素敏感性，其影响是独立于饮食和体

育锻炼[36]。对这些受试者随访 2 年，发现心血管风险（cardiovascular risks，CVR）显著降低，且没有任何严重的不良事件[37]。然而尚不清楚停用 TRT 后，CVR 是否会稳定下降，性腺功能减退是否会恢复。然后，在严重肥胖男性受试者群体中我们研究了 TRT 与饮食和体育锻炼相结合对降低 CVR 是否优于单纯的饮食和体育锻炼，以及停用睾酮是否能够维持此结果。在这项研究中，我们首次证明 TRT 对严重肥胖患者的心脏功能有益，并且停药会降低对 CVR 的有益影响。睾酮对内皮功能的保护作用及其与心外膜脂肪厚度成反比关系，这清楚地表明睾酮减少对肥胖相关的心功能不全起关键作用[38]。如果男性性腺功能减退症在临床上仍未得到承认或未得到充分研究，则可能会导致发病率和死亡率显著增高。因此，重要的一点是应该应用 TRT 适当地控制这种情况，同时减轻体重，改变生活方式[39]。然而，单独减轻体重（没有 TRT）不能被认可和推荐作为 SH 及其相关后遗症的有效治疗，除非有明确证据证明这一点。在我们的研究基础上，我们认为 TDS 可能是老年男性内脏脂肪堆积的前因，事实上，一旦停用 TRT，TRT 确定的许多优势在短期内会丢失，从而表明睾酮下降是向心性肥胖的原因，而不是其结果。总之，现有数据表明，低雄激素可能是 MetS 或 T2DM 的早期标志物，并可能反过来导致内脏肥胖增加，产生相关的代谢及激素紊乱，导致恶性循环。

10.4　男性肥胖症继发性腺功能减退的治疗

雄激素缺乏症的症状和体征取决于发病年龄、持续时间和 TDS 的严重程度。当发生严重肥胖时，如国际指南和临床问卷[40]所述，血清睾酮水平低于 3.45 ng/ml（12 nmol/L）应视为 TDS 的标准。内分泌学会指南建议监测患有 T2DM 的男性的睾酮水平，并认为患有 ED 的性腺功能减退症的男性应早期使用 TRT[41]，特别是磷酸二酯酶 5 型（PDE5）抑制剂效果不佳的患者。有趣的是，对于单独使用 PDE5 抑制剂治疗无效的 ED 肥胖男性，建议加入睾酮，甚至在许多情况下 PDE5 抑制剂变得多余。可以建议在睾酮正常之前使用 PDE5 抑制剂，直到阴茎勃起的时间正常[42]，同时应考虑到由于睾酮水平低，其疗效降低[43]。

对于"严重"TDS（总睾酮小于 8 nmol/L）的男性，预计 ED 和性欲会有显著改善。在患有"中度"TDS 有症状男性中，属于"灰色区域"（总睾酮在 8～12 nmol/L，或 180～250 pmol/L），建议进行 3～6 个月的试验。建议在 TRT 治疗期间总睾酮的目标水平为 15～21 nmol/L[44]。最近的证据表明，对睾酮水平低的肥胖糖尿病男性进行长期睾酮治疗可以产生长达 6 年的临床益处[45]，有助于改善血糖控制、血和骨密度[46]，并且可能有助于降低 CVR。我们的一组对照研究报道了类似的结果[47]，表明 TRT 治疗改善了 MetS、MOSH 和 CVR，以及前列腺不良事件[48]。接受 TRT 的患者要准确评估其是否存在绝对禁忌证（表 10.2），并定期随访，因为治疗期间可能突发雄激素依赖性不良事件（表 10.3）。TRT 的主要目的是减轻 TDS 的临床症状。因此，仔细监测睾酮缺乏相关临床表现的变化是每次随访的重要部分。TRT 对性欲的影响可能在治疗 3 周后出现，并在 6 周时达到平台期。ED 和射精的改善可能需要长达 6 个月。对生活质量和抑郁情绪的影响可能在 1 个月内出现，但达到最大效果可能需要更长时间[42]。在严重肥胖的男性中，TRT 似乎是一种有前景的治疗方法，与单独的生活方式改变相比，可持续改善身体成分和心脏功能。此外，未进行睾酮治疗的失访率似乎更高，可能导致长期饮食控制和体育锻炼的依从性差。

表10.2　睾酮治疗的绝对禁忌证

前列腺癌
PSA > 4 ng/ml
男性乳腺癌
严重的睡眠呼吸暂停
男性不育
血细胞比容 > 50%
由于良性前列腺增生引起的严重下尿路症状

表10.3　接受睾酮替代疗法（TRT）的患者监测指标

应在治疗开始后 3、6 和 12 个月评估治疗的反应，然后每年评估一次
对于 BMD 异常的男性，应在 TRT 开始后 6 个月和 12 个月以及之后每年重复进行 BMD 测量
血细胞比容：分别为 3、6 和 12 个月，之后每年一次。如果血细胞比容增加超过正常水平，则应减少睾酮剂量或停止治疗
健康前列腺应在 TRT 开始前通过直肠指检和 PSA 进行评估。PSA 在 3、6 和 12 个月后进行随访，然后每年进行一次
接受 TRT 治疗的男性未明确常规筛查潜在的心血管副作用
心血管疾病患者应在 TRT 开始前进行评估心血管并发症，并应在 TRT 期间进行心血管监测

参考文献

1. Wu FW, Tajar A, Beynon JM, EMAS Group et al (2010) Identification of late-onset hypogonadism in middle-aged and elderly men. N Engl J Med 363:123–136
2. Dhindsa S, Prabhakar S, Sethi M et al (2004) Frequent occurrence of hypogonadotrophic hypogonadism in type 2 diabetes. J Clin Endocrinol Metab 89:5462–5468
3. Kapoor D, Aldred H, Clark S et al (2007) Clinical and biochemical assessment of hypogonadism in men with type 2 diabetes. Correlations with bioavailable testosterone and visceral adiposity. Diabetes Care 30:911–917
4. Gray A, Feldman HA, Mckinlay JB et al (1991) Age, disease, and changing sex hormone levels in middle-aged men: results of the Massachusetts male aging study. J Clin Endocrinol Metab 73:1016–1025
5. Kaufman JM, Vermeulen A (2005) The decline of androgen levels in elderly men and its clinical and therapeutic implications. Endocr Rev 26:833–876
6. Dhindsa S, Miller MG, McWhirter CL et al (2010) Testosterone concentrations in diabetic and non-diabetic obese men. Diabetes Care 33:1186–1192
7. Grossmann M, Thomas MC, Panagiotopoulos S et al (2008) Low testosterone levels are common and associated with insulin resistance in men with diabetes. J Clin Endocrinol Metab 93:1834–1840
8. Derby CA, Zilber S, Brambilla D et al (2006) Body mass index, waist circumference and waist to hip ratio and change in sex steroid hormones: the Massachusetts Male Ageing Study. Clin Endocrinol (Oxford) 65:125–131
9. Svartberg J, Von Muhlen D, Sundsfjord J et al (2004) Waist circumference and testosterone levels in community dwelling men. The Tromso study. Eur J Epidemiol 19:657–663
10. Seidell JC, Bjorntorp P, Sjostrom L (1990) Visceral fat accumulation in men is positively associated with insulin, glucose, and C-peptide levels, but negatively with testosterone levels. Metabolism 39:897–901
11. Pasquali R, Casimirri F, Cantobelli S et al (1991) Effect of obesity and body fat distribution on sex hormones and insulin in men. Metabolism 40:101–104
12. Hautanen A (2000) Synthesis and regulation of sex hormone-binding globulin in obesity. Int J Obes Relat Metab Disord 24(Suppl 2):S64–S70
13. Kalme T, Koistinen H, Loukovaara M et al (2003) Comparative studies on the regulation of insulin-like growth factor-binding protein-1 (IGFBP-1) and sex hormone-binding globulin (SHBG) production by insulin and insulin like growth factors in human hepatoma cells. J Steroid Biochem Mol Biol 86:197–200
14. Dandona P, Dhindsa S (2011) Update: hypogonadotropic hypogonadism in type 2 diabetes and obesity. J Clin Endocrinol Metab 96:2643–2651
15. Pitteloud N, Dwyer AA, DeCruz S et al (2008) The relative role of gonadal sex steroids and gonadotropin-releasing hormone pulse frequency in the regulation of follicle-stimulating hormone secretion in men. J Clin Endocrinol Metab 93:2686–2692
16. Caprio M, Fabbrini E, Isidori AM et al (2001) Leptin in reproduction. Trends Endocrinol Metab 12:65–72
17. Isidori AM, Caprio M, Strollo F et al (1999) Leptin and androgens in male obesity: evidence for leptin contribution to reduced androgen levels. J Clin Endocrinol Metab 84:3673–3680
18. Saboor Aftab SA, Kumar S, Barber TM (2013) The role of obesity and type 2 diabetes mellitus in the development of male obesity-associated secondary hypogonadism. Clin Endocrinol 78:330–337
19. Dandona P, Aljada A, Bandyopadhyay A (2004) Inflammation: the link between insulin resistance, obesity and diabetes. Trends Immunol 25:4–7

20. Corona G, Vignozzi L, Rastrelli G et al (2014) Benign prostatic hyperplasia: a new metabolic disease of the aging male and its correlation with sexual dysfunctions. Int J Endocrinol 2014(2014):Article ID 329456, 14 p

21. Bikle D (2009) Nonclassic actions of vitamin D (review). J Clin Endocrinol Metab 94:26–34

22. Wang TJ, Pencina MJ, Booth SL et al (2008) Vitamin D deficiency and risk of cardiovascular disease. Circulation 117:503–511

23. Lappe JM, Travers-Gustafson D, Davies KM et al (2007) Vitamin D and calcium supplementation reduces cancer risk: results of a randomized trial. Am J Clin Nutr 85:1586–1591

24. Martini LA, Wood RJ (2006) Vitamin D status and the metabolic syndrome. Nutr Rev 64:479–486

25. Lu L, Yu Z, Pan A et al (2009) Plasma 25-hydroxyvitamin D concentration and metabolic syndrome among middle-aged and elderly Chinese individuals. Diabetes Care 32:1278–1283

26. Bellastella G, Maiorino MI, Olita L et al (2014) Vitamin D deficiency in Type 2 diabetic patients with hypogonadism. J Sex Med 11:536–542

27. Nimitphong H, Chanprasertyothin S, Jongjaroenprasert W et al (2009) The association between vitamin D status and circulating adiponectin independent of adiposity in subjects with abnormal glucose tolerance. Endocrinology 36:205–210

28. Lee NK, Sowa H, Hinoi E et al (2007) Endocrine regulation of energy metabolism by the skeleton. Cell 130:456–469

29. Oury F, Sumara G, Sumara O et al (2011) Endocrine regulation of male fertility by the skeleton. Cell 144(5):796–809

30. Jilka RL, Hangoc G, Girasole G et al (1992) Increased osteoclast development after estrogen loss: mediation by interleukin-6. Science 257:88–91

31. Manolagas SC, Kousteni S, Jilka RL (2002) Sex steroids and bone. Recent Prog Horm Res 57:385–409

32. Michael H, Harkonen PL, Vaananen HK et al (2005) Estrogen and testosterone use different cellular pathways to inhibit osteoclastogenesis and bone resorption. J Bone Miner Res 20:2224–2232

33. Migliaccio S, Francomano D, Bruzziches R et al (2013) Trunk fat negatively influences skeletal and testicular functions in obese men: clinical implications for the aging male. Int J Endocrinol. doi:10.1155/2013/182753, Epub 2013 Nov 20

34. Kupelian V, Page ST, Araujo AB et al (2006) Low sex hormone-binding globulin, total testosterone, and symptomatic androgen deficiency are associated with development of the metabolic syndrome in nonobese men. J Clin Endocrinol Metab 91:843–850

35. Chen RY, Wittert GA, Andrews GR (2006) Relative androgen deficiency in relation to obesity and metabolic status in older men. Diabetes Obes Metab 8:429–435

36. Aversa A, Bruzziches R, Francomano D et al (2010) Efficacy and safety of two different testosterone undecanoate formulations in hypogonadal men with metabolic syndrome. J Endocrinol Invest 33:776–783

37. Aversa A, Bruzziches R, Francomano D et al (2010) Effects of testosterone undecanoate on cardiovascular risk factors and atherosclerosis in middle-aged men with late onset hypogonadism and metabolic syndrome: results from a 24-months, randomized, double-blind, placebo-controlled study. J Sex Med 7:3495–3503

38. Francomano D, Bruzziches R, Barbaro G et al (2014) Effects of testosterone undecanoate replacement and withdrawal on cardio-metabolic, hormonal and body composition outcomes in severely obese hypogonadal men: a pilot study. J Endocrinol Invest. doi:10.1007/s40618-014-0066-9

39. Donini LM, Cuzzolaro M, Gnessi L et al (2014) Obesity treatment: results after 4 years of a Nutritional and Psycho-Physical Rehabilitation Program in an outpatient setting. Eat Weight Disord 19:249–60

40. Lunenfeld B, Mskhalaya G, Kalinchenko S et al (2013) Recommendations on the diagnosis, treatment and monitoring of late-onset hypogonadism in men – a suggested update. Aging Male 16:143–150

41. Wang C, Nieschlag E, Swerdloff R, International Society of Andrology; International Society for the Study of Aging Male; European Association of Urology; European Academy of Andrology; American Society of Andrology et al (2009) Investigation, treatment, and monitoring of late-onset hypogonadism in males: ISA, ISSAM, EAU, EAA, and ASA recommendations. Eur Urol 55:121–130

42. Saad F, Aversa A, Isidori AM et al (2011) Onset of effects of testosterone treatment and time span until maximum effects are achieved. Eur J Endocrinol 65:675–685

43. Aversa A, Isidori AM, Spera G et al (2003) Androgens improve cavernous vasodilation and response to sildenafil in patients with erectile dysfunction. Clin Endocrinol (Oxford) 58: 632–638

44. Dohle GR, Arver S, Bettocchi C et al (2013) Guidelines on male hypogonadism. http://www.uroweb.org/gls/pdf/16_Male_Hypogonadism_LR%20II.pdf

45. Haider A, Yassin A, Doros G, Saad F et al (2014) Effects of long-term testosterone therapy on patients with "diabesity": results of observational studies of pooled analyses in obese hypogonadal men with type 2 diabetes. Int J Endocrinol 2014:Article ID 683515, 15 p

46. Haider A, Meergans U, Traish A et al (2014) Progressive improvement of T-scores in men with osteoporosis and subnormal serum testosterone levels upon treatment with testosterone over six years. Int J Edocrinol 2014:Article ID 496948, 9 p

47. Francomano D, Lenzi A, Aversa A et al (2014) Effects of five-year treatment with testosterone undecanoate on metabolic and hormonal parameters in ageing men with metabolic syndrome. Int J Endocrinol 2014:Article ID 527470, 9 p

48. Francomano D, Ilacqua A, Bruzziches R et al (2014) Effects of 5-year treatment with testosterone undecanoate on lower urinary tract symptoms in obese men with hypogonadism and metabolic syndrome. Urology 83:167–173

肥胖和糖代谢

11

Nicola Napoli · Paolo Pozzilli

肥胖与多种代谢改变有关，这些改变是导致葡萄糖稳态异常、心血管疾病和非酒精性脂肪性肝病的危险因素[1-4]。据报道，脂肪组织、肝脏和骨骼肌中的胰岛素抵抗在这些代谢异常中至关重要[5-6]。脂肪细胞是全身能量稳态的关键调节因子，脂肪组织糖代谢的改变也是胰岛素抵抗和代谢功能异常的重要原因[7]。脂肪组织通过过量释放游离脂肪酸（free fatty acid，FFA）、脂肪因子、细胞因子和巨噬细胞浸润而导致肥胖相关葡萄糖代谢异常[8]。

11.1 流行病学相关内容

据报道，糖代谢异常与 BMI 或腰围有关。据估计，每增加 1kg 体重，糖尿病患病率就会增加 9%[9-10]。根据 NHANES 的数据，美国有 2/3 的 2 型糖尿病患者的 BMI > 27[11]，BMI 25 ~ 29.9 糖尿病患病率为 2%，而 BMI > 35 的受试者中，糖尿病患病率增加到 13%[12]。

流行病学研究表明，超重受试者（BMI 25 ~ 30）患糖尿病的风险增加 2.62（CI 2.18 ~ 3.16）。这种风险随着肥胖受试者的 BMI 线性增加，对于属于肥胖类别 I 级和 II 级的受试者（BMI 30 ~ 40）的相对风险为 5.1（CI 4.34 ~ 6.1），那些属于肥胖 III 级（BMI > 40）的人，其风险增加一倍（RR 11；CI 8.61 ~ 14.04）。与此同时，不论 BMI 处在何种范围，糖尿病的患病风险随着身体活动减少而增加[13]。

腹部脂肪量也与糖尿病的风险高度相关，并且根据一些研究，腰围的增加与糖尿病的相关性比 BMI 更大[14-15]。

当年轻人群体重增加时，发生糖尿病的风险甚至会进一步增加，风险增加与体重增加量直接相关[9,16-17]。研究表明，对于年龄在 35 ~ 60 岁的患者中，从 18 ~ 20

岁后体重增加 5 ～ 10kg 的患者与体重稳定的患者相比，患糖尿病的风险要高 3 倍 [9-10]。

体育锻炼是一个保护因素：无论 BMI 如何，无活动的受试者都有胰岛素抵抗和糖耐量减低的风险 [13]。事实上，在一定范围内，糖尿病患病率和心血管疾病死亡率在健康肥胖患者中更低 [18-19]。种族可能也起着至关重要的作用，匹配 BMI 后进行研究，东南亚人患糖尿病的风险高于高加索人 [20]。

11.1.1　代谢正常与代谢异常的肥胖

肥胖与代谢异常如胰岛素抵抗、T2DM 和其他心脏代谢并发症有关。但并非所有肥胖都会发生并发症，约 25% 被认为是"代谢正常的肥胖"（metabolically normal obese，MNO）。这些受试者代谢健康，并呈现正常的胰岛素敏感性和 ≤ 1 项心脏代谢异常 [21-23]。"代谢异常的肥胖"（metabolically abnormal obese，MAO）的患者具有与 MNO 相似的体脂肪但具有更高的内脏和肝脏脂肪，呈现异常的胰岛素敏感性及炎症状态，以及具有其他心脏代谢并发症 [21-25]。重要的是，最近的研究进行了长达 11 年的随访，结果表明与健康对照组相比，MNO 受试者不出现代谢异常，并不会增加患糖尿病的风险。相反，MAO 受试者患糖尿病的相对风险增加 4 ～ 11 倍。正如 Bonet 所评论的，MNO 受试者的保护因素包括脂肪组织中脂肪储存能力的增加，肝脏脂肪生成减少，内脏脂肪减少，循环脂联素（脂连蛋白）增加，促炎性细胞因子减少以及巨噬细胞浸润到脂肪组织 [26]。

然而，最近的数据还揭示了免疫系统可能参与其中。在一项研究中，Fabbrini 等已经表明，与 MNO 和瘦人相比，MAO 受试者的脂肪组织的 T 辅助细胞（Th）17 和 Th22 的数量增加了 3 ～ 10 倍。MAO 受试者还具有较高的 IL-22 和 IL-6 的血浆浓度。重要的是，IL-17 和 IL-22 可在大鼠分离的骨骼肌中抑制葡萄糖的摄取，并降低人肝细胞中的胰岛素敏感性。换句话说，MAO 个体可能具有高度表达的 Th17 和 Th22 细胞，在体外研究证实其可引起肝脏和肌肉代谢功能障碍 [27]。

11.2　病理生理相关内容

11.2.1　游离脂肪酸

肥胖受试者表现出脂肪组织释放的 FFA 增加，认为这是胰岛素抵抗的重要原因，削弱了胰岛素刺激肌肉葡萄糖摄取和抑制肝糖生成的能力 [28-31]。实验模型显示，高血浆 FFA 浓度会导致骨骼肌的胰岛素抵抗 [30]，降低可改善骨骼肌胰岛素敏感性 [32-33]。然而，肥胖人群骨骼肌胰岛素抵抗的发病机制很复杂。来自 Klein 小组的数据发现，餐后或模拟餐后状态下 FFA 释放的量达不到骨骼肌胰岛素敏感性变异的一半，这表明必定有其他因素涉及 [8]。来自同一组的研究重新评估了甘油三酯分解过多对骨骼肌胰岛素抵抗的可能作用。作者提出可能涉及其他机制，代谢功能障碍可能是由于血浆 FFA 从脂肪组织转向骨骼肌，然后造成骨骼肌内脂肪酸代谢改变 [8]。

研究者已经提出了涉及 mTOR、蛋白激酶 C 和 GLUT-4 易位的复杂机制，并且依赖于肌细胞中脂肪酸代谢物的增加。其他涉及的途径包括通过 PKC 介导的核因子 κB（IκB）的活化或通过增加活性氧物质的产生来激活炎症反应。IκB 激活可能通过 mTOR 介导的 IRS1 丝氨酸磷酸化抑制胰岛素诱导的葡萄糖摄取 [29,34-35]。

对于调节甘油三酯分布的蛋白质（如脂质 1）（lipin 1）的研究表明，lipin 1 基因的敲除小鼠出现脂肪营养不良和胰岛素抵抗 [36-37]。肝脏和脂肪组织中的 lipin 1 表达与胰岛素抵抗呈负相关，并且在体重减轻后增加，起到抗炎作用并增强 TG 酯化 [38]。

11.2.2　基因

肥胖表型是基因 - 环境相互作用的结果，它反过来能影响葡萄糖代谢。据估计，遗传学可能仅占体重变异的 40%，而与能量摄入增加和久坐生活方式相关的环境因素起主要作用 [39]。在肥胖症中，遗传特征不遵循简单的孟德尔遗传，肥胖和胰岛素抵抗的单基因遗传很少见。因此，目前的科学研究主要集中在单核苷酸多态性（single nucleotide polymorphism，SNP）上，但可能涉及大量基因使得遗传对最终表型影响的确定变得复杂。GWAS 研究已经发现了新的候选基因和潜在的新代谢途径。

FTO

FTO 基因（脂肪量和肥胖相关基因）的发现带来了不同年龄和种族群体肥胖和T2DM 强相关性的突破。FTO 基因出现在 4.5 亿年前，位于染色体 16q12.2 上，跨越 9 个外显子 [40]。FTO 编码 2- 氧代戊二酸依赖性核酸脱甲基酶，其主要在脑中表达，在下丘脑区域中调节能量平衡。最近的研究表明，FTO 是 Fe（II）- 和 2- 氧代戊二酸（2OG）依赖性加氧酶超家族的成员，参与脂肪酸代谢、DNA 修复 [41]、能量稳态 [40,42]、核酸去甲基化和通过脂肪分解调节体脂量 [43]。

FTO 基因的 rs9939609 SNP 的 A 等位基因与 BMI 升高、2 型糖尿病和肥胖显著相关。肥胖的其他代谢异常与 FTO SNP 相关，如空腹胰岛素、甘油三酯、HDL 胆固醇、腰围和体重 [5,11-13]。以下研究表明，FTO 基因的 rs9939609 SNP 还与病态肥胖患者（BMI > 40）[1]、高浓度脂肪细胞 [2] 和脂肪细胞分解增加相关。FTO 变异与

T2DM 和 BMI 的关联已经在欧洲白人群体中得到明确验证[44]，而亚洲人和其他种族群体的结果并不一致[45-47]。

FABP

细胞内脂肪酸结合蛋白（fatty acid-binding protein，FABP）属于涉及肥胖和葡萄糖异常的多基因家族。FABP 在肝脏、肠道和心脏中表达，并且被认为参与长链脂肪酸的摄取，细胞内代谢和（或）转运。

与该基因相关的大多数研究都集中在外显子 2 中的 Ala → Thr（G → A）突变，表明携带 Thr 等位基因的受试者具有 BMI、体脂百分比、血浆甘油三酯升高的表现[48]。其他研究发现，由于胰岛素敏感性降低，脂质氧化率增加，空腹胰岛素浓度增加和富含甘油三酯的脂蛋白增加，FABP2 Ala54Thr 变异体增加了动脉粥样硬化和糖尿病的风险[49-52]。

PPAR-γ

脂肪在调节因子 PPAR-γ 的控制下生成。PPAR 是转录调节因子，构成配体激活的核激素受体超家族的一部分[53]。PPAR-γ12 号密码子的丙氨酸被脯氨酸取代与肥胖、T2DM 的关系已被广泛研究[54]。Ludovico 进行的一项 meta 分析发现，丙氨酸多态性在亚洲人中比白种人具有更强的保护作用，使发生 T2DM 风险降低[55]。

11.2.3　GLUT4

GLUT4 是主要的胰岛素反应性葡萄糖转运蛋白，在全身葡萄糖代谢中起重要作用[56-59]。胰岛素抵抗的特征在于脂肪组织而非肌肉组织中 GLUT4 的下调，脂肪组织是胰岛素刺激葡萄糖摄取的主要部位。脂肪特异性 GLUT4 过表达的动物模型显示葡萄糖稳态改善[59]。相反，当脂肪特异性 GLUT4 被敲除时，小鼠具有胰岛素抗性和 2 型糖尿病。

Kahn 小组之前的研究表明，脂肪 GLUT4 表达调节全身胰岛素敏感性[58-59]，表明脂肪细胞能够感知可用葡萄糖变化，并协调、作出反应。从 Herman 最近进行的一项研究中可以清楚地看出，脂肪组织 ChREBP 在整合脂肪细胞和全身代谢功能中具有关键作用，这可能是通过强效 ChREBP-b 转录调节来介导的[60]。

11.2.4　氧化应激

肥胖和糖尿病与氧化应激有关[61-62]。肥胖症中存在的低度炎症和脂肪组织中定置巨噬细胞的异常活化增加了活性氧（reactive oxygen species，ROS）的水平。ROS

主要来源于暴露于炎性细胞因子的组织炎症因子（如 IL-1、TNF 和 IL-6）在肥胖症中增加。ROS 还可以直接调节转录因子（如 NF-κB）的活性，从而控制促炎基因的表达[63]。此外，在肥胖症中经常观察到血糖异常，与 NADPH 氧化酶活性增加致 ROS 释放有关[61]。

既往数据显示，尿酸（uric acid，UA）是肥胖患者发生糖尿病的强预测因子[64]，此外，已发现代谢综合征患者的血清 UA 与胰岛素抵抗之间存在强相关性[65-66]。

根据这些数据，Fabbrini 等研究了肥胖受试者血清 UA 水平显著降低的影响。有趣的是，具有高血清 UA 水平的受试者的非酶抗氧化能力（nonenzymatic antioxidant capacity，NEAC）高 20% ~ 90%，但其胰岛素敏感性（40%）和氧化应激标志物水平（30%）低于正常 UA 受试者。急性 UA 减少导致 NEAC 减少 45% ~ 95%，全身和肌肉氧化应激标志物水平增加 25% ~ 40%[67]。

然而，氧化应激的增加对胰岛素敏感性没有显著影响。这些研究结果表明，循环 UA 是一种有效的抗氧化剂，可能起到保护机制，防止自由基的氧化损伤[67]。

11.2.5 炎症和脂肪因子

动物模型和来自人类研究的数据都清楚地表明，肥胖有特征性 TNFα 释放增加，并且通常是轻度慢性炎症，导致代谢功能障碍[68]。肥胖还与脂肪组织巨噬细胞浸润增加有关[69-70]，同时巨噬细胞从抗炎状态转变为促炎状态[71]。在这种复杂情况下，来自动物模型的数据也表明肝 T 淋巴细胞也可能在肥胖相关的脂肪组织炎症和代谢功能障碍中起重要作用[72]。

脂联素

脂联素仅在脂肪组织产生，其循环浓度远高于其他脂肪因子。与瘦素相反，脂联素与人体内脏脂肪量和 BMI 呈负相关，而在糖尿病或心肌梗死患者中水平较低[73-76]。脂联素在结构上与 TNF 和 RANKL 相似[76]。

抵抗素

抵抗素是最近发现的脂肪细胞分泌因子[77]。但几乎很少发现脂肪细胞可以产生抵抗素[78]，它是由骨髓表达并由外周单核细胞产生，作为一种炎性细胞因子[79]。抵抗素参与动脉粥样硬化过程，糖尿病和肥胖患者的血清抵抗素水平较高[77,80-81]。

IL-6

血清 1/3 的 IL-6 由脂肪细胞和脂肪组织基质产生[82]。这与超重和肥胖个体中血清 IL-6 增加的现象一致[83-84]。IL-6 可作用于脂肪细胞、肝细胞、骨骼肌和胰腺 β 细胞，直接或间接影响葡萄糖稳态和能量消耗[85]。

MCP-1

MCP-1 是炎症反应期间参与巨噬细胞活化的因子，并且最近已被认为是胰岛素抵抗、糖尿病和炎性疾病之间复杂相互作用的新主角。与低 MCP 水平的小鼠相比，肥胖小鼠脂肪组织中的 MCP-1 水平更高，其脂肪组织和肝中脂肪炎症和远期胰岛素抵抗的风险更高。

11.2.6　性激素

脂肪组织可显著促进血清雌激素生成。脂肪组织中芳香化酶的表达促进雌激素的外周形成，并随着体重和年龄的增长而增加[86]。雌激素缺乏与绝经后妇女的肥胖有关[87]，雌激素治疗可以逆转卵巢切除大鼠模型肥胖的发生[88-90]。

观察性研究支持雌激素代谢与 BMI 之间的关联[91]，表明肥胖与雌激素在 C-2 的羟基化显著降低有关。这导致活性较低或无活性的雌激素代谢物的产生减少，可能与肥胖患者骨量维持有关。实际上，最近的一项研究表明，在绝经后的女性中，雌激素无活性代谢物的代谢增加，这与较低的体脂率和较高的瘦体重相关[92]。

11.3　RANKL 系统和胰岛素抵抗

RANKL 是 TNF 超家族的成员，并且在与其同源受体 RANK 结合后，充当 NF-κB 的有效刺激物。有证据支持该系统在糖尿病和相关疾病中的作用[93]。肝组织[94] 和 β 细胞均表达 RANKL 和 RANK[95]。此外，与 RANK/RANKL 竞争的 OPG 在 T2DM 中升高，特别是在血糖控制不佳的患者中，且与脂肪量和动脉粥样硬化相关[96-99]。最近，Kiechl 等表明，Brunek 对 844 名受试者进行了研究，表明可溶性 RANKL 水平升高与糖尿病的发展相关（OR，3.37；95%CI，1.63 ~ 6.97）。除流行病学发现外，作者还发现 RANKL 可影响肝细胞功能和胰岛素抵抗，从而与葡萄糖代谢相互作用。实际上，肝细胞中缺乏 RANK 的小鼠（*Rank*LKO）高脂饮食喂养后，不会出现胰岛素抵抗，并显示空腹葡萄糖和胰岛素浓度与正常脂肪饮食的 *Rank*WT 小鼠相似[95]。这些数据表明 RANKL 参与肝胰岛素抵抗和 T2DM 的发病，并将炎症和葡萄糖稳态联系起来。

11.3.1 骨钙素

骨钙素（OCN）是一种成骨细胞合成激素，已被证明可通过刺激 β 细胞增殖和增加胰岛素分泌来调节葡萄糖稳态（图 11.1）。

Karsenty 的研究小组表明，OCN 敲除小鼠表现为 β 细胞增殖受限、糖耐量减低和胰岛素抵抗。在体外研究中，当从野生型小鼠分离的胰腺 β 细胞与野生型成骨细胞共同培养，或在培养的成骨细胞的上清液中培养，可出现胰岛素分泌增加，表明成骨细胞存在调节 β 细胞功能的因子。OCN 的使用显著降低了血糖并增加了胰岛素分泌。此外，通过 OCN 功能可被脂联素激活——将脂联素表达增加的脂肪细胞与野生型成骨细胞共培养，可得出上述结论[100-101]。许多人类研究也探讨了 OCN 与葡萄糖稳态之间的关系。据报道，与健康受试者相比，T2DM 患者的 OCN 水平较低[102]，OCN 与体重指数、脂肪量和血浆葡萄糖[103-106] 呈负相关，也与动脉粥样硬化、炎症因子如高敏 C 反应蛋白和 IL-6[107] 有关。

Ferron 研究还表明，在高脂饮食（high-fat diet，HFD）的小鼠中，每日注射 OCN 可部分恢复胰岛素敏感性和葡萄糖耐量。间歇性 OCN 注射在其骨骼肌中出现额外的线粒体，增加了能量消耗并改善了胰岛素敏感性。

生活方式干预

生活方式干预被认为是治疗肥胖和预防心脏相关事件的根本方法。在最近的一项研究中，Villareal 小组将 107 名肥胖老年人随机分为对照组、饮食控制组、运动组和饮食运动组，进行了为期 1 年的研究。在研究结束时，饮食运动组和饮食控制组胰岛素曲线下面积（AUC）、葡萄糖 AUC、内脏脂肪、肿瘤坏死因子和脂联素方面有相似的改善，而这些参数在运动组和对照组没有变化[108]。重要的是，这两种干预措施的结合使胰岛素敏感性和心脏相关事件患病率降低了 40%[108]。这些数据证实了之前的研究结果，即运动训练本身可能对胰岛素敏感性是中性影响，而当出现体重减轻时运动会对胰岛素敏感性变得有害。

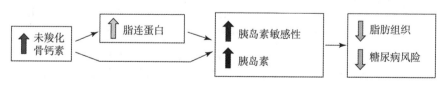

图 11.1 骨钙素在葡萄糖代谢稳态中的作用。Adapted from Motyl et al.[109]

参考文献

1. Klein S, Wadden T, Sugerman HJ (2002) AGA technical review on obesity. Gastroenterology 123(3):882–932
2. Kragelund C, Hassager C, Hildebrandt P, Torp-Pedersen C, Kober L (2005) Impact of obesity on long-term prognosis following acute myocardial infarction. Int J Cardiol 98(1):123–131
3. McAuley P, Myers J, Abella J, Froelicher V (2007) Body mass, fitness and survival in veteran patients: another obesity paradox? Am J Med 120(6):518–524
4. Alberti KG, Eckel RH, Grundy SM, Zimmet PZ, Cleeman JI, Donato KA et al (2009) Harmonizing the metabolic syndrome: a joint interim statement of the International Diabetes Federation Task Force on Epidemiology and Prevention; National Heart, Lung, and Blood Institute; American Heart Association; World Heart Federation; International Atherosclerosis Society; and International Association for the Study of Obesity. Circulation 120(16):1640–1645
5. DeFronzo RA (2010) Insulin resistance, lipotoxicity, type 2 diabetes and atherosclerosis: the missing links. The Claude Bernard Lecture 2009. Diabetologia 53(7):1270–1287
6. Groop LC, Bonadonna RC, DelPrato S, Ratheiser K, Zyck K, Ferrannini E et al (1989) Glucose and free fatty acid metabolism in non-insulin-dependent diabetes mellitus. Evidence for multiple sites of insulin resistance. J Clin Invest 84(1):205–213
7. Fabbrini E, Magkos F, Mohammed BS, Pietka T, Abumrad NA, Patterson BW et al (2009) Intrahepatic fat, not visceral fat, is linked with metabolic complications of obesity. Proc Natl Acad Sci U S A 106(36):15430–15435
8. Magkos F, Fabbrini E, Conte C, Patterson BW, Klein S (2012) Relationship between adipose tissue lipolytic activity and skeletal muscle insulin resistance in nondiabetic women. J Clin Endocrinol Metab 97(7):E1219–E1223
9. Colditz GA, Willett WC, Rotnitzky A, Manson JE (1995) Weight gain as a risk factor for clinical diabetes mellitus in women. Ann Intern Med 122(7):481–486
10. Chan JM, Rimm EB, Colditz GA, Stampfer MJ, Willett WC (1994) Obesity, fat distribution, and weight gain as risk factors for clinical diabetes in men. Diabetes Care 17(9):961–969
11. Flegal KM, Troiano RP (2000) Changes in the distribution of body mass index of adults and children in the US population. Int J Obes Relat Metab Disord 24(7):807–818
12. Cowie CC, Rust KF, Ford ES, Eberhardt MS, Byrd-Holt DD, Li C et al (2009) Full accounting of diabetes and pre-diabetes in the U.S. population in 1988–1994 and 2005–2006. Diabetes Care 32(2):287–294
13. Sullivan PW, Morrato EH, Ghushchyan V, Wyatt HR, Hill JO (2005) Obesity, inactivity, and the prevalence of diabetes and diabetes-related cardiovascular comorbidities in the U.S., 2000–2002. Diabetes Care 28(7):1599–1603
14. Ohlson LO, Larsson B, Svardsudd K, Welin L, Eriksson H, Wilhelmsen L et al (1985) The influence of body fat distribution on the incidence of diabetes mellitus. 13.5 years of follow-up of the participants in the study of men born in 1913. Diabetes 34(10):1055–1058
15. Kaye SA, Folsom AR, Sprafka JM, Prineas RJ, Wallace RB (1991) Increased incidence of diabetes mellitus in relation to abdominal adiposity in older women. J Clin Epidemiol 44(3):329–334
16. Willett WC, Manson JE, Stampfer MJ, Colditz GA, Rosner B, Speizer FE et al (1995) Weight, weight change, and coronary heart disease in women. Risk within the 'normal' weight range. JAMA 273(6):461–465
17. Rimm EB, Stampfer MJ, Giovannucci E, Ascherio A, Spiegelman D, Colditz GA et al (1995) Body size and fat distribution as predictors of coronary heart disease among middle-aged and older US men. Am J Epidemiol 141(12):1117–1127

18. Wei M, Gibbons LW, Mitchell TL, Kampert JB, Lee CD, Blair SN (1999) The association between cardiorespiratory fitness and impaired fasting glucose and type 2 diabetes mellitus in men. Ann Intern Med 130(2):89–96

19. Lee CD, Blair SN, Jackson AS (1999) Cardiorespiratory fitness, body composition, and all-cause and cardiovascular disease mortality in men. Am J Clin Nutr 69(3):373–380

20. Yoon KH, Lee JH, Kim JW, Cho JH, Choi YH, Ko SH et al (2006) Epidemic obesity and type 2 diabetes in Asia. Lancet 368(9548):1681–1688

21. Karelis AD (2008) Metabolically healthy but obese individuals. Lancet 372(9646): 1281–1283

22. Iacobellis G, Ribaudo MC, Zappaterreno A, Iannucci CV, Leonetti F (2005) Prevalence of uncomplicated obesity in an Italian obese population. Obes Res 13(6):1116–1122

23. Stefan N, Kantartzis K, Machann J, Schick F, Thamer C, Rittig K et al (2008) Identification and characterization of metabolically benign obesity in humans. Arch Intern Med 168(15): 1609–1616

24. Karelis AD, Faraj M, Bastard JP, St-Pierre DH, Brochu M, Prud'homme D et al (2005) The metabolically healthy but obese individual presents a favorable inflammation profile. J Clin Endocrinol Metab 90(7):4145–4150

25. Aguilar-Salinas CA, Garcia EG, Robles L, Riano D, Ruiz-Gomez DG, Garcia-Ulloa AC et al (2008) High adiponectin concentrations are associated with the metabolically healthy obese phenotype. J Clin Endocrinol Metab 93(10):4075–4079

26. Samocha-Bonet D, Chisholm DJ, Tonks K, Campbell LV, Greenfield JR (2012) Insulin-sensitive obesity in humans - a 'favorable fat' phenotype? Trends Endocrinol Metab 23(3):116–124

27. Fabbrini E, Cella M, McCartney SA, Fuchs A, Abumrad NA, Pietka TA et al (2013) Association between specific adipose tissue CD4+ T-cell populations and insulin resistance in obese individuals. Gastroenterology 145(2):366–374, e1–3

28. Shulman GI (2000) Cellular mechanisms of insulin resistance. J Clin Invest 106(2):171–176

29. Boden G (2006) Fatty acid-induced inflammation and insulin resistance in skeletal muscle and liver. Curr Diab Rep 6(3):177–181

30. Kelley DE, Mokan M, Simoneau JA, Mandarino LJ (1993) Interaction between glucose and free fatty acid metabolism in human skeletal muscle. J Clin Invest 92(1):91–98

31. Ferrannini E, Barrett EJ, Bevilacqua S, DeFronzo RA (1983) Effect of fatty acids on glucose production and utilization in man. J Clin Invest 72(5):1737–1747

32. Santomauro AT, Boden G, Silva ME, Rocha DM, Santos RF, Ursich MJ et al (1999) Overnight lowering of free fatty acids with Acipimox improves insulin resistance and glucose tolerance in obese diabetic and nondiabetic subjects. Diabetes 48(9):1836–1841

33. Kleiber H, Munger R, Jallut D, Tappy L, Felley C, Golay A et al (1992) Interaction of lipid and carbohydrate metabolism after infusions of lipids or of lipid lowering agents: lack of a direct relationship between free fatty acid concentrations and glucose disposal. Diabete Metab 18(2):84–90

34. Um SH, D'Alessio D, Thomas G (2006) Nutrient overload, insulin resistance, and ribosomal protein S6 kinase 1, S6K1. Cell Metab 3(6):393–402

35. Itani SI, Ruderman NB, Schmieder F, Boden G (2002) Lipid-induced insulin resistance in human muscle is associated with changes in diacylglycerol, protein kinase C, and IkappaB-alpha. Diabetes 51(7):2005–2011

36. Reue K, Xu P, Wang XP, Slavin BG (2000) Adipose tissue deficiency, glucose intolerance, and increased atherosclerosis result from mutation in the mouse fatty liver dystrophy (fld) gene. J Lipid Res 41(7):1067–1076

37. Phan J, Reue K (2005) Lipin, a lipodystrophy and obesity gene. Cell Metab 1(1):73–83

38. Takeuchi K, Reue K (2009) Biochemistry, physiology, and genetics of GPAT, AGPAT, and lipin enzymes in triglyceride synthesis. Am J Physiol Endocrinol Metab 296(6):E1195–E1209

39. Bouchard C, Perusse L (1993) Genetics of obesity. Annu Rev Nutr 13:337–354
40. Fredriksson R, Hagglund M, Olszewski PK, Stephansson O, Jacobsson JA, Olszewska AM et al (2008) The obesity gene, FTO, is of ancient origin, up-regulated during food deprivation and expressed in neurons of feeding-related nuclei of the brain. Endocrinology 149(5): 2062–2071
41. Clifton IJ, McDonough MA, Ehrismann D, Kershaw NJ, Granatino N, Schofield CJ (2006) Structural studies on 2-oxoglutarate oxygenases and related double-stranded beta-helix fold proteins. J Inorg Biochem 100(4):644–669
42. Stratigopoulos G, Padilla SL, LeDuc CA, Watson E, Hattersley AT, McCarthy MI et al (2008) Regulation of Fto/Ftm gene expression in mice and humans. Am J Physiol Regul Integr Comp Physiol 294(4):R1185–R1196
43. Wahlen K, Sjolin E, Hoffstedt J (2008) The common rs9939609 gene variant of the fat mass- and obesity-associated gene FTO is related to fat cell lipolysis. J Lipid Res 49(3):607–611
44. Dina C, Meyre D, Gallina S, Durand E, Korner A, Jacobson P et al (2007) Variation in FTO contributes to childhood obesity and severe adult obesity. Nat Genet 39(6):724–726
45. Li H, Wu Y, Loos RJ, Hu FB, Liu Y, Wang J et al (2008) Variants in the fat mass- and obesity-associated (FTO) gene are not associated with obesity in a Chinese Han population. Diabetes 57(1):264–268
46. Hotta K, Nakata Y, Matsuo T, Kamohara S, Kotani K, Komatsu R et al (2008) Variations in the FTO gene are associated with severe obesity in the Japanese. J Hum Genet 53(6): 546–553
47. Ng MC, Park KS, Oh B, Tam CH, Cho YM, Shin HD et al (2008) Implication of genetic variants near TCF7L2, SLC30A8, HHEX, CDKAL1, CDKN2A/B, IGF2BP2, and FTO in type 2 diabetes and obesity in 6,719 Asians. Diabetes 57(8):2226–2233
48. Hegele RA, Harris SB, Hanley AJ, Sadikian S, Connelly PW, Zinman B (1996) Genetic variation of intestinal fatty acid-binding protein associated with variation in body mass in aboriginal Canadians. J Clin Endocrinol Metab 81(12):4334–4337
49. Yamada K, Yuan X, Ishiyama S, Koyama K, Ichikawa F, Koyanagi A et al (1997) Association between Ala54Thr substitution of the fatty acid-binding protein 2 gene with insulin resistance and intra-abdominal fat thickness in Japanese men. Diabetologia 40(6):706–710
50. Agren JJ, Vidgren HM, Valve RS, Laakso M, Uusitupa MI (2001) Postprandial responses of individual fatty acids in subjects homozygous for the threonine- or alanine-encoding allele in codon 54 of the intestinal fatty acid binding protein 2 gene. Am J Clin Nutr 73(1):31–35
51. Baier LJ, Bogardus C, Sacchettini JC (1996) A polymorphism in the human intestinal fatty acid binding protein alters fatty acid transport across Caco-2 cells. J Biol Chem 271(18): 10892–10896
52. Marin C, Perez-Jimenez F, Gomez P, Delgado J, Paniagua JA, Lozano A et al (2005) The Ala54Thr polymorphism of the fatty acid-binding protein 2 gene is associated with a change in insulin sensitivity after a change in the type of dietary fat. Am J Clin Nutr 82(1):196–200
53. Tontonoz P, Spiegelman BM (2008) Fat and beyond: the diverse biology of PPARgamma. Annu Rev Biochem 77:289–312
54. Yen CJ, Beamer BA, Negri C, Silver K, Brown KA, Yarnall DP et al (1997) Molecular scanning of the human peroxisome proliferator activated receptor gamma (hPPAR gamma) gene in diabetic Caucasians: identification of a Pro12Ala PPAR gamma 2 missense mutation. Biochem Biophys Res Commun 241(2):270–274
55. Ludovico O, Pellegrini F, Di Paola R, Minenna A, Mastroianno S, Cardellini M et al (2007) Heterogeneous effect of peroxisome proliferator-activated receptor gamma2 Ala12 variant on type 2 diabetes risk. Obesity (Silver Spring) 15(5):1076–1081
56. Shepherd PR, Kahn BB (1999) Glucose transporters and insulin action–implications for insulin resistance and diabetes mellitus. N Engl J Med 341(4):248–257

57. Attie AD, Scherer PE (2009) Adipocyte metabolism and obesity. J Lipid Res 50(Suppl): S395–S399
58. Abel ED, Peroni O, Kim JK, Kim YB, Boss O, Hadro E et al (2001) Adipose-selective targeting of the GLUT4 gene impairs insulin action in muscle and liver. Nature 409(6821):729–733
59. Shepherd PR, Gnudi L, Tozzo E, Yang H, Leach F, Kahn BB (1993) Adipose cell hyperplasia and enhanced glucose disposal in transgenic mice overexpressing GLUT4 selectively in adipose tissue. J Biol Chem 268(30):22243–22246
60. Herman MA, Peroni OD, Villoria J, Schon MR, Abumrad NA, Bluher M et al (2012) A novel ChREBP isoform in adipose tissue regulates systemic glucose metabolism. Nature 484(7394):333–338
61. West IC (2000) Radicals and oxidative stress in diabetes. Diabet Med 17(3):171–180
62. Stadler K (2012) Oxidative stress in diabetes. Adv Exp Med Biol 771:272–287
63. Zmijewski JW, Zhao X, Xu Z, Abraham E (2007) Exposure to hydrogen peroxide diminishes NF-kappaB activation, IkappaB-alpha degradation, and proteasome activity in neutrophils. Am J Physiol Cell Physiol 293(1):C255–C266
64. Bhole V, Choi JW, Kim SW, de Vera M, Choi H (2010) Serum uric acid levels and the risk of type 2 diabetes: a prospective study. Am J Med 123(10):957–961
65. Vuorinen-Markkola H, Yki-Jarvinen H (1994) Hyperuricemia and insulin resistance. J Clin Endocrinol Metab 78(1):25–29
66. Yoo TW, Sung KC, Shin HS, Kim BJ, Kim BS, Kang JH et al (2005) Relationship between serum uric acid concentration and insulin resistance and metabolic syndrome. Circ J 69(8): 928–933
67. Fabbrini E, Serafini M, Colic Baric I, Hazen SL, Klein S (2014) Effect of plasma uric acid on antioxidant capacity, oxidative stress, and insulin sensitivity in obese subjects. Diabetes 63(3):976–981
68. Rodriguez-Hernandez H, Simental-Mendia LE, Rodriguez-Ramirez G, Reyes-Romero MA (2013) Obesity and inflammation: epidemiology, risk factors, and markers of inflammation. Int J Endocrinol 2013:678159
69. Weisberg SP, McCann D, Desai M, Rosenbaum M, Leibel RL, Ferrante AW Jr (2003) Obesity is associated with macrophage accumulation in adipose tissue. J Clin Invest 112(12): 1796–1808
70. Curat CA, Miranville A, Sengenes C, Diehl M, Tonus C, Busse R et al (2004) From blood monocytes to adipose tissue-resident macrophages: induction of diapedesis by human mature adipocytes. Diabetes 53(5):1285–1292
71. Lumeng CN, Bodzin JL, Saltiel AR (2007) Obesity induces a phenotypic switch in adipose tissue macrophage polarization. J Clin Invest 117(1):175–184
72. Tang Y, Bian Z, Zhao L, Liu Y, Liang S, Wang Q et al (2011) Interleukin-17 exacerbates hepatic steatosis and inflammation in non-alcoholic fatty liver disease. Clin Exp Immunol 166(2):281–290
73. Weyer C, Funahashi T, Tanaka S, Hotta K, Matsuzawa Y, Pratley RE et al (2001) Hypoadiponectinemia in obesity and type 2 diabetes: close association with insulin resistance and hyperinsulinemia. J Clin Endocrinol Metab 86(5):1930–1935
74. Pischon T, Girman CJ, Hotamisligil GS, Rifai N, Hu FB, Rimm EB (2004) Plasma adiponectin levels and risk of myocardial infarction in men. JAMA 291(14):1730–1737
75. Nakashima R, Kamei N, Yamane K, Nakanishi S, Nakashima A, Kohno N (2006) Decreased total and high molecular weight adiponectin are independent risk factors for the development of type 2 diabetes in Japanese-Americans. J Clin Endocrinol Metab 91(10):3873–3877
76. Shinoda Y, Yamaguchi M, Ogata N, Akune T, Kubota N, Yamauchi T et al (2006) Regulation of bone formation by adiponectin through autocrine/paracrine and endocrine pathways. J Cell Biochem 99(1):196–208

77. Steppan CM, Bailey ST, Bhat S, Brown EJ, Banerjee RR, Wright CM et al (2001) The hormone resistin links obesity to diabetes. Nature 409(6818):307–312

78. Fain JN, Cheema PS, Bahouth SW, Lloyd Hiler M (2003) Resistin release by human adipose tissue explants in primary culture. Biochem Biophys Res Commun 300(3):674–678

79. Patel L, Buckels AC, Kinghorn IJ, Murdock PR, Holbrook JD, Plumpton C et al (2003) Resistin is expressed in human macrophages and directly regulated by PPAR gamma activators. Biochem Biophys Res Commun 300(2):472–476

80. Vendrell J, Broch M, Vilarrasa N, Molina A, Gomez JM, Gutierrez C et al (2004) Resistin, adiponectin, ghrelin, leptin, and proinflammatory cytokines: relationships in obesity. Obes Res 12(6):962–971

81. Yannakoulia M, Yiannakouris N, Bluher S, Matalas AL, Klimis-Zacas D, Mantzoros CS (2003) Body fat mass and macronutrient intake in relation to circulating soluble leptin receptor, free leptin index, adiponectin, and resistin concentrations in healthy humans. J Clin Endocrinol Metab 88(4):1730–1736

82. Fain JN, Madan AK, Hiler ML, Cheema P, Bahouth SW (2004) Comparison of the release of adipokines by adipose tissue, adipose tissue matrix, and adipocytes from visceral and subcutaneous abdominal adipose tissues of obese humans. Endocrinology 145(5):2273–2282

83. Fernandez-Real JM, Ricart W (2003) Insulin resistance and chronic cardiovascular inflammatory syndrome. Endocr Rev 24(3):278–301

84. Das UN (2001) Is obesity an inflammatory condition? Nutrition 17(11–12):953–966

85. Kristiansen OP, Mandrup-Poulsen T (2005) Interleukin-6 and diabetes: the good, the bad, or the indifferent? Diabetes 54(Suppl 2):S114–S124

86. Nelson LR, Bulun SE (2001) Estrogen production and action. J Am Acad Dermatol 45(3 Suppl):S116–S124

87. Okazaki R, Inoue D, Shibata M, Saika M, Kido S, Ooka H et al (2002) Estrogen promotes early osteoblast differentiation and inhibits adipocyte differentiation in mouse bone marrow stromal cell lines that express estrogen receptor (ER) alpha or beta. Endocrinology 143(6): 2349–2356

88. Benayahu D, Shur I, Ben-Eliyahu S (2000) Hormonal changes affect the bone and bone marrow cells in a rat model. J Cell Biochem 79(3):407–415

89. Elbaz A, Rivas D, Duque G (2009) Effect of estrogens on bone marrow adipogenesis and Sirt1 in aging C57BL/6J mice. Biogerontology 10(6):747–755

90. Somjen D, Katzburg S, Kohen F, Gayer B, Posner GH, Yoles I et al (2011) The effects of native and synthetic estrogenic compounds as well as vitamin D less-calcemic analogs on adipocytes content in rat bone marrow. J Endocrinol Invest 34(2):106–110

91. Matthews CE, Fowke JH, Dai Q, Leon Bradlow H, Jin F, Shu XO et al (2004) Physical activity, body size, and estrogen metabolism in women. Cancer Causes Control 15(5): 473–481

92. Napoli N, Vattikuti S, Yarramaneni J, Giri TK, Nekkalapu S, Qualls C et al (2012) Increased 2-hydroxylation of estrogen is associated with lower body fat and increased lean body mass in postmenopausal women. Maturitas 72(1):66–71

93. Anderson DM, Maraskovsky E, Billingsley WL, Dougall WC, Tometsko ME, Roux ER et al (1997) A homologue of the TNF receptor and its ligand enhance T-cell growth and dendritic-cell function. Nature 390(6656):175–179

94. Sakai N, Van Sweringen HL, Schuster R, Blanchard J, Burns JM, Tevar AD et al (2012) Receptor activator of nuclear factor-kappaB ligand (RANKL) protects against hepatic ischemia/reperfusion injury in mice. Hepatology 55(3):888–897

95. Kiechl S, Wittmann J, Giaccari A, Knoflach M, Willeit P, Bozec A et al (2013) Blockade of receptor activator of nuclear factor-kappaB (RANKL) signaling improves hepatic insulin resistance and prevents development of diabetes mellitus. Nat Med 19(3):358–363

96. Walus-Miarka M, Katra B, Fedak D, Czarnecka D, Miarka P, Wozniakiewicz E et al (2011) Osteoprotegerin is associated with markers of atherosclerosis and body fat mass in type 2 diabetes patients. Int J Cardiol 147(2):335–336

97. Secchiero P, Corallini F, Pandolfi A, Consoli A, Candido R, Fabris B et al (2006) An increased osteoprotegerin serum release characterizes the early onset of diabetes mellitus and may contribute to endothelial cell dysfunction. Am J Pathol 169(6):2236–2244

98. Grigoropoulou P, Eleftheriadou I, Zoupas C, Tentolouris N (2011) The role of the osteoprotegerin/RANKL/RANK system in diabetic vascular disease. Curr Med Chem 18(31):4813–4819

99. Venuraju SM, Yerramasu A, Corder R, Lahiri A (2010) Osteoprotegerin as a predictor of coronary artery disease and cardiovascular mortality and morbidity. J Am Coll Cardio 55(19):2049–2061

100. Lee NK, Sowa H, Hinoi E, Ferron M, Ahn JD, Confavreux C et al (2007) Endocrine regulation of energy metabolism by the skeleton. Cell 130(3):456–469

101. Ferron M, Hinoi E, Karsenty G, Ducy P (2008) Osteocalcin differentially regulates beta cell and adipocyte gene expression and affects the development of metabolic diseases in wild type mice. Proc Natl Acad Sci U S A 105(13):5266–5270

102. Oz SG, Guven GS, Kilicarslan A, Calik N, Beyazit Y, Sozen T (2006) Evaluation of bone metabolism and bone mass in patients with type-2 diabetes mellitus. J Natl Med Asso 98(10):1598–1604

103. Kanazawa I, Yamaguchi T, Yamauchi M, Yamamoto M, Kurioka S, Yano S et al (2011) Serum undercarboxylated osteocalcin was inversely associated with plasma glucose level and fat mass in type 2 diabetes mellitus. Osteoporos Int 22(1):187–194

104. Kanazawa I, Yamaguchi T, Yamamoto M, Yamauchi M, Kurioka S, Yano S et al (2009) Serum osteocalcin level is associated with glucose metabolism and atherosclerosis parameters in type 2 diabetes mellitus. J Clin Endocrinol Metab 94(1):45–49

105. Kindblom JM, Ohlsson C, Ljunggren O, Karlsson MK, Tivesten A, Smith U et al (2009) Plasma osteocalcin is inversely related to fat mass and plasma glucose in elderly Swedish men. J Bone Miner Res 24(5):785–791

106. Zhou M, Ma X, Li H, Pan X, Tang J, Gao Y et al (2009) Serum osteocalcin concentrations in relation to glucose and lipid metabolism in Chinese individuals. Eur J Endocrino 161(5):723–729

107. Pittas AG, Harris SS, Eliades M, Stark P, Dawson-Hughes B (2009) Association between serum osteocalcin and markers of metabolic phenotype. J Clin Endocrinol Metab 94(3):827–832

108. Bouchonville M, Armamento-Villareal R, Shah K, Napoli N, Sinacore DR, Qualls C et al (2014) Weight loss, exercise or both and cardiometabolic risk factors in obese older adults results of a randomized controlled trial. Int J Obes (Lond) 38(3):423–431

109. Motyl KJ, McCabe LR, Schwartz AV. Bone and glucose metabolism: a two-way street. Arch Biochem Biophys. 2010;503(1):2–10

12

肥胖症中的血脂异常和心血管风险

Marcello Arca

12.1 引言

肥胖是一个主要的公共卫生问题，它在发达国家和发展中国家都越来越普遍[1]。肥胖患病率的增加不仅发生在成人中，也发生在儿童和青少年中，在儿童及青少年中肥胖患病率增加尤其显著[2]。肥胖是心血管事件危险因素，肥胖的爆发性流行将心血管风险评估和管理推到了风口浪尖。因此，美国心脏协会发表了许多相关文章，阐述并强调肥胖对健康的危害[3]。虽然很多证据表明肥胖与2型糖尿病相关，并且出现各种心血管事件的风险增加，但其机制是复杂和多样的。众所周知，内脏肥胖可能是冠心病（coronary heart disease，CHD）风险增加的原因。最近的成人肥胖［以体重指数（BMI）衡量］与冠心病风险之间关系的综述表明，BMI每升高 1 kg/m^2，冠心病风险增加 5% ~ 7%[4-6]。该关联在很大程度上不受吸烟影响[5]，但部分是由血压升高和血脂异常引起的。因此，本章将主要关注肥胖中脂蛋白代谢的变化及其对动脉粥样硬化形成的影响。此外，将讨论血脂异常的肥胖患者针对血脂进行的干预，包括药物干预和非药物干预。

12.2 肥胖症中的血脂异常：病理生理机制

肥胖显著影响脂蛋白代谢。内脏性肥胖的患者血脂典型表现为甘油三酯（TG）浓度增加，高密度脂蛋白胆固醇（high-density lipoprotein cholesterol，HDL-C）浓度降低，以及低密度脂蛋白（low-density lipoprotein，LDL）部分转变为更小而密 LDL (small and dense LDL，sdLDL)（图 12.1）。一致认为这些改变会致动脉粥样硬化，因此这种形式的血脂异常更合适被定义为致动脉粥样硬化性血脂异常（atherogenic dyslipidemia，AD）[7]。

人们认为，AD 是由多种代谢异常引起的，例如①肝脏和肠道富含 TG 的脂蛋白增加，②胆固醇合成增加，③富含 TG 的脂蛋白延迟清除，④ HDL 分解增加。然而，一个重要的问题是，这些异常中的哪一种与 AD 的典型脂质表型相关性更好。一些证据表明，肝脏产生极低密度脂蛋白（very-low-density lipoprotein，VLDL）可以起到关键作用。事实上，体内转换研究表明 AD 的主要特征是肝 VLDL-apo B 的产生率增加，主要是大 VLDL 颗粒（VLDL1）[8]。VLDL1 的产生率是血浆中 TG 浓度的决定因素，与胰岛素敏感指数显著相关[8]。

血液中 VLDL 增加不仅会出现高甘油三酯血症，而且是 AD 其他脂质异常的主要原因，因为它会导致富含 TG 的脂蛋白的延迟清除和 sdLDL 的形成[9-10]。存在高甘油三酯血症的情况下，由于胆固醇酯转移蛋白（cholesteryl ester transfer protein，CETP）的活性增强，LDL 的胆固醇酯含量降低，而 TG 的胆固醇酯含量增加，CETP 是促进结合 TG 的胆固醇酯在 VLDL 和 LDL 之间交换。然而，LDL 中增加的 TG 被肝脂酶水解，导致 sdLDL 颗粒的形成[11]。肥胖症中 sdLDL 的生成主要是由于 TG 浓度增加而不依赖全身脂肪量增加[12]。

脂蛋白脂酶（lipoprotein lipase，LPL）的活性降低，可使富含 TG 的脂蛋白分解减少，脂蛋白脂酶是调节 VLDL 和乳糜微粒中 TG 脂解作用的酶[13]。使用稳定同位素的研究显示，肥胖受试者的乳糜微粒残留物的分解代谢减少，腰臀比是其分解代谢率的最佳预测因子[14]。此外，餐后长时间血脂增高导致 FFA 水平升高，导致

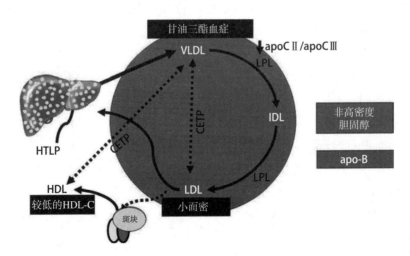

图 12.1　肥胖症中血脂异常的代谢变化的示意图

LPL 从其内皮表面脱落[15]，进一步降低了富含 TG 的脂蛋白的分解代谢。已经充分证明，餐后致动脉粥样硬化性高脂血症与内脏肥胖有关[16]。Van Oostrom 等已经表明，肥胖受试者的日间及夜间甘油三酯血症与腰围更相关，而非与体重指数相关[17]，这与脂肪组织分布调节餐后血脂的假设一致。有报道表明 LDL 的代谢也可能在肥胖个体中发生改变，这主要是由于 LDL 受体的表达降低[18]。

乳糜微粒和 VLDL 的增加以及肥胖症中的脂解作用受损也显著影响 HDL 代谢。如前所述，富含 TG 的脂蛋白数量的增加导致 CETP 活性增加，其将来自 HDL 的 CE 与来自 VLDL 和 LDL 的 TG 进行交换[19]。此外，这些富含 TG 的 HDL 的脂解作用需要肝脂酶，导致小的 HDL 对 apo A-I 的亲和力降低，apo A-I 与 HDL 的解离。最终导致循环中 HDL-C、HDL 颗粒减少，胆固醇转运受损[20]。

12.3　肥胖症中脂蛋白异常对动脉粥样硬化的影响

所有上述肥胖中脂蛋白代谢异常的结果都是促动脉粥样硬化脂蛋白的积累和 HDL 功能的损害。事实上，sdLDL 的代谢相对缓慢，停留时间为 5 天（而不是 2 天），这增强了其致动脉粥样硬化的可能[11]。此外，sdLDL 对蛋白多糖的亲和力较高，导致内皮下脂蛋白增多[21]。最后，研究表明 sdLDL 更容易氧化，部分原因是游离胆固醇和抗氧化剂含量较低[19]。乳糜微粒和 VLDL 也参与动脉粥样硬化的发展。一些研究表明富含 TG 的脂蛋白和胆固醇水平与冠状动脉粥样硬化的出现有关[22]。这可以通过以下事实解释：乳糜微粒残余物和 LDL 可能迁移到血管壁而遗留在内皮下，在那里它们可被单核细胞 / 巨噬细胞吞噬[23]。与天然 LDL 相比，乳糜微粒和 VLDL 的内皮下残留物不需要被修饰即可被巨噬细胞的清道夫受体摄取，这一特性可以促进上述过程[23]。尽管 LDL 颗粒比乳糜微粒残留物更容易迁移到内皮下空间，但 LDL 并不一定转化为更多的胆固醇沉积，因为乳糜微粒残留物每个粒子的胆固醇含量比 LDL 高约 40 倍[23]。残余物介导的动脉粥样硬化可能有其他机制，包括餐后白细胞活化、氧化应激的产生和细胞因子的产生[24]，这些机制可能在肥胖中发挥作用。另一方面，认为 HDL 浓度和组成的异常，会使 HDL 促进胆固醇转运出细胞的功能减弱。胆固醇流出的能力，这是胆固醇逆向转运的第一步，与肥胖的糖尿病患者的冠状动脉疾病风险增加和血流介导的血管舒张有关[25]。据报道，从肥胖糖尿病患者中分离的 HDL，其促进胆固醇细胞外排的能力降低，这可能与 ABCA1 的低表达有关，ABCA1 是负责将胆固醇从细胞膜转运到 HDL 颗粒的第一个膜转运蛋白[26]。

12.4 脂质靶点治疗肥胖症中的血脂异常

EAS/ESC 指南建议检测肥胖受试者的血脂，以评估其心血管风险[27]。然而，在血脂异常的肥胖受试者中生活方式干预后，是否开始药物治疗取决于其并发症的情况、原发性脂代谢紊乱可能性及心血管事件风险[13,27]。不论体重是否增加，LDL-C 是治疗肥胖症血脂异常的主要目标[27]（表 12.1）。然而，肥胖可以影响治疗目标，因为肥胖可能导致残余胆固醇增加、TG 水平升高和 HDL-C 浓度降低。因此，在 AD 存在时，推荐 apo B 或非 HDL-C 水平作为 LDL-C 水平外的二级治疗靶点[13,27]。apo B 代表致动脉粥样硬化颗粒（乳糜微粒、乳糜微粒残留物、VLDL、IDL 和 LDL）的总数，而非 HDL-C 代表富含 TG 的脂蛋白和 LDL 中胆固醇的量。最近，一项 meta 分析显示，实施非 HDL-C 或 apo B 作为治疗目标可以减少将美国人在 10 年内发生的心血管事件减少 300 000 ~ 500 000 例[28]。然而，其他研究没有证据表明 apo B 或非 HDL-C 在评估心血管风险方面优于 LDL-C 水平[29]。非 HDL-C 的治疗目标应比 LDL-C 的目标高 30 mg/dl，对应于中等和高风险受试者的非 HDL-C 水平分别为 160 mg/dl 和 130 mg/dl。apo B 的治疗目标为 0.80 ~ 1.00 g/L[27]。制定 TG 的特定治疗目标是不行的，因为 TG 在白天会增加且变化很大。然而，当 TG 水平超过 800 mg/dl 时，应开始降低 TG 的药物，以降低胰腺炎的风险[13,30]。

12.5 肥胖症中血脂异常的药物干预和非药物干预

治疗肥胖相关的血脂异常应该关注生活方式的改变，包括减肥、体育锻炼和

表 12.1 肥胖患者血脂异常的治疗靶点、目标及策略

靶点	分子	治疗目标	策略
第一靶点 ↓ LDL	LDL-C	高风险 < 100 mg/ml 中等风险 < 130 mg/ml 低风险 < 160 mg/ml	他汀类药物作为首选 根据指南滴定用量
第二靶点 ↓ 非 HDL	非 HDL-C	高风险 < 130 mg/ml 中等风险 < 160 mg/ml 低风险 < 190 mg/ml	强化他汀类药物治疗 高风险人群加用贝特类药物 如果 TG < 500 mg/dl 先起始贝特类药物再应用他汀类药物
第三靶点 ↑ HDL	HDL-C	治疗目标"> 40 mg/ml"	最大化的饮食干预 增加身体活动 考虑使用降 LDL 药物后加入贝特类药物

健康饮食。生活方式改变可改善胰岛素抵抗和血脂异常[31]。已经证明体重减轻显著降低空腹和非空腹 TG 浓度，这可能归因于 LPL 活性的增加，从而增加富含 TG 的脂蛋白的分解代谢[32]。除了空腹和非空腹 TG 的减少外，在体重减轻时可以发现 LDL-C 的轻微减少，这可能归因于 LDL 受体活性增加。肥胖受试者体重减轻 4～10 kg 后 LDL-C 减少 12%，LDL 受体 mRNA 水平增加 27%[33]。饮食的类型也影响餐后血脂。在肥胖男性中，食用低碳水化合物低饱和脂肪酸（saturated fatty acid，SFA）以及高不饱和脂肪酸（monounsaturated fatty acid，MUFA）使体重减轻（约 10%），可使餐后 TG 水平降低 27%～46%[34]。对代谢综合征（MetS）进行 MUFA 的长期干预，与富含 SF 的饮食相比，可使餐后炎症状态降低[35]。

体育锻炼已被证明可以增加 LPL 和肝脂酶活性，从而刺激 TG 脂肪分解[36]。运动诱导的 LPL 活性增加的机制仍不清楚，可能是运动刺激肌肉 LPL 活性。给 MetS 的受试者中补充鱼油（每天 1000 mg 二十碳五烯酸和 700 mg 二十二碳六烯酸），并进行 12 周步行计划，可使空腹 TG 降低并且降低餐后 TG 和 apoB48[37]。更有趣的是，据报道，体育活动对肥胖个体的脂肪转移有正面的影响（主要在肝脏中）。对患有非酒精性脂肪性肝病（non-alcoholic fatty liver disease，NAFLD）的肥胖受试者进行为期 16 周的运动训练，可使肝内 TG 含量略有下降，但未观察到 VLDL-TG 或 apoB100 分泌的变化[38]。即使没有体重减轻，运动诱导的肝内 TG 含量降低也有报道[39]。此外，低脂饮食 3 周后超重男性的肝内 TG 含量降低，而高脂饮食增加肝内 TG[40]。运动和体重减轻后血浆 TG 降低是血脂研究中最一致的发现[41]，而运动增加 HDL-C 水平仍存在争议，特别是在那些高 TG 和低 HDL-C 水平的受试者中[42]。其他饮食因素如膳食纤维已被证明可以改善营养吸收，也与胰岛素代谢有关。在西方，每天从面包、谷物、蔬菜和面食中摄取的抗性淀粉约为 5 g/d，这是非常不足的[43]。最近，一项针对 15 名胰岛素抵抗受试者的随机研究表明，8 周的抗性淀粉补充剂（40 g/d）改善了胰岛素抵抗并随后改善了 FFA 代谢。摄入抗性淀粉可使空腹 FFA 浓度降低，并且通过增强 LPL 基因的表达以及骨骼肌对 FFA 摄取的增加，使 TG 脂解增加[44]。然而，没有观察到抗性淀粉补充对 TG 和胆固醇浓度的影响[44]。

不幸的是，改变生活方式通常不足以实现体重减轻和血脂异常的改善，因此必须考虑药物治疗。减肥药对血脂异常的影响非常有限。最近 meta 分析显示，相关减肥药物可使平均体重减轻 3.13 kg，但血脂异常的改善很少[45]。奥利司他降低胃肠系统内 TG 的脂解作用，从而防止肠道脂肪吸收 30%，仅显示 LDL-C 的适度降低 8 mg/dl。西布曲明通过调节中枢神经系统增加饱腹感，可使 TG 降低 12 mg/dl，而利莫那班没有任何脂质改善作用[45]。而减重手术引起的体重减轻与 TG 降低和 HDL-C 水平升高有关[46]。

肥胖相关的血脂异常可以用特异性的降血脂药物治疗（表 12.1）。他汀类药物是降低 LDL-C、非 HDL-C 和（或）apo B 的首选药物。然而，他汀类药物仅略微降低 TG，并且不能完全纠正肥胖症中出现的特征性血脂异常，因此在开始他汀类药物治疗后可能会出现其他风险[47]。他汀类药物抑制 3- 羟基 -3- 甲基戊二酰辅酶 A（HMG-CoA）酶，这是肝胆固醇合成中的限速步骤。这反过来又增加了 VLDL 和 LDL 的分解代谢率，轻度减少 VLDL 的肝分泌。因此，他汀类药物可降低残余胆固醇和 LDL-C 水平[48]。最近，一些文章表明其他药物与他汀类药物联合治疗可以更好降低胆固醇水平[47]。可以使用依折麦布与他汀进行组合，依折麦布通过与 NPC1L1 的相互作用抑制肠道胆固醇吸收，这可使 LDL-C 的额外降低 20%，但不影响 TG 或 HDL-C 浓度[49]。此外，贝特类药物主要用于高甘油三酯血症，它们使 TG 降低约 30%，LDL-C 降低 8%，而 HDL-C 升高 9%[50]。贝特类药物是过氧化物酶体增殖物激活受体 -α 激动剂，其转录调节脂质代谢相关基因。作为单一疗法的贝特类药物已被证明可降低心血管死亡率，特别是在 TG 水平＞ 190 mg/dl 的 MetS 受试者中[51]。然而，由于 ACCORD 试验无法证实非诺贝特联合他汀类药物对糖尿病患者心血管终点的有益作用，因此对他汀类药物治疗的有效性存在争议[52]。然而，必须提到的是，亚组分析表明，贝特类药物与他汀联合使用对于 AD 患者是有益的[52]。ω-3 脂肪酸可以减少 TG 的肝合成和积累[53]，通过有效降低胰岛素抵抗受试者体内 VLDL 的肝分泌，可以将血浆 TG 降低 25%～ 30%[54]。ω-3 脂肪酸也被证明可以增加 VLDL 向 IDL 的转化，这表明将 ω-3 脂肪酸与他汀类药物联合使用，可以通过增加 VLDL、IDL 和 LDL 的分解代谢产生额外的好处。增加胰岛素敏感性的药物如二甲双胍或噻唑烷二酮衍生物，对肥胖人群的脂蛋白谱没有影响或影响很小[55]。

总结

在肥胖症患者中观察到的血脂异常的病理生理学特征有多种表现，包括肝 VLDL 的过量产生，血 TG 分解减少和外周 FFA 捕获受损，脂肪细胞向肝脏和其他组织的 FFA 转运增加，以及 sdLDL 的形成。治疗方面，应通过增加运动和改善饮食习惯、减少总热量摄入量和减少 SFA 摄入量，来达到减重目的。如果生活方式的改变不足以纠正血脂异常，可以开始药物治疗。他汀类药物是主要的降脂药物，可有效降低 LDL 和残余胆固醇水平。此外，在患有糖尿病、TG 升高和 HDL-C 水平降低的受试者中，血脂异常可以考虑加入贝特类。肥胖患者中 apo B 和（或）非 HDL-C 浓度比单独的 LDL-C 更准确反映致动脉粥样硬化脂代谢紊乱程度，并且应当作为治疗目标。

参考文献

1. Knight JA (2011) Diseases and disorders associated with excess body weight. Ann Clin Lab Sci 41:107–121
2. Ebbeling CB, Pawlak DB, Ludwig DS (2002) Childhood obesity: public-health crisis, common sense cure. Lancet 360:473–482
3. Poirier P, Giles TD, Bray GA, American Heart Association; Obesity Committee of the Council on Nutrition, Physical Activity, and Metabolism et al (2006) Obesity and cardiovascular disease: pathophysiology, evaluation, and effect of weight loss: an update of the 1997 American Heart Association Scientific Statement on Obesity and Heart Disease from the Obesity Committee of the Council on Nutrition, Physical Activity, and Metabolism. Circulation 113: 898–918
4. Whitlock G, Lewington S, Mhurchu CN (2002) Coronary heart disease and body mass index: a systematic review of the evidence from larger prospective cohort studies. Semin Vasc Med 2: 369–381
5. Bogers RP, Bemelmans WJ, Hoogenveen RT et al (2007) Association of overweight with increased risk of coronary heart disease partly independent of blood pressure and cholesterol levels: a meta-analysis of 21 cohort studies including more than 300 000 persons. Arch Intern Med 167:1720–1728
6. Whitlock G, Lewington S, Sherliker P et al (2009) Body-mass index and cause-specific mortality in 900.000 adults: collaborative analyses of 57 prospective studies. Lancet 373:1083–1096
7. Grundy SM (2006) Atherogenic dyslipidemia associated with metabolic syndrome and insulin resistance. Clin Cornerstone 8(Suppl 1):S21–S27
8. Adiels M, Borén J, Caslake MJ et al (2005) Overproduction of VLDL1 driven by hyperglycemia is a dominant feature of diabetic dyslipidemia. Arterioscler Thromb Vasc Biol 25:1697–1703
9. Castro Cabezas M, de Bruin TW, Jansen H et al (1993) Impaired chylomicron remnant clearance in familial combined hyperlipidemia. Arterioscler Thromb 13:804–814
10. Hokanson JE, Krauss RM, Albers JJ et al (1995) LDL physical and chemical properties in familial combined hyperlipidemia. Arterioscler Thromb Vasc Biol 15:452–459
11. Packard CJ (2003) Triacylglycerol-rich lipoproteins and the generation of small, dense low-density lipoprotein. Biochem Soc Trans 31:1066–1069
12. Tchernof A, Lamarche B, Prud'Homme D et al (1996) The dense LDL phenotype. Association with plasma lipoprotein levels, visceral obesity, and hyperinsulinemia in men. Diabetes Care 19:629–637
13. Klop B, Jukema JW, Rabelink TJ, Castro Cabezas M (2012) A physician's guide for the management of hypertriglyceridemia: the etiology of hypertriglyceridemia determines treatment strategy. Panminerva Med 54:91–103
14. Taskinen MR, Adiels M, Westerbacka J et al (2011) Dual metabolic defects are required to produce hypertriglyceridemia in obese subjects. Arterioscler Thromb Vasc Biol 31: 2144–2150
15. Karpe F, Olivecrona T, Walldius G, Hamsten A (1992) Lipoprotein lipase in plasma after an oral fat load: relation to free fatty acids. J Lipid Res 33:975–984
16. Couillard C, Bergeron N, Prud'homme D, Bergeron J et al (1998) Postprandial triglyceride response in visceral obesity in men. Diabetes 47:953–960

17. Van Oostrom AJ, Castro Cabezas M, Ribalta J et al (2000) Diurnal triglyceride profiles in healthy normolipidemic male subjects are associated to insulin sensitivity, body composition and diet. Eur J Clin Invest 30:964–971

18. Mamo JC, Watts GF, Barrett PH et al (2001) Postprandial dyslipidemia in men with visceral obesity: an effect of reduced LDL receptor expression? Am J Physiol Endocrinol Metab 281:E626–E632

19. Subramanian S, Chait A (2012) Hypertriglyceridemia secondary to obesity and diabetes. Biochim Biophys Acta 1821:819–825

20. Deeb SS, Zambon A, Carr MC et al (2003) Hepatic lipase and dyslipidemia: interactions among genetic variants, obesity, gender, and diet. J Lipid Res 44:1279–1286

21. Tabas I, Williams KJ, Boren J (2007) Subendothelial lipoprotein retention as the initiating process in atherosclerosis: update and therapeutic implications. Circulation 116:1832–1844

22. Jorgensen AB, Frikke-Schmidt R, West AS et al (2012) Genetically elevated non-fasting triglycerides and calculated remnant cholesterol as causal risk factors for myocardial infarction. Eur Heart J doi:10.1093/eurheartj/ehs431

23. Proctor SD, Vine DF, Mamo JC (2002) Arterial retention of apolipoprotein B(48)- and B(100)-containing lipoproteins in atherogenesis. Curr Opin Lipidol 13:461–470

24. Van Oostrom AJ, van Wijk J, Castro Cabezas M (2004) Lipaemia, inflammation and atherosclerosis: novel opportunities in the understanding and treatment of atherosclerosis. Drugs 64:19–41

25. Zhou H, Shiu SW, Wong Y, Tan KC (2009) Impaired serum capacity to induce cholesterol efflux is associated with endothelial dysfunction in type 2 diabetes mellitus. Diabetes Vasc Dis Res 6:238–243

26. Patel DC, Albrecht C, Pavitt D et al (2011) Type 2 diabetes is associated with reduced ATP-binding cassette transporter A1 gene expression, protein and function. PLoS One 6:e22142

27. Catapano AL, Reiner Z, de Backer G et al (2011) ESC/EAS guidelines for the management of dyslipidaemias: the task force for the management of dyslipidaemias of the European Society of Cardiology (ESC) and the European Atherosclerosis Society (EAS). Atherosclerosis 217:1–44

28. Sniderman, AD, Williams, K, Contois, JH, et al (2011) A meta-analysis of low-density lipoprotein cholesterol, non-high-density lipoprotein cholesterol, and apolipoprotein B as markers of cardiovascular risk. Circ. Cardiovasc. Qual. Outcomes 4:337–345

29. Boekholdt, SM, Arsenault, BJ, Mora, S, et al (2012) Association of LDL cholesterol, non-HDL cholesterol, and apolipoprotein B levels with risk of cardiovascular events among patients treated with statins: A meta-analysis. JAMA 307:1302–1309

30. Brunzell JD (2007) Clinical practice. Hypertriglyceridemia. N Engl J Med 357:1009–1017

31. Klop B, Castro Cabezas M (2012) Chylomicrons: a key biomarker and risk factor for cardiovascular disease and for the understanding of obesity. Curr Cardiovasc Risk Rep 6:27–34

32. Patalay M, Lofgren IE, Freake HC et al (2005) The lowering of plasma lipids following a weight reduction program is related to increased expression of the LDL receptor and lipoprotein lipase. J Nutr 135:735–739

33. James AP, Watts GF, Barrett PH et al (2003) Effect of weight loss on postprandial lipemia and low-density lipoprotein receptor binding in overweight men. Metabolism 52:136–141

34. Maraki MI, Aggelopoulou N, Christodoulou N et al (2011) Lifestyle intervention leading to moderate weight loss normalizes postprandial triacylglycerolemia despite persisting obesity. Obesity (Silver Spring) 19:968–976

35. Cruz-Teno C, Perez-Martinez P, Delgado-Lista J (2012) Dietary fat modifies the postprandial inflammatory state in subjects with metabolic syndrome: the LIPGENE study. Mol Nutr Food Res 56:854–865

36. Ferguson MA, Alderson NL, Trost SG et al (1998) Effects of four different single exercise sessions on lipids, lipoproteins, and lipoprotein lipase. J Appl Physiol 85:1169–1174

37. Slivkoff-Clark KM, James AP, Mamo JC (2012) The chronic effects of fish oil with exercise on postprandial lipaemia and chylomicron homeostasis in insulin resistant viscerally obese men. Nutr Metab (Lond) 9:9. doi:10.1186/1743-7075-9-9

38. Sullivan S, Kirk EP, Mittendorfer B, Patterson BW, Klein S (2012) Randomized trial of exercise effect on intrahepatic triglyceride content and lipid kinetics in nonalcoholic fatty liver disease. Hepatology 55:1738–1745

39. Magkos F (2010) Exercise and fat accumulation in the human liver. Curr Opin Lipidol 21:507–517

40. van Herpen NA, Schrauwen-Hinderling VB, Schaart G et al (2012) Three weeks on a high-fat diet increases intrahepatic lipid accumulation and decreases metabolic flexibility in healthy overweight men. J Clin Endocrinol Metab 96:E691–E695

41. Mestek ML (2009) Physical activity, blood lipids, and lipoproteins. Am J Lifestyle Med 3:279–283

42. Thompson PD, Rader DJ (2001) Does exercise increase HDL cholesterol in those who need it the most? Arterioscler Thromb Vasc Biol 21:1097–1098

43. Maki KC, Pelkman CL, Finocchiaro ET et al (2012) Resistant starch from high-amylose maize increases insulin sensitivity in overweight and obese men. J Nutr 142:717–723

44. Robertson MD, Wright JW, Loizon E et al (2012) Insulin-sensitizing effects on muscle and adipose tissue after dietary fiber intake in men and women with metabolic syndrome. J Clin Endocrinol Metab 97:3326–3332

45. Zhou YH, Ma XQ, Wu C et al (2012) Effect of anti-obesity drug on cardiovascular risk factors: a systematic review and meta-analysis of randomized controlled trials. PLoS One 7:e39062. doi:10.1371/journal.pone.0039062

46. Aron-Wisnewsky J, Julia Z, Poitou C et al (2011) Effect of bariatric surgery-induced weight loss on SR-BI-, ABCG1-, and ABCA1-mediated cellular cholesterol efflux in obese women. J Clin Endocrinol Metab 96:1151–1159

47. Watts GF, Karpe F (2011) Triglycerides and atherogenic dyslipidaemia: extending treatment beyond statins in the high-risk cardiovascular patient. Heart 97:350–356

48. Chan DC, Watts GF (2011) Dyslipidaemia in the metabolic syndrome and type 2 diabetes: pathogenesis, priorities, pharmacotherapies. Expert Opin Pharmacother 12:13–30

49. Dujovn CA, Williams CD, Ito MK (2011) What combination therapy with a statin, if any, would you recommend? Curr Atheroscler Rep 13:12–22

50. Rubenfire M, Brook RD, Rosenson RS (2010) Treating mixed hyperlipidemia and the atherogenic lipid phenotype for prevention of cardiovascular events. Am J Med 123:892–898

51. Tenenbaum A, Fisman EZ (2012) Fibrates are an essential part of modern anti-dyslipidemic arsenal: spotlight on atherogenic dyslipidemia and residual risk reduction. Cardiovasc Diabetol. 11:125 doi:10.1186/1475-2840-11-125

52. Ginsberg HN, Elam MB, Lovato LC et al (2010) Effects of combination lipid therapy in type 2 diabetes mellitus. N Engl J Med 362:1563–1574

53. Watts GF, Chan DC, Ooi EM et al (2006) Fish oils, phytosterols and weight loss in the regulation of lipoprotein transport in the metabolic syndrome: lessons from stable isotope tracer studies. Clin Exp Pharmacol Physiol 33:877–882

54. Chan, DC, Watts, GF, Barrett, PH, et al (2002) Regulatory effects of HMG CoA reductase inhibitor and fish oils on apolipoprotein B-100 kinetics in insulin-resistant obese male subjects with dyslipidemia. Diabetes 51:2377–2386

55. Van Wijk JP, de Koning EJ, Martens EP, Rabelink TJ (2003) Thiazolidinediones and blood lipids in type 2 diabetes. Arterioscler Thromb Vasc Biol 23:1744–1749

肥胖的肺部并发症　13

Dinkar Bhasin・Animesh Sharma・
Surendra K. Sharma

13.1　引言

　　肥胖是最大的公共卫生问题之一，尽管人们越来越意识其危害，但其发病率仍在继续增长。世界卫生组织预计，到 2015 年，肥胖人群将超过 7 亿[1]*。肥胖会带来几种健康问题，包括在阻塞性睡眠呼吸暂停和肥胖通气不足综合征等肺疾病。这反过来又增加了心血管疾病和代谢并发症的风险。新的证据表明肥胖与哮喘有关，研究表明哮喘可能发生于肥胖之后，且症状的严重程度随着体重指数（body mass index，BMI）的增加而加重[2]。

　　在本章中，我们将详细讨论肥胖中肺功能障碍的机制以及肥胖相关肺病的临床表现和管理。肥胖的肺部并发症总结在表 13.1 中。

表13.1　肥胖的肺部并发症

肥胖相关的呼吸困难
睡眠呼吸紊乱：打鼾、上气道阻力综合征、阻塞性睡眠呼吸暂停（obstructive sleep apnea，OSA）
肥胖低通气综合征
肥胖相关的呼吸衰竭：严重的 OSA、伴有高碳酸血症孤独性肥胖低通气综合征（obesity hypoventilation syndrome，OHS）、合并 OHS 和 OSA
哮喘：症状严重程度增加，可能在病因学中起作用
慢性阻塞性肺病（chronic obstructive pulmonary disease，COPD）：死亡率下降、重叠综合征（COPD 和 OSA）
与麻醉有关的并发症：氧气袋及面罩通气困难，气管内插管困难，围术期肺不张和低氧血症

* 译者注：根据 WHO 最新数据（2016 年的全球统计），大约有 20 亿成人超重，6.5 亿人肥胖（以 BMI ≥ 30 kg/m² 为临界点）。其 18 岁或以上的成人中 39% 的男性和 40% 的女性超重，13% 肥胖。预计到 2025 年，将有 27 亿成人超重，超过 10 亿人受到肥胖的影响，1.77 亿成人受到肥胖的严重影响。

13.2　脂肪分布所扮演的角色

研究表明，肥胖对呼吸系统的影响更多受到脂肪分布的影响，而不是体重或体重指数。向心性肥胖（上半身脂肪分布）在男性中更常见，由腹部、前腹壁和前胸壁中的脂肪组织沉积引起，而周围性肥胖（下半身脂肪分布）与过量的皮下脂肪相关。这两者可以通过腰臀比（waist circumference to hip ratio，WHR）来鉴别，其中比值大于 0.95 表示向心性肥胖。肩胛下和肱二头肌皮褶厚度也可用作上半身脂肪分布的间接测量[5]。较高的 WHR 和腹部高度值与肺功能下降密切相关[6-8]。向心性肥胖增加呼吸肌的阻力负荷并限制膈肌活动，从而限制基底肺单位的扩张，使周围肺气道过早闭合。相反，周围性肥胖与肺功能的相关性较小，出现肥胖相关肺部并发症较少。

13.3　肥胖对肺功能的影响

肥胖几乎影响肺功能测试的所有参数。肥胖患者的肺顺应性、胸壁顺应性和总呼吸顺应性较低[9-10]。在静态肺容积中，BMI 增加时补呼气量（expiratory reserve volume，ERV）以及功能残气量（functional residaal capacity，FRC）降低，已确立了明确的相关性[11]（图 13.1）。较低水平的 FRC 下，胸壁的容量负荷增加，可维持

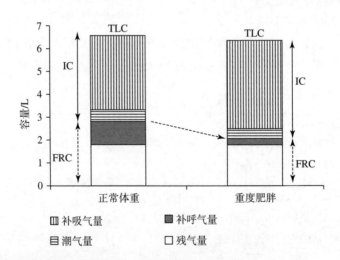

图 13.1　肥胖对肺容量的影响：肥胖时补呼气量（ERV）降低。功能残气量（FRC）、ERV 和残余体积的总和减少，通常接近残余体积（参见箭头）。肥胖受试者的 FRC 下降主要是 ERV 降低的结果。可能会出现补吸气量的补偿性增加，因此总肺容量（TLC、FRC 和吸气量或 IC 的总和）通常是正常的（Reproduced with permission from Sood[11]）

正常的呼吸潮气量。腹内脂肪沉积限制膈肌运动，导致基底近膈肺单位不张和早期闭合，因此 FRC 和 ERV 减少。图 13.1 说明了肥胖对静态肺容量的影响。在动态肺容量中，第一秒用力呼气量（forced expiratory volume in first second，FEV1）和用力肺活量（forced vital capacity，FVC）通常是正常的，但 BMI 极度升高的情况除外[12]。过度肥胖的患者往往 FEV1 和 FVC 较低，FEV1/FVC 比值正常（＞70%）提示有限制性通气障碍[13]。

与正常对照相比，肥胖个体的气道阻力更高。可能是这些患者潮式呼吸时，小气道闭合导致肺容量较低[14]。研究表明，对于肺容量进行校正，肥胖受试者的气道传导性（气道阻力的倒数）是正常的[15]。气道传导度与 FRC 之间存在正相关关系；然而，没有确凿的数据明确 BMI 与气道传导度之间的绝对关系[16]。脂肪组织释放的炎性细胞因子（脂肪因子）也被假设为气道炎症和气道阻力增加的原因[17]。

肥胖个体通常具有正常的动脉氧压（arterial oxygen pressure，PaO_2），但肺泡-动脉氧梯度 [$P(A\text{-}a)O_2$] 通常变大，特别是在患有低氧血症的病态肥胖人群中。这种情况可以通过通气-灌注（V/Q）不匹配来解释，而这种不匹配继发于肺部相关部分的气道过早闭合，这些部分具有良好的灌注但是通气不足[18]。这些变化在仰卧位时更明显，而 $P(A\text{-}a)O_2$ 梯度和 PaO_2 在运动期间得到改善，这可能由于运动时需募集塌陷的基底肺单位[19]。最近的研究表明，WHR 与 PaO_2、$PaCO_2$ 和 $P(A\text{-}a)O_2$ 梯度的变化之间存在相关性[20]。在肥胖受试者中气体交换通常是正常的，一些研究表明 DLco 在极度肥胖患者（高度/重量比＞1.10）中肺容量校正后，实际上是升高的[21]。

与较瘦个体相比，肥胖个体的基础氧消耗量较高，这是由于前胸壁阻力较大引起的呼吸功增加，膈肌过度拉伸导致效率降低，以及基础需求增加[22]。因此，肥胖受试者的静息每分钟通气量较高，主要表现为呼吸频率较高，因为肥胖患者不能显著增加潮气量[22-23]。与正常人相比，肥胖患者运动时每分钟通气量增加更明显，这可以通过运动期间基底肺不张肺单位的增加来解释[19]。

肥胖对肺部生理的影响总结在表 13.2 中。

13.4　肥胖和呼吸困难

即使没有潜在的肺部疾病，超重和肥胖受试者在休息和运动时更容易感觉到呼吸困难[24-25]。既往研究表明，肥胖患者对呼吸困难的感知增加可能与呼吸作功增加和呼吸肌效率降低有关[24,26]。减肥可以逆转这些症状；然而，仍然有待解释为什么只有一部分肥胖患者感觉到劳力性呼吸困难[25]。

表13.2 肥胖患者静息状态下呼吸系统功能生理学改变

肺功能参数	肥胖患者中的变化
呼吸顺应性	下降
呼吸肌力量	下降
静息状态下呼吸肌做功	升高
肺活量	正常或下降
第一秒钟用力呼气量（FEV1）	正常或下降
比率（FEV1/VC）	正常、升高或下降
低肺容量时的最大呼气流速	下降
ERV	下降
残气量（RV）	正常
吸气能力（IC）	正常或升高
肺总量	正常或轻度下降
气道阻力	下降
气道传导	正常
弥散功能	变化
肺泡 - 动脉血氧分压梯度 [P（A-a）O_2]	下降

Adapted with permission from Sood[11]

13.5 肥胖和睡眠呼吸障碍

　　睡眠呼吸障碍（sleep-disordered breathing，SDB）是与上呼吸道狭窄相关的一组病症。随着上呼吸道阻力增加，SDB 的严重程度增加。最轻的表现形式是睡眠期间的打鼾，没有睡眠碎片化，也没有白天嗜睡。最重的是阻塞性睡眠呼吸暂停（OSA），患者表现为发作性呼吸暂停和（或）呼吸不足，然后被迫唤醒，因此睡眠碎片化导致白天过度嗜睡。上气道阻力综合征（upper airway resistance syndrome，UARS）患者临床表现介于正常受试者和 OSA 患者的中间，表现为睡眠碎片化和白天嗜睡，但没有典型的 OSA 呼吸暂停和呼吸不足发作。流行病学研究表明，肥胖是 OSA 的主要危险因素，近 50% 的 OSA 患者的 BMI > 30 kg/m^2。此外，在肥胖受试者中，发生 OSA 的风险随着 BMI 的升高而增加，病态肥胖的个体患 OSA 的风险为 55% ～ 90%[27]。在最近的研究中，颈围已被证明与 OSA 风险的相关性优于绝对 BMI，而腹围可能是比颈围和 BMI 更好的预测因子[28-29]。

　　肥胖通过增加上气道（upper airway，UA）的折叠而易于发展为 SDB。气道穿过部分闭合的上颌骨骨膜外壳，并且该区域中脂肪组织沉积增加，导致咽部气道变窄，导致临界压力（P_{crit}）增加，P_{crit} 为呼吸道塌陷时的气道内压力。随着 P_{crit} 的增加，OSA 的严重程度增加，OSA 的有效治疗需要施加高于 P_{crit} 的持续气道正压通气（continuous positive airway pressure，CPAP）。与具有相同严重程度的 OSA 的非肥胖患者相比，肥胖者的基础氧消耗量也更高，因此呼吸暂停 / 呼吸不足期间的氧饱和度下降更多 [30]。此外，由于 OSA 引起疲劳和白天嗜睡增加，体力活动水平可能较低，使得体重减轻变得困难。研究还表明，夜间睡眠减少会增加白天碳水化合物的摄入，从而促进肥胖 [31]。因此，OSA 与肥胖之间的关系是双向的，形成恶性循环。SDB 的后果可能是由睡眠碎片化和白天过度嗜睡引起的，也可能是由呼吸暂停和呼吸不足发作期间的夜间低氧血症 / 高碳酸血症引起的。表 13.3 总结了 SDB 的后果。

　　SDB 的临床特征取决于上气道阻塞的严重程度。患有 OSA 的患者通常出现打鼾、伴侣诉其呼吸暂停、疲劳、长期睡眠剥夺、白天过度嗜睡和早晨头痛。阻塞性睡眠呼吸暂停的诊断只能通过夜间多通道多导睡眠图（polysomnography，PSG）来确认，其包括心电图，用于分期睡眠的脑电图，用于检测快速眼动的眼电图，用于测量肌张力的下颌肌电图，用于测量呼吸肌力的呼吸感应体积描记，鼻腔气流传感器和脉搏血氧仪用于记录动脉血氧饱和度。呼吸暂停定义为气流减少 90% 或以上，持续至少 10 秒，呼吸不足定义为气流减少 30% ～ 90% 至少 10 秒，基线氧饱和度降低 3% 或从睡眠中醒来 [32]。呼吸暂停低通气指数（apnea-hypopnea index，AHI）监测每小时睡眠中的阻塞性睡眠事件（呼吸暂停和呼吸不足）的平均数量，在有症状时 AHI ≥ 5 次 /h，或者在没有症状的情况下 AHI ≥ 15 次 /h 可诊断 OSA。OSA 的严重程度也根据 AHI 进行评分：≥ 5 ～ 15 次 /h——轻度 OSA；15 ～ 30 次 /h——中度 OSA；> 30 次 /h——严重 OSA。阻塞性睡眠呼吸暂停综合征（obstructive sleep apnea syndrome，OSAS）通常被定义为白天过度嗜睡（excessive daytime sleepiness，EDS）的 OSA（通过多导睡眠图诊断）。Epworth 嗜睡量表（Epworth Sleepiness Scale，ESS）是一种主观测试，总分 24 分，大于 10 分表示 EDS。客观测试包括多次睡眠潜伏期测试或维持觉醒测试，这些测试很少进行。EDS 不是 OSA 的同义词，也与其他几个条件有关。但是所有原因不明的 EDS 患者都应进行 OSA 检测。

　　PSG 存在严重的局限性，因为其价格昂贵，需要经过专门培训的人员和设备齐全的睡眠实验室。在没有严重并发症（如心力衰竭、冠状动脉疾病和呼吸衰竭）的患者中，使用便携式监测仪测量血氧饱和度和气流的家庭测试已得到推广，对诊断和评估治疗反应同样可靠 [33]。

表 13.3　阻塞性睡眠呼吸暂停的后果

心血管疾病
　　高血压
　　冠状动脉疾病
　　　夜间心绞痛
　　　心肌梗死
　　心力衰竭
　　心律失常（尤其是缓慢性心律失常）
　　肺动脉高压
　　慢性肺心病
　　心源性猝死

神经及神经精神疾病
　　晨起头疼
　　难治性癫痫
　　卒中
　　焦虑
　　抑郁
　　突发谵妄

内分泌疾病
　　胰岛素抵抗
　　糖尿病
　　阳痿和勃起功能障碍

代谢综合征

车祸

其他
　　声音嘶哑
　　夜尿增多
　　胃食管反流病
　　红细胞增多症

　　　睡眠呼吸暂停即使是无症状，也会增加相关并发症的风险，最重要的是心血管疾病 [34]。虽然文献报道的结果相互矛盾，但打鼾与高血压、心绞痛和胰岛素抵抗有关 [35-36]。夜间 CPAP 可作为一种气动托板来防止气道塌陷，是最有效的治疗方式，可降低 AHI 和并发症的风险。在多导睡眠监测期间通过 CPAP 滴定计算压力要求，并且现代机器具有自动计算 CPAP 的功能，能够检测阻塞情况并且自动调整 CPAP。双水平气道正压通气（bi-level positive airway pressure，BPAP）在吸气时使用更高的压力，这种治疗适用于 PAP 压力高（＞ 13 ～ 14cmH$_2$O），Ⅱ型呼吸衰竭和并存肥胖通气不足综合征的患者。OSA 的 PAP 治疗使用空气即可，但肺动脉高压和呼吸衰竭患者需要氧疗或正规无创正压通气（noninvasive positive pressure ventilation，NIPPV）。通气系统的选择取决于患者的舒适度，包括全面罩、口罩、鼻罩和鼻枕。鼻罩具有更大的耐受性，并且通常是第一选择。然而，PAP 的缺点是有通气装置不舒适和日常依从困难。像悬雍垂腭咽成形术这样的外科手术可能会使轻度疾病的患者受益，但据报道治愈率低于 20%[37]。包括舌重新定位装置和下颌前移装置在内的口腔矫治器，可用作轻度至中度 OSA 患者的主要治疗，或在严重 OSA 中作为 PAP 的辅助治疗[38]。通过改变生活方式或减重手术减轻体重会使 OSA 患者的主观和客观（AHI）情况改善[39-40]。

13.6　肥胖低通气综合征

肥胖是肥胖低通气综合征（OHS）发病机制的核心，其定义为 BMI ≥ 30 kg/m^2，慢性白天低氧血症和高碳酸血症（PaO$_2$ < 70 mmHg 和 PaCO$_2$ ≥ 45 mmHg）和睡眠呼吸紊乱（SDB）[41-42]。其他导致通气不足的原因，如潜在的肺部、神经肌肉、骨骼和代谢疾病需要排除[43]。OHS 中最常见的 SDB 形式是 OSA，近 90% 的患者发生[44]。其余 10% 的患者具有"单独"OHS，AHI < 5 次 /h。这种情况下的 SDB 被称为睡眠通气不足，其定义为睡眠期间 PaCO$_2$ 增加 10 mmHg 或氧饱和度显著下降（呼吸暂停或呼吸不足无法解释）[41,43]。虽然大多数 OHS 患者患有 OSA，但两者之间的因果关系尚未建立[44]。在 OSA 患者中，只有 10% 具有 OHS 的特征[45-46]。

如本章前面所述，肥胖导致限制型肺功能减退和基础需求增加。正常肥胖受试者可以通过增加呼吸驱动来满足这些需求。然而，OHS 患者呼吸受限较大，对低氧血症和高碳酸血症的中枢反应性较差，导致慢性通气不足[47]。瘦素已被证明可增加肥胖个体的中枢反应性，而 OHS 患者的瘦素水平高，表明出瘦素抵抗[48]。除了提到的通气不足之外，继发于肥胖的 V/Q 比例失调也导致白天低氧血症和 P（A-a）O$_2$ 增加。尽管如此，为什么一些肥胖患者会发展成 OHS 而另一些患者却没有，其中原因还未明确。

大多数 OHS 患者患有 OSA，也易受其并发症影响（表 13.3）。然而，与单纯 OSA 相比，OHS 患者的心血管疾病和死亡风险显著更高，肺动脉高压、慢性肺源性心脏病和右心衰竭的发生率特别高[47]。1956 年首次使用的 Pickwickian 综合征一词代表 OHS 严重表现的患者，这些患者严重肥胖，表现为休息时呼吸困难，白天过度嗜睡，发绀（低氧血症）和多血质面容（继发于红细胞增多症），动脉血气示低氧血症和高碳酸血症，肺动脉高压和右心衰竭[49]。

　　OHS 的治疗是多模式的，需要无创通气（noninvasive ventilation，NIV）、减重和康复治疗。NIV 是第一线治疗，而且由于大多数患者并存 OSA，因此 CPAP 是首选的初始模式。不能耐受 CPAP（由于高压）或 CPAP 无效的患者可能从 BPAP 中受益，BPAP 可能是单纯 OHS 患者的首选治疗方式。改变生活方式可以减轻体重；然而，减重手术术后昼夜通气不足和肺活量有显著改善 [50]。

　　用于治疗 OHS 的药物治疗，包括甲羟孕酮和乙酰唑胺。甲羟孕酮是一种呼吸兴奋剂，可刺激呼吸，而乙酰唑胺可消耗碳酸氢盐，并增加呼吸中枢对高碳酸血症的敏感性 [51-52]。这些药物可以增加肺泡通气量；然而，它们并没有逆转 OHS 的潜在病理生理学作用，并且尚未明确它们的长期安全性。OHS 中使用的甲羟孕酮可能会增加特发性静脉血栓疾病的风险 [53]。

13.7　肥胖和哮喘

　　肥胖受试者感觉呼吸困难和喘息症状的频率更高，并且经常被错误地诊断为哮喘。肥胖个体的呼吸困难可归因于通气期间肺容量低，这会降低气道口径并产生阻塞性症状。然而，流行病学研究表明，与正常人群相比，超重和肥胖受试者的哮喘患病率更高，尽管两者之间的因果关系难以确定 [54]。这也许可以解释为两种疾病共同存在呼吸困难和喘息。进一步的研究表明，肥胖与气道高反应性、IgE 水平升高和嗜酸性粒细胞计数增加无关 [55-56]。尽管如此，肥胖患者更可能出现哮喘的严重表现，严重的急性发作，支气管扩张剂的需求增加，更频繁的急诊入院以及更长的住院时间 [57]。在肥胖的哮喘患者中，体重减轻与发病率、死亡率和整体健康状况的改善有关 [58]。有人提出 IL-6、IL-8 和 TNF-α 介导的肥胖以及瘦素等脂肪因子的全身炎症反应会增加气道炎症，导致一些哮喘患者出现症状加重和糖皮质激素不敏感 [59-60]。

13.8　肥胖和 COPD

　　肥胖对 COPD 患者的症状和死亡率产生的影响是矛盾的。与正常体重的患者相比，肥胖和超重的 COPD 患者死亡率较低，而体重轻的患者死亡率最高 [61]。可能由于 COPD 患者的体重减轻是由于骨骼肌质量的丧失，在慢性全身性炎症的情况下，导致呼吸肌无力和肺功能恶化。因此，去脂肪肌肉（fat-free muscle，FFM）指数可以提供 COPD 患者更多信息，而不仅仅是测量 BMI。此外，COPD 中的营养补充剂已被证明可以增加体重，减少气流受限，并改善整体生活质量 [62]。

研究还表明，对于相同的气流限制，患有 COPD 的肥胖患者可能呼吸困难较少出现，并有较大的运动耐量。肥胖对肺的限制性作用会使肺顺应性下降并降低FRC，从而减轻与 COPD 小气道阻塞相关的过度充气，从而改善运动耐量[63]。当用BMI 衡量体重时，目前仍不确定肥胖的有益作用是否与肥胖有更多的去脂肪肌肉量或体重负荷有关，但是对于死亡率的影响在研究中是一致的，尤其是严重的 COPD患者。此外，在接受肺康复治疗的 COPD 患者中，尽管肥胖患者通常在疾病的早期就被转诊，肥胖和非肥胖患者的结局相似[64]。

虽然肥胖赋予 COPD 患者生存优势，但并存 OSA 的 COPD 患者的情况则不同，称为重叠综合征。据报道，重叠综合征发生在约 1% 的成年男性中；然而，亚临床形式可能更为普遍[65]。与单独患有 OSA 或 COPD 的患者相比，这些患者不仅发病率更高，而且总体死亡率和心血管死亡率也更高[66]。夜间低氧血症和白天高碳酸血症更严重，肺动脉高压和慢性肺心病的风险更高[67]。肥胖的 COPD 患者应进行 OSA 筛查，高风险患者应接受 PSG 诊断，因为及时开始 CPAP 治疗可改善预后，甚至改善死亡率[66,68]。除 CPAP 外，低氧血症患者可能需要结合氧疗。

13.9　肥胖和麻醉

从诱导麻醉到术后恢复，肥胖患者对麻醉师提出了挑战。由于颈围增加、上气道较窄、舌头较大以及颈部柔韧性降低，气道管理通常很困难。肥胖患者（尤其是OSA 患者）上气道压迫增加，会影响面罩通气。BMI 大于 30 kg/m^2、打鼾、睡眠呼吸暂停和颈部粗大是已知的插管困难的预测因子[69]。此外，由于肥胖患者的呼吸储备较低且需氧量较高，因此预氧合后血氧饱和度可能会下降得更快。在预氧合期间将头部抬高 25° 或在直接喉镜检查期间使用 10F 导管以 5 L/min 向鼻咽输送氧气可延迟气道插管期间的氧合下降[70-71]。

机械通气破坏肺的正常生理，导致基底肺不张。这在肥胖个体中更为显著，因为肺静脉容积较小，气道口径较小，而仰卧位的膈肌向头部移位。肺不张导致 V/Q 不匹配而促进术中低氧血症，一些操作如诱导后立即将吸气压力增加至 $40 \sim 50 \text{ cmH}_2\text{O}$，并且施加 $8 \sim 10 \text{ cmH}_2\text{O}$ 的 PEEP 可以改善氧合[72]。使用容量控制通气（volume-controlled ventilation，VCV）或压力控制通气（pressure-controlled ventilation，PCV）模式，结果无差异[72]。CPAP 为 $10 \text{ cmH}_2\text{O}$ 的预氧合作用也可减少术中肺不张[72]。

病态肥胖患者在拔管后特别容易发生上气道阻塞，增加再插管的风险并需要密切监测。与体型瘦的患者相比，肥胖患者的术后肺不张时间常延长，导致频繁氧合下降。应向拔管后的所有肥胖患者提供简单的措施，如肺活量测定和 3L/min 的吸氧。无创正压通气或 CPAP 可以显著改善拔管后肺活量参数和氧饱和度，应该在病态肥胖患者中加以考虑 [73-74]。

参考文献

1. Ryan S, Crinion SJ, McNicholas WT (2014) Obesity and sleep-disordered breathing – when two "bad guys" meet. QJM [Internet]. Available from: http://www.qjmed.oxfordjournals.org/cgi/doi/10.1093/qjmed/hcu029

2. Arteaga-Solis E, Kattan M (2014) Obesity in asthma: location or hormonal consequences? J Allergy Clin Immunol 133:1315–1316, [Internet]. Available from: http://linkinghub.elsevier.com/retrieve/pii/S0091674914002024

3. Arena R, Cahalin LP (2014) Evaluation of cardiorespiratory fitness and respiratory muscle function in the obese population. Prog Cardiovasc Dis 56:457–464

4. Oppenheimer BW, Berger KI, Segal LN, Stabile A, Coles KD, Parikh M et al (2014) Airway dysfunction in obesity: response to voluntary restoration of end expiratory lung volume. PLoS One 9:e88015

5. Collins LC, Hoberty PD, Walker JF, Fletcher EC, Peiris AN (1995) The effect of body fat distribution on pulmonary function tests. Chest 107:1298–1302

6. Ochs-Balcom HM, Grant BJB, Muti P, Sempos CT, Freudenheim JL, Trevisan M et al (2006) Pulmonary function and abdominal adiposity in the general population. Chest 129:853–862

7. Wannamethee SG, Shaper AG, Whincup PH (2005) Body fat distribution, body composition, and respiratory function in elderly men. Am J Clin Nutr 82:996–1003

8. Leone N, Courbon D, Thomas F, Bean K, Jégo B, Leynaert B et al (2009) Lung function impairment and metabolic syndrome: the critical role of abdominal obesity. Am J Respir Crit Care Med 179:509–516

9. Pelosi P, Croci M, Ravagnan I, Vicardi P, Gattinoni L (1996) Total respiratory system, lung, and chest wall mechanics in sedated-paralyzed postoperative morbidly obese patients. Chest 109:144–151

10. Sharp JT, Henry JP, Sweany SK, Meadows WR, Pietras RJ (1964) The total work of breathing in normal and obese men. J Clin Invest 43:728–739

11. Sood A (2009) Altered resting and exercise respiratory physiology in obesity. Clin Chest Med 30:445, vii

12. Littleton SW (2012) Impact of obesity on respiratory function. Respirology 17:43–49

13. Abbas Q, Kooragayalu S, Vasudevan V, Vasudevan V, Shahzad S, Arjomand F et al (2011) Pft pattern of restrictive ventilatory defect in obesity and its diagnostic value. Chest J 140:684A

14. Zerah F, Harf A, Perlemuter L, Lorino H, Lorino AM, Atlan G (1993) Effects of obesity on respiratory resistance. Chest 103:1470–1476

15. Rubinstein I, Zamel N, DuBarry L, Hoffstein V (1990) Airflow limitation in morbidly obese, nonsmoking men. Ann Intern Med 112:828–832

16. King GG, Brown NJ, Diba C, Thorpe CW, Muñoz P, Marks GB et al (2005) The effects of body weight on airway calibre. Eur Respir J 25:896–901

17. Salome CM, King GG, Berend N (2010) Physiology of obesity and effects on lung function. J Appl Physiol 108:206–211

18. Douglas FG, Chong PY (1972) Influence of obesity on peripheral airways patency. J Appl Physiol 33:559–563

19. Whipp BJ, Davis JA (1984) The ventilatory stress of exercise in obesity. Am Rev Respir Dis 129:S90–S92

20. Zavorsky GS, Murias JM, Kim DJ, Gow J, Sylvestre J-L, Christou NV (2007) Waist-to-hip ratio is associated with pulmonary gas exchange in the morbidly obese. Chest 131:362–367
21. Biring MS, Lewis MI, Liu JT, Mohsenifar Z (1999) Pulmonary physiologic changes of morbid obesity. Am J Med Sci 318:293–297
22. Babb TG, Korzick D, Meador M, Hodgson JL, Buskirk ER (1991) Ventilatory response of moderately obese women to submaximal exercise. Int J Obes 15:59–65
23. Li J, Li S, Feuers RJ, Buffington CK, Cowan GS (2001) Influence of body fat distribution on oxygen uptake and pulmonary performance in morbidly obese females during exercise. Respirol Carlton Vic 6:9–13
24. Gibson GJ (2000) Obesity, respiratory function and breathlessness. Thorax 55:S41–S44
25. El-Gamal H, Khayat A, Shikora S, Unterborn JN (2005) Relationship of dyspnea to respiratory drive and pulmonary function tests in obese patients before and after weight loss. Chest 128:3870–3874
26. Laghi F, Tobin MJ (2003) Disorders of the respiratory muscles. Am J Respir Crit Care Med 168:10–48
27. Lettieri CJ, Eliasson AH, Greenburg DL (2008) Persistence of obstructive sleep apnea after surgical weight loss. J Clin Sleep Med 4:333–338
28. Isono S (2009) Obstructive sleep apnea of obese adults: pathophysiology and perioperative airway management. Anesthesiology 110:908–921
29. Schäfer H, Pauleit D, Sudhop T, Gouni-Berthold I, Ewig S, Berthold HK (2002) Body fat distribution, serum leptin, and cardiovascular risk factors in men with obstructive sleep apnea. Chest 122:829–839
30. Sato M, Suzuki M, Suzuki J, Endo Y, Chiba Y, Matsuura M et al (2008) Overweight patients with severe sleep apnea experience deeper oxygen desaturation at apneic events. J Med Dent Sci 55:43–47
31. Crummy F, Piper AJ, Naughton MT (2008) Obesity and the lung: 2 obesity and sleep-disordered breathing. Thorax 63:738–746
32. Berry RB, Budhiraja R, Gottlieb DJ, Gozal D, Iber C, Kapur VK et al (2012) Rules for scoring respiratory events in sleep: update of the 2007 AASM Manual for the Scoring of Sleep and Associated Events. J Clin Sleep Med 8:597–619
33. Off Publ Am Acad Sleep Med (2009) Clinical guideline for the evaluation, management and long-term care of obstructive sleep apnea in adults. J Clin Sleep Med 15:263–276
34. Kohler M, Craig S, Nicoll D, Leeson P, Davies RJO, Stradling JR (2008) Endothelial function and arterial stiffness in minimally symptomatic obstructive sleep apnea. Am J Respir Crit Care Med 178:984–988
35. Koskenvuo M, Partinen M, Sarna S, Kaprio J, Langinvainio H, Heikkilä K (1985) Snoring as a risk factor for hypertension and angina pectoris. Lancet 325:893–896
36. Shin C, Kim J, Kim J, Lee S, Shim J, In K et al (2005) Association of habitual snoring with glucose and insulin metabolism in nonobese Korean adult men. Am J Respir Crit Care Med 171:287–291
37. Holty J-EC, Guilleminault C (2010) Surgical options for the treatment of obstructive sleep apnea. Med Clin North Am 94:479–515
38. Cistulli PA, Gotsopoulos H, Marklund M, Lowe AA (2004) Treatment of snoring and obstructive sleep apnea with mandibular repositioning appliances. Sleep Med Rev 8:443–457
39. Anandam A, Akinnusi M, Kufel T, Porhomayon J, El-Solh AA (2013) Effects of dietary weight loss on obstructive sleep apnea: a meta-analysis. Sleep Breath 17:227–234
40. Greenburg DL, Lettieri CJ, Eliasson AH (2009) Effects of surgical weight loss on measures of obstructive sleep apnea: a meta-analysis. Am J Med 122:535–542
41. The Report of an American Academy of Sleep Medicine Task Force (1999) Sleep-related breathing disorders in adults: recommendations for syndrome definition and measurement techniques in clinical research. Sleep 22:667–689

42. Olson AL, Zwillich C (2005) The obesity hypoventilation syndrome. Am J Med 118: 948–956

43. Mokhlesi B (2010) Obesity hypoventilation syndrome: a state-of-the-art review. Respir Care 55:1347–1362

44. Kessler R, Chaouat A, Schinkewitch P, Faller M, Casel S, Krieger J et al (2001) The obesity-hypoventilation syndrome revisited: a prospective study of 34 consecutive cases. Chest 120: 369–376

45. Resta O, Foschino-Barbaro MP, Bonfitto P, Talamo S, Legari G, De Pergola G et al (2000) Prevalence and mechanisms of diurnal hypercapnia in a sample of morbidly obese subjects with obstructive sleep apnoea. Respir Med 94(3):240–246

46. Laaban J-P, Chailleux E (2005) Daytime hypercapnia in adult patients with obstructive sleep apnea syndrome in France, before initiating nocturnal nasal continuous positive airway pressure therapy. Chest 127:710–715

25. El-Gamal H, Khayat A, Shikora S, Unterborn JN (2005) Relationship of dyspnea to respiratory drive and pulmonary function tests in obese patients before and after weight loss. Chest 128:3870–3874

26. Laghi F, Tobin MJ (2003) Disorders of the respiratory muscles. Am J Respir Crit Care Med 168:10–48

27. Lettieri CJ, Eliasson AH, Greenburg DL (2008) Persistence of obstructive sleep apnea after surgical weight loss. J Clin Sleep Med 4:333–338

28. Isono S (2009) Obstructive sleep apnea of obese adults: pathophysiology and perioperative airway management. Anesthesiology 110:908–921

29. Schäfer H, Pauleit D, Sudhop T, Gouni-Berthold I, Ewig S, Berthold HK (2002) Body fat distribution, serum leptin, and cardiovascular risk factors in men with obstructive sleep apnea. Chest 122:829–839

30. Sato M, Suzuki M, Suzuki J, Endo Y, Chiba Y, Matsuura M et al (2008) Overweight patients with severe sleep apnea experience deeper oxygen desaturation at apneic events. J Med Dent Sci 55:43–47

31. Crummy F, Piper AJ, Naughton MT (2008) Obesity and the lung: 2 obesity and sleep-disordered breathing. Thorax 63:738–746

32. Berry RB, Budhiraja R, Gottlieb DJ, Gozal D, Iber C, Kapur VK et al (2012) Rules for scoring respiratory events in sleep: update of the 2007 AASM Manual for the Scoring of Sleep and Associated Events. J Clin Sleep Med 8:597–619

33. Off Publ Am Acad Sleep Med (2009) Clinical guideline for the evaluation, management and long-term care of obstructive sleep apnea in adults. J Clin Sleep Med 15:263–276

34. Kohler M, Craig S, Nicoll D, Leeson P, Davies RJO, Stradling JR (2008) Endothelial function and arterial stiffness in minimally symptomatic obstructive sleep apnea. Am J Respir Crit Care Med 178:984–988

35. Koskenvuo M, Partinen M, Sarna S, Kaprio J, Langinvainio H, Heikkilä K (1985) Snoring as a risk factor for hypertension and angina pectoris. Lancet 325:893–896

36. Shin C, Kim J, Kim J, Lee S, Shim J, In K et al (2005) Association of habitual snoring with glucose and insulin metabolism in nonobese Korean adult men. Am J Respir Crit Care Med 171:287–291

37. Holty J-EC, Guilleminault C (2010) Surgical options for the treatment of obstructive sleep apnea. Med Clin North Am 94:479–515

38. Cistulli PA, Gotsopoulos H, Marklund M, Lowe AA (2004) Treatment of snoring and obstructive sleep apnea with mandibular repositioning appliances. Sleep Med Rev 8:443–457

39. Anandam A, Akinnusi M, Kufel T, Porhomayon J, El-Solh AA (2013) Effects of dietary weight loss on obstructive sleep apnea: a meta-analysis. Sleep Breath 17:227–234

40. Greenburg DL, Lettieri CJ, Eliasson AH (2009) Effects of surgical weight loss on measures of obstructive sleep apnea: a meta-analysis. Am J Med 122:535–542

41. The Report of an American Academy of Sleep Medicine Task Force (1999) Sleep-related breathing disorders in adults: recommendations for syndrome definition and measurement techniques in clinical research. Sleep 22:667–689

42. Olson AL, Zwillich C (2005) The obesity hypoventilation syndrome. Am J Med 118: 948–956

43. Mokhlesi B (2010) Obesity hypoventilation syndrome: a state-of-the-art review. Respir Care 55:1347–1362

44. Kessler R, Chaouat A, Schinkewitch P, Faller M, Casel S, Krieger J et al (2001) The obesity-hypoventilation syndrome revisited: a prospective study of 34 consecutive cases. Chest 120: 369–376

45. Resta O, Foschino-Barbaro MP, Bonfitto P, Talamo S, Legari G, De Pergola G et al (2000) Prevalence and mechanisms of diurnal hypercapnia in a sample of morbidly obese subjects with obstructive sleep apnoea. Respir Med 94(3):240–246

46. Laaban J-P, Chailleux E (2005) Daytime hypercapnia in adult patients with obstructive sleep apnea syndrome in France, before initiating nocturnal nasal continuous positive airway pressure therapy. Chest 127:710–715

70. Dixon BJ, Dixon JB, Carden JR, Burn AJ, Schachter LM, Playfair JM et al (2005) Preoxygenation is more effective in the 25 degrees head-up position than in the supine position in severely obese patients: a randomized controlled study. Anesthesiology 102:1110–1115

71. Baraka AS, Taha SK, Siddik-Sayyid SM, Kanazi GE, El-Khatib MF, Dagher CM et al (2007) Supplementation of pre-oxygenation in morbidly obese patients using nasopharyngeal oxygen insufflation. Anaesthesia 62:769–773

72. Aldenkortt M, Lysakowski C, Elia N, Brochard L, Tramèr MR (2012) Ventilation strategies in obese patients undergoing surgery: a quantitative systematic review and meta-analysis. Br J Anaesth 109:493–502

73. Gaszynski T, Tokarz A, Piotrowski D, Machala W (2007) Boussignac CPAP in the postoperative period in morbidly obese patients. Obes Surg 17:452–456

74. El-Solh AA, Aquilina A, Pineda L, Dhanvantri V, Grant B, Bouquin P (2006) Noninvasive ventilation for prevention of post-extubation respiratory failure in obese patients. Eur Respir J 28:588–595

14　肥胖症的性窘迫

Erika Limoncin · Giacomo Ciocca · Daniele Mollaioli ·
Emmanuele A. Jannini

14.1　性和营养：性欲和饥饿

从心理学和神经生理学的角度来看，性行为和饮食行为具有双重共同调节机制。精神分析将性欲概念与饥饿概念联系起来，突出了这些本能的功能相同点，即满足感[1]。此外，位于下丘脑的一些神经解剖区域共同参与性行为和营养的调节[2-3]。因此，这些区域的病理性改变，不可避免地涉及营养和性功能，如厌食症、贪食症、暴食症（binge eating disorder，BED）以及肥胖症。事实上，许多研究证明了营养障碍和性问题之间的关系，特别是对有或没有暴食症的肥胖人群进行的差异分析，指出了这些患者的情绪和精神病理学方面的问题[4]。

欲望的精神分析视角表明，缺乏性活动是性欲增加的主要动机，与饥饿的生物学特性平行[1]。换句话说，缺乏食物或缺乏性行为激活诱导人们寻找食物或性伴侣的行为反应。

最近，关于性活动对睾酮生成作用的证据改变了这种单纯缺乏刺激引起欲望的模式[5]。

在生理上，雄激素减少则性活动减少，但雄激素随着性刺激的存在和规律性活动的恢复而增加[6-9]。下丘脑与垂体促性腺激素的相互交叉对话作用似乎是性活动诱导下丘脑 - 垂体 - 性腺轴激活的可能机制[5]。

弗洛伊德关于缺乏性活动与性欲之间的反向关联的想法必须重新讨论，而这种关联可能同样存在于食物与摄食行为间。

此外，仔细研究了营养和性行为之间的平行关系，突出了这些主要行为的相似性和差异[2]。特别是，作者比较了三种基本的乐趣——食物、性和社会探索，并对不同生命周期进行了关注（图 14.1）。在这方面，作者认为性行为从青春期开始，但营养需求从出生开始就存在。从另一个角度来看，心理动力学理论认为，儿童可以表现出特定形式的性行为和享乐主义，这些快乐可以个体化表现为对母亲的依恋、吸吮，可以出现在不同的阶段（口腔、肛门和阴茎），最重要的是在俄狄浦斯时期[1]。

然而，性行为的阶段仍然与饮食行为非常相似。例如，射精后的不应期与餐后的饱腹感非常相似，阴道抽插和咀嚼食物的节律性也有相似点[2]。

总的来说，营养和性行为均包括一个动机部分，饥饿和性欲，以及一个完整的部分，即进食和性交。

此外，性和食物阶段都受内部状态的调节，例如性激素或营养素在血液中的含量、既往的经历或联系。参与食物及性行为的奖赏及强化的大脑功能区域是眶额皮质，它阐述了性和食物积极或消极表征的关联[2]。

在性和营养方面，涉及预期、完成和满足感的神经解剖学领域是岛叶、前扣带皮质和杏仁体腹侧纹状体。此外，众所周知，嗅觉系统也是食物选择和摄入的核心，性行为也受到气味和香水的影响。特别是，信息素在动物择偶方面扮演重要角色，而人类犁鼻器在交配中发挥着重要作用，犁鼻器可向下丘脑区域发送信号[2]。另一方面，在性和饮食行为方面，刺激的质量是选择和动机的基础。

14.2　肥胖男性和女性性功能障碍的患病率数据

除了医疗、身体、社会心理和情感等因素[10-11]，肥胖也与性不满和（或）性困难有关[12]。从 1966 年开始，研究人员研究了肥胖与性生活质量之间的关系。

美国一项关于肥胖人群性功能障碍的研究报告，女性患病率为 7% ～ 22%（疼痛、性唤醒问题和低欲望），男性患病率为 5% ～ 21% [勃起功能障碍（erectile dysfunction，ED）、性欲减退和早泄] [13]。

ED 是肥胖男性常见的性功能障碍之一。许多研究发现高水平的 BMI 与 ED 之

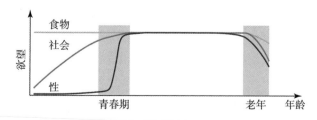

图 14.1　生命周期中的性、社会探索和食物乐趣[2]

间存在正相关 [14-16]。

例如，在一项关于几个国家（包括美国和 5 个欧洲国家）ED 患病率的跨国研究中，体重与男性性功能之间有明显的关系 [15]。事实上，正常体重男性的体重与 ED 患病率呈负相关，超重男性体重与 ED 无关，而肥胖男性体重与 ED 患病率正相关，表明 ED 与肥胖男性之间存在相关性。

其他调查的数据也表明，肥胖男性的 ED 患病率较高。例如，据一些后续研究 [17-18] 报道，体重是 ED 的独立危险因素，风险超过对照组的 90%（优势比分别为 1.93 和 1.96）。

另一项研究 [18] 显示，在年轻的丹麦男性中，BMI 高的人患有 ED 和（或）射精迟缓的概率高于 BMI 低的人。$BMI > 30 \ kg/m^2$ 的受试者，ED 的患病率高，而早泄和性欲与 BMI 无关。ED 和 $BMI > 30 \ kg/m^2$ 之间的关联在年轻人更加显著（见表 14.1）。

虽然超重和肥胖明显与男性性功能障碍有关，但女性性功能与肥胖之间的关系尚不清楚。将女性性功能障碍（female sexual disorder，FSD）与肥胖联系起来的证据不足。在一项针对绝经后妇女的研究中 [19]，性兴趣减少的程度与体重显著相关。

另一方面，Esposito 等 [20] 发现 FSFI 值异常（评分 < 23）的 52 名女性，体重与性功能呈负相关，表明肥胖会影响性功能的几个方面：性唤醒、润滑、满足和性高

表14.1　年龄在20～45岁和50～75岁的1181名丹麦男性的BMI和性功能的优势比（OR）[18]

OR（95% 置信区间）			
BMI（kg/m^2）	< 25	2.5 ～ 29.9	> 30
勃起功能障碍			
20 ～ 45 岁	1（参考值）	1.22（0.5 ～ 2.5）	2.74（1.1 ～ 6.8）
50 ～ 75 岁	1（参考值）	1.00（0.6 ～ 1.8）	1.40（0.6 ～ 3.1）
早泄			
20 ～ 45 岁	1（参考值）	0.86（0.6 ～ 1.2）	1.19（0.7 ～ 2.0）
50 ～ 75 岁	1（参考值）	1.23（0.7 ～ 2.1）	1.58（0.7 ～ 3.4）
无性欲			
20 ～ 45 岁	1（参考值）	1.05（0.4 ～ 2.4）	0.39（0.1 ～ 3.1）
50 ～ 75 岁	1（参考值）	1.43（0.6 ～ 3.6）	1.08（0.3 ～ 4.5）
射精迟缓			
20 ～ 45 岁	1（参考值）	0.33（0.1 ～ 1.2）	1.30（0.3 ～ 4.8）
50 ～ 75 岁	1（参考值）	0.97（0.4 ～ 2.2）	0.90（0.3 ～ 3.1）

潮，但不影响性欲和疼痛（图 14.2）。这与患有 FSD 的非肥胖女性不同。

一项对于准备进行减重手术的肥胖女性的研究数据[21] 证实了 Esposito 大多数研究结果，除了性欲这一方面，该数据表明肥胖女性性欲明显低于对照组。

最后，一项关于肥胖中性生活质量性别差异的研究[22] 比较了不同 BMI（Ⅰ类、Ⅱ类和Ⅲ类肥胖）和性别的性生活情况（表 14.2）。与之前的研究一致，除了性欲之外，不同 BMI 组报告了所有性生活项目的显著差异。BMI > 40 kg/m² 的受试者与其他两组肥胖受试者相比，性行为较少，存在性困难，并且更回避性接触。

女性在性享受、性欲和回避性接触方面的损害均高于男性，但在性行为方面的困难方面没有差异。

14.3 肥胖男女的性窘迫

肥胖是一种病态状态，意味着一系列并发症，如 2 型糖尿病[23]、高血压[24]、心血管疾病[25]、骨关节炎[26]、某些恶性肿瘤和过早死亡[27]。此外，肥胖通常与健康相关生活质量（health-related quality of life，HRQoL）的损害有关[28-30]。生活质量的一个重要方面是性福。然而，这一方面经常被低估，这是因患者极度肥胖影响到性窘迫的潜在原因。肥胖与性功能的关联是多因素的；事实上，肥胖人群的性行为不仅可能受到体重相关的并发症的危害，还可能受到性激素和许多心理社会因素的影响。

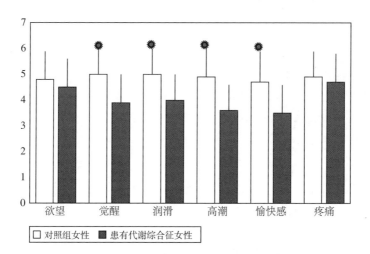

图 14.2 患有代谢综合征女性和对照组女性的性功能对比（From Esposito et al.[20]，modified）

表14.2 根据BMI分类的IWQOL-Lite性生活反应[22]

	BMI 分级				
	Ⅰ级 （30 ~ 34.9 kg/m²） （n=159）	Ⅱ级 （35 ~ 39.9 kg/m²） （n=277）	Ⅲ级 （＞ 40kg/m²） （n=722）	P	总结
不享受性生活					
女性	2.34±1.36	2.59±1.33	3.00±1.46	＜0.001	Ⅲ＞Ⅱ＞Ⅰ
男性	1.68±1.02	1.93±1.14	2.11±1.36	＜0.001	女＞男
性欲减退					
女性	2.89±1.32	2.72±1.31	3.09±1.41	0.109	
男性	2.29±1.22	2.41±1.23	2.43±1.27	＜0.001	女＞男
性行为困难					
女性	2.31±1.37	2.55±1.36	3.08±1.41	＜0.001	Ⅲ＞Ⅱ＞Ⅰ
男性	2.17±1.05	2.58±1.25	2.78±1.40	0.173	
避免性接触					
女性	2.67±1.46	2.72±1.43	3.02±1.52	0.002	Ⅲ＞Ⅱ＞Ⅰ
男性	1.88±0.98	2.15±1.12	2.35±1.38	＜0.00	女＞男

14.3.1 体重相关的并发症导致的性窘迫

文献证据清楚地表明体重相关并发症对性功能的影响[30-31]。由于 BMI 较高，肥胖者很有可能合并 2 型糖尿病，且可能先于胰岛素抵抗和高胰岛素血症。这些条件决定了性激素的变化[31]，包括男性睾丸激素水平降低，女性游离睾酮、C19 类固醇和雌激素水平升高[31]。这些激素的变化导致男性患 ED，女性的欲望减少，阴道润滑减少，这些情况也可能与性交频率有关。

除 2 型糖尿病外，高血压和周围血管疾病也可能使性功能异常。事实上，血流减少可以决定肥胖者无法被性唤起。此外，高血压和心血管疾病也常与 ED 相关。另一方面，对于肥胖女性，高血压可能引起低润滑，难以达到性高潮，并增加性交痛[32]。

此外，一些研究证实了肥胖与性功能之间的直接关系，与体重相关的并发症无关[9,33-35]。特别是，肥胖患者缺乏身体运动会增加发生性功能障碍的可能性[5,35]。

14.3.2 生殖激素引起的性窘迫

关于严重肥胖对生殖的影响存在大量文献[36-38]。许多研究表明肥胖会导致生殖系统受损[37-38]。事实上，肥胖女性经常出现闭经、月经周期不规则、多囊卵巢综合征（polycystic ovary syndrome，PCOS）、妊娠率下降和流产风险增加。这些情况影响了女性的性福指数，引发了性窘迫。

14.3.3 心理社会因素导致的性窘迫

在社会心理因素中，主要与肥胖者性功能有关的方面是抑郁症[39]。有证据表明，在极度肥胖的人群中，情绪障碍或持续情绪障碍的病史很常见[39-40]。此外一项研究证明，严重肥胖女性患抑郁症的风险比正常BMI女性高4倍[39]。除了精神病理学因素之外，肥胖者经常由于自身形象问题出现性功能障碍，尤其是肥胖女性。对于自身形象不满的性功能异常的患者，可能会选择减重手术，而在体重大幅度减轻后无须行阴阜整形术[41-43]。

14.3.4 肥胖患者性窘迫的治疗

显然肥胖者性功能障碍相关的性窘迫最有效的治疗方法是体重减轻，这可能会重新激活性功能，消除体重相关并发症的影响[44]。然而，即使在这种干预之后，无论是通过减重手术还是通过改变生活方式，多余的皮肤和脂肪仍留在耻骨和生殖器区域。由于身体运动的限制、不愉快的外表、性表现的困难、对身体形象的不满可能导致性窘迫。因此，一些作者建议在大量减重后进行阴阜整形术，以降低窘迫程度。

此外，一些研究人员建议伐地那非作为一种可能的药物疗法，以改善男性性功能，并降低相关的性窘迫程度[45]。在这项研究中，纳入了20名健康高BMI男性，不患有ED、早泄或性腺功能减退，研究评估了他们性窘迫程度、阴道内射精潜伏时间（intravaginal ejaculatory latency time，IELT）和自我感觉。用性窘迫评估问卷-男性（SDEQ）进行评估。一半的参与者被随机选择服用伐地那非，进行特定期间的治疗，而另一组服用安慰剂[46]。

有趣的是，结果证明了伐地那非改善IELT（图14.3）和自我评价，最重要的是减少性窘迫。因此基于这项初步研究，可以假设在临床实践中使用PDE-5抑制剂，例如伐地那非，将改善全球性健康和防止性窘迫。

总结

根据文献证据，严重肥胖使性健康状况大大恶化。造成这种恶化的原因在于体重相关的并发症、生殖系统受损以及许多与肥胖有关的心理社会因素。因此，一般

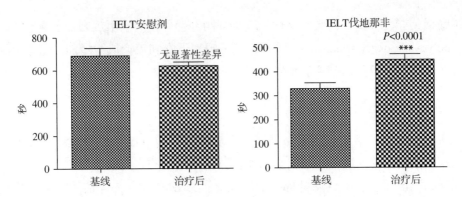

图 14.3 治疗前后 IELT 的比较（伐地那非与安慰剂组）（From Esposito et al.[20]，modified）

的临床实践还应评估肥胖人群的性行为和相关性窘迫，以便通过特定的心理学方法和药物治疗改善肥胖人群的生活质量。

参考文献

1. Freud S (1905) Tre saggi sulla teoria sessuale. In: Opere, vol. IV. Boringhieri, Torino
2. Georgiadis JR, Kringelbach ML (2012) The human sexual response cycle: brain imaging evidence linking sex to other pleasures. Prog Neurobiol 98(1):49–81
3. Kringelbach ML, Stein A, van Hartevelt TJ (2012) The functional human neuroanatomy of food pleasure cycles. Physiol Behav 106(3):307–316
4. Castellini G, Mannucci E, Mazzei C, Lo Sauro C, Faravelli C, Rotella CM, Mario M, Ricca V (2010) Sexual function in obese women with and without binge eating disorder. J Sex Med 7:3969–3978
5. Carosa E, Benvenga S, Trimarchi F, Lenzi A, Pepe M, Simonelli C, Jannini EA (2002) Sexual inactivity results in reversible reduction of LH bioavailability. Int J Impot Res 14:1–7
6. Carosa E, Martini P, Brandetti F, Di Stasi SM, Lombardo F, Lenzi A, Jannini EA (2004) Type V phosphodiesterase inhibitor treatments for erectile dysfunction increase testosterone levels. Clin Endocrinol (Oxford) 61:382–386
7. Jannini EA, Fisher WA, Bitzer J, McMahon CG (2009) Is sex just fun? How sexual activity improves health. J Sex Med 6(10):2640–2648
8. Jannini EA, Screponi E, Carosa E, Pepe M, Lo Giudice F, Trimarchi F, Benvenga S (1999) Lack of sexual activity from erectile dysfunction is associated with a reversible reduction in serum testosterone. Int J Androl 22:385–392
9. Balercia G, Boscaro M, Lombardo F, Carosa E, Lenzi A, Jannini EA (2007) Sexual symptoms in endocrine diseases: psychosomatic perspectives. Psychother Psychosom 76:134–140
10. Field AE, Coakley EH, Must A et al (2001) Impact of overweight on the risk of developing common chronic diseases during a 10-year period. Arch Intern Med 161:1581–1586
11. Fontaine KR, Barofsky I (2001) Obesity and health-related quality of life. Obes Rev 2:173–182
12. Laumann EO, Paik A, Rosen RC (1999) Sexual dysfunction in the United States: prevalence and predictors. JAMA 281:537–544
13. Giugliano F, Esposito K, Di Palo C, Ciotola M, Giugliano G, Marfella R et al (2004) Erectile dysfunction associates with endothelial dysfunction and raised proinflammatory cytokine levels in obese men. J Endocrinol Invest 27:665–669

14. Larsen SH, Wagner G, Heitmann BL (2007) Sexual function and obesity. Int J Impot Res 31:1189–1198

15. Gunduz MI, Gumus BH, Sekuri C (2004) Relationship between metabolic syndrome and erectile dysfunction. Asian Soc Androl 6:355–358

16. Feldman HA, Johannes CB, Derby CA, Kleinman KP, Mohr BA, Araujo AB (2000) Erectile dysfunction and coronary risk factors: prospective results from the Massachusetts male aging study. Prev Med 30:328–338

17. Fung MM, Bettencourt R, Barrett-Connor H (2004) Heart disease risk factors predict erectile dysfunction 25 years later. J Am Coll Cardiol 43:1405–1411

18. Andersen I, Heitmann BL, Wagner G (2008) Obesity and sexual dysfunction in younger Danish men. J Sex Med 5(9):2053–2060

19. Kirchengast S, Hartmann B, Gruber D, Huber J (1996) Decreased sexual interest and its relationship to body build in post menopausal women. Maturitas 23:63–71

20. Esposito K, Ciotola M, Marfella R, Di Tommaso D, Cobellis L, Giugliano D (2005) The metabolic syndrome: a cause of sexual dysfunction in women. Int J Impot Res 17:224–226

21. Assimakopoulos K, Panayiotopoulos S, Iconomou G, Karaivazoglou K, Matzaroglou C, Vagenas K, Kalfarentzos F (2006) Assessing sexual function in obese women preparing for bariatric surgery. Obes Surg 16:1087–1091

22. Kolotkin RL, Binks M, Crosby RD, Østbye T, Gress RE, Adams TD (2006) Obesity and sexual quality of life. Obesity 14:472–479

23. Via MA, Mechanick JI (2013) The role of bariatric surgery in the treatment of type 2 diabetes: current evidence and clinical guidelines. Curr Atheroscler Rep 15(11):366

24. Kang YS (2013) Obesity associated hypertension: new insights into mechanism. Electrolyte Blood Press 11(2):46–52

25. Yao L, Herlea-Pana O, Heuser-Baker J, Chen Y, Barlic-Dicen J (2014) Roles of the chemokine system in development of obesity, insulin resistance, and cardiovascular disease. J Immunol Res 2014(2014):181450

26. Green JA, Hirst-Jones KL, Davidson RK, Jupp O, Bao Y, Macgregor AJ, Donell ST, Cassidy A, Clark IM (2014) The potential for dietary factors to prevent or treat osteoarthritis. Proc Nutr Soc 73(2):278–288

27. Borrell LN, Samuel L (2014) Body mass index categories and mortality risk in US adults: the effect of overweight and obesity on advancing death. Am J Public Health 104(3):512–519

28. Kolotkin RL, Crosby RD, Pendleton R, Strong M, Gress RE, Adams T (2003) Health-related quality of life in patients seeking gastric bypass surgery vs nontreatment-seeking controls. Obes Surg 13(3):371–377

29. Kolotkin RL, Crosby RD, Gress RE, Hunt SC, Engel SG, Adams TD (2008) Health and health related quality of life: differences between men and women who seek gastric bypass surgery. Surg Obes Relat Dis 4:651–658

30. Heo M, Allison DB, Faith MS, Zhu S, Fontaine KR (2003) Obesity and quality of life: mediating effects of pain and comorbidities. Obes Res 11:209–216

31. Sarwer DB, Spitzer JC, Wadden TA, Rosen RC, Mitchell JE, Lancaster K, Courcoulas A, Gourash W, Christian NJ (2013) Sexual functioning and sex hormones in persons with extreme obesity and seeking surgical and nonsurgical weight loss. Surg Obes Relat Dis 9(6):997–1007

32. Niskanen L, Laaksonen DE, Punnonen K, Mustajoki P, Kaukua J, Rissanen A (2004) Changes in sex hormone-binding globulin and testosterone during weight loss and weight maintenance in abdominally obese men with the metabolic syndrome. Diabetes Obes Metab 6(3):208–215

33. Kolotkin RL, Zunker C, Østbye T (2012) Sexual functioning and obesity: a review. Obesity (Silver Spring) 20(12):2325–2333

34. Esposito K, Giugliano D (2011) Obesity, the metabolic syndrome, and sexual dysfunction in men. Clin Pharmacol Ther 90(1):169–173

35. Corona G, Rastrelli G, Monami M, Melani C, Balzi D, Sforza A, Forti G, Mannucci E, Maggi M (2011) Body mass index regulates hypogonadism-associated CV risk: results from a cohort of subjects with erectile dysfunction. J Sex Med 8(7):2098–2105

36. Pasquali R, Patton L, Gambineri A (2007) Obesity and fertility. Curr Opin Endocrinol Diabetes Obes 14(6):482–487

37. Gosman GG, Katcher HI, Legro RS (2006) Obesity and the role of gut and adipose hormones in female reproduction. Hum Reprod Update 2(5):585–601

38. MacDonald AA, Herbison GP, Showell M, Farquhar CM (2010) The impact of body mass index on semen parameters and reproductive hormones in human males: a systematic review with meta-analysis. Hum Reprod Update 16(3):293–311

39. Kasen S, Cohen P, Chen H, Must A (2008) Obesity and psychopathology in women: a three decade prospective study. Int J Obes 32(3):558–566

40. Onyike CU, Crum RM, Lee HB, Lyketsos CG, Eaton WW (2003) Is obesity associated with major depression? Results from the Third National Health and Nutrition Examination Survey. Am J Epidemiol 158(12):1139–1147

41. Dixon JB, Dixon ME, O'Brien PE (2003) Depression in association with severe obesity: changes with weight loss. Arch Intern Med 163:2058–2065

42. Gilmartin J (2013) Body image concerns amongst massive weight loss patients. J Clin Nurs 22(9-10):1299–1309

43. Wadden TA, Sarwer DB, Fabricatore AN, Jones L, Stack R, Williams NS (2007) Psychosocial and behavioral status of patients undergoing bariatric surgery: what to expect before and after surgery. Med Clin N Am 91:451–469

44. Bocchieri LE, Meana M, Fisher BL (2002) A review of psychosocial outcomes of surgery for morbid obesity. J Psychosom Res 52:155–165

45. Aversa A, Bruzziches R, Francomano D, Greco EA, Violi F, Lenzi A, Donini LM (2013) Weight loss by multidisciplinary intervention improves endothelial and sexual function in obese fertile women. J Sex Med 10(4):1024–1033

46. Aversa A, Francomano D, Bruzziches R, Natali M, Guerra A, Latini M, Donini LM, Lenzi A (2012) A pilot study to evaluate the effects of vardenafil on sexual distress in men with obesity. Int J Impot Res 24(3):122–125

第三部分
肥胖人群的评估

15 临床评估

Luca Busetto and Fabio De Stefano

15.1 引言

　　肥胖是一种复杂的慢性疾病，对个体的健康和功能有许多影响。对于任何慢性疾病，治愈是最终目标，但难以实现。我们可以控制肥胖，但迄今为止尚无法治愈。我们需要使用一系列部分有效的长期疗法。对严重或难治性疾病进行干预和综合治疗是慢性病持续管理的常用方法。所有干预措施都有益处和风险，需要针对每个个体的健康负担和风险进行平衡。这种临床平衡需要对任何肥胖患者进行精确和完整的评估，包括肥胖本身的严重程度以及肥胖对关键身体系统和功能的影响。需要将这些大量信息整合成整体方案，从而在个体水平选择指导治疗。

15.2 身体成分和脂肪分布

　　超重和肥胖的粗略衡量指标是体重指数（BMI），一个人体重（kg）除以身高（m）的平方。身高和体重应通过合适且校准的工具来测量，受试者需要穿着轻便衣服且不能穿鞋。BMI（kg/m^2）用在流行病学和临床实践中，用于定义低体重、正常体重、超重（肥胖前）和肥胖及其严重程度[1]。在人群水平上，随着 BMI 增加，合并症风险逐渐增加（表 15.1）。成人的 BMI 临界值与年龄和性别无关。然而，对于某些特定种族群体，特别是亚洲人群，已经引入了不同的临界点，其 BMI 与发病风险之间的关系曲线似乎比高加索人更陡峭，BMI 较低水平时即出现代谢紊乱的情况增多。

　　考虑到体重是个体器官和组织的总和，它包括脂肪组织、骨骼肌和器官的重量，因此 BMI 作为肥胖状态（肥胖状态的真正决定因素）的指标已被质疑。在人群水平上，已经报道了 BMI 与总体体脂含量之间的显著正相关[3]。然而，在个体

表15.1 基于BMI水平成人的体重分类

类别	BMI（kg/m^2）截点	并发症风险
低体重	< 18.5	—
正常体重	18.5 ~ 24.9	正常
肥胖前期	25.0 ~ 29.9	增加
Ⅰ级肥胖	30.0 ~ 34.9	中度
Ⅱ级肥胖	35.0 ~ 39.9	高度
Ⅲ级肥胖	≥ 40.0	极高

资料：来源于WHO[1]

水平上，对于任何给定的 BMI，可观察到体脂百分比的大范围变化[4]。因此，高 BMI 可能代表肥胖患者的低非脂肪量和大量脂肪累积；或健康运动员的高骨骼肌重量和正常脂肪量，其高 BMI 仅反映较高的肌肉含量，与肥胖和相关疾病无关。视觉检查通常足以区分身体成分中的这些极端情况，但在某些受试者中，区别可能更为微小，因此可能要求更精确地确定身体成分。可以通过直接光密度测定法（水下称重、全身密度测定法）可靠地区分和测量脂肪量和非脂肪量。双能 X 射线吸收测定法（dual-energy X-ray absorptiometry，DEXA）对评估全身脂肪量（变异系数为 2% ~ 3%）和全身非脂肪量或无脂肪的软组织（1% ~ 2%）具有良好的重复性，而且它对评估身体成分的微小变化方面也很敏感[5]。然而，DEXA 不适用于日常门诊使用，因其较昂贵并且会使患者暴露于低剂量的辐射。生物电阻抗分析（bioelectrical impedance analysis，BIA）是一种间接方法，通过小电流流经患者体内测量的电数据（电抗、电阻、阻抗）可分析出身体成分值[6]。该方法也适用于门诊，并且几乎没有潜在的副作用，价格也相对不贵。然而，BIA 在准确测定脂肪量和非脂肪量方面的可靠性可能会受到质疑。必须对 BIA 测量进行标准化以获得可重复的结果（报告的日内测量的平均变异系数为 1% ~ 2%），并且总体重复性 / 精确度估计在 2.7% ~ 4.0%，FFM 范围的预测误差为 3% ~ 8%[7]。肥胖患者的这些误差可能更大，因此限制了 BMI 在临床评估中的效用。

　　BMI 的另一个缺点是其不能体现任何有关脂肪分布的信息（例如内脏脂肪堆积和器官的脂肪浸润），而脂肪分布被认为是代谢和心血管风险的重要决定因素[8]。观察发现，部分正常和轻度超重人群皮下脂肪较少但内脏脂肪较多，由此可看出用脂肪分布作为肥胖临床评估指标的重要性。这种外表看着瘦而体内脂肪较多的人群被定义为 TOFI，这种类型在男性和女性中均有发现，该人群患代谢疾病的风险增加[4]。TOFI 的个体内脏脂肪增多，同时肝脏和骨骼肌中异位脂肪沉积增多。非脂肪细胞中的脂质积累（异位脂肪）可能通过"脂毒性"的过程损害一些组织的正常功能。肝脏、骨骼肌和胰腺 β 细胞等器官中过量脂质的异位沉积，可能是脂肪分布导致代谢综合征或心血管疾病的原因 [9]。在肥胖个体中已经报道了类似的情况，其中不成比例的内脏脂肪沉积的肥胖患者，代谢紊乱和心血管事件的发生率明显增高 [10]。

CT 和 MRI 可以精确测量内脏脂肪含量，但是很难在临床水平上量化，因此一些替代的测量指标相继提出。其中，腰围是内脏脂肪沉积的可靠临床指标，腰围较大的人群代谢紊乱和心血管疾病的患病率较高 [11]。因此，建议测量腰围以确定超重和肥胖患者的心血管风险，并且可以使用 BMI 和腰围值的整合来更好地对他们进行健康风险分层 [11]（表 15.2）。腰围测量方法如下，受试者取直立位，在平静呼气末、未收缩腹部的情况下，用抗拉伸卷尺水平测量一圈。关于对应的解剖学标志有不同的建议 [12]。根据 WHO 指南，解剖学标志为可触及的最后一根肋骨下缘与髂嵴顶部之间的中点 [13]；美国国立卫生研究院（US National Institutes of Health，NIH）采用与美国国家健康和营养检查调查（NHANES）Ⅲ 相同的方法，提出在髂嵴顶部进行腰围测量 [11]。这两种方法腰围测量结果存在差异，WHO 方法测量的腰围值低于 NIH 方法的腰围值，尤其是在女性中 [12]。应该强调的是，风险分层的腰围值（表 15.2）和代谢综合征原始 ATP-Ⅲ 诊断标准中的腰围截点值是通过 NIH 方法测量的。腰围测量的简便性使其取代了腰臀比（waist-to-hip circumference ratio，WHR）这一曾经被用作脂肪分布指标的值。最近，几项流行病学研究显示，较大的臀围为独立于 BMI 的保护因素，从而降低代谢和心血管疾病的风险（尤其是女性），臀围的测量又重新受到重视 [14]。腰围评估内脏脂肪沉积的可靠性在肥胖女性中降低，特别是在 BMI 较高的人群中 [15]。因此，为了更好地预测内脏脂肪储存，一些其他的测量指标被推出，矢状位腹部直径（sagittal abdominal dia meter，SAD）为其中之一 [16]。

表15.2　基于BMI、腰围的超重和肥胖分类以及相关疾病风险

BMI	肥胖分类	相对于正常人群的疾病风险	
		男性：腰围＜ 102 cm 女性：腰围＜ 88 cm	男性：腰围＞ 102 cm 女性：腰围＞ 88 cm
＜ 18.5	低体重	—	—
18.5 ~ 24.9	正常体重	—	—
25.0 ~ 29.9	肥胖前期	增加	高
30.0 ~ 34.9	Ⅰ级肥胖	高	很高
35.0 ~ 39.9	Ⅱ级肥胖	很高	极高
≥ 40.0	Ⅲ级肥胖	极高	极高

资料：来源于 NIH[11]

SAD 测量方法是受试者取仰卧位并正常呼吸，通过专门制造的器械测量腹部表面最高点的垂直高度。腹部超声检查是另一种用于检测内脏脂肪沉积的方法，其具有可靠、可重复性高、价格便宜和无辐射的优点[17]。腹膜脂肪厚度被认为是腹部超声检查中预测内脏脂肪的金标准，它对应于超声波探头横向放置且垂直于腹中线皮肤时，测量的腹直肌内侧和主动脉前壁的距离[17]。便携式低成本超声仪器的日益普及可能会推进其测量内脏脂肪沉积的临床应用。

在临床实践中，相关器官中异位脂肪沉积比内脏脂肪沉积更难量化。相对而言，肝脂肪浸润（肝脂肪变性）可以通过超声粗略估计[18]。另外，通过超声测量心外膜脂肪也是评估异位脂肪沉积的一种方法，可以用来预测代谢和心血管疾病风险。

15.3 代谢状态和心血管风险

一些流行病学研究证实了 BMI 与 2 型糖尿病之间存在明显相关性，65% ~ 75% 的 2 型糖尿病可能由超重和肥胖导致[1]。根据美国糖尿病协会（American Diabetes Association，ADA）的标准，任何年龄的成人，如果有超重或肥胖，且有一种或多种糖尿病危险因素，均应检测是否患有 2 型糖尿病或糖尿病前期[20]。糖尿病的其他风险因素包括缺乏运动、一级亲属患有糖尿病、高风险种族、巨大儿妊娠史，或既往有妊娠糖尿病、高血压、低 HDL 胆固醇水平、高甘油三酯血症、女性多囊卵巢综合征、其他与胰岛素抵抗相关的临床情况（如严重肥胖，黑棘皮病）和心血管疾病史[20]。其检测方法包括糖化血红蛋白（A1C），空腹血糖（fasting plasma glucose，FPG）或 2 小时 75 g 口服糖耐量试验（oral glucose tolerance test，OGTT）[20]。然而，在同一个糖尿病患者中，这三项检测不必要都进行。但要特别强调，许多肥胖患者可能具有正常的 FPG，但是负荷后血糖水平明显异常。符合糖尿病前期标准的患者需要更频繁的监测。表 15.3 总结了糖尿病和糖尿病前期的诊断标准。糖尿病患者，应予全面的大血管和微血管并发症筛查。

动脉高血压和肥胖之间的关联已多有研究。肥胖成人的高血压患病率比正常体重者高 3 ~ 5 倍[1]。肥胖患者的动脉高血压常常未被识别或未得到最佳治疗。使用正常袖带尺寸的血压计测量收缩压和舒张压，会严重高估肥胖患者的血压水平。因此，在肥胖患者中使用合适尺寸的袖带是至关重要的，根据实践得出，对于手臂周长 ≥ 35 cm 的成人，合适的袖带尺寸为 16 cm × 36 cm，手臂周长 ≥ 45 cm 的成人为 16 cm × 42 cm[21]。超重和肥胖患者高血压的诊断标准与一般人群的高血压诊断没有差异，均定义为未服用降压药物情况下收缩压 ≥ 140 mmHg，或舒张压

表15.3　成人糖尿病和糖尿病前期的诊断标准

方法	糖尿病	糖尿病前期
FPG	FPG > 126 mg/dl（7.0 mmol/L）	FPG 100 ~ 125 mg/dl（5.6 ~ 6.9 mmol/L）（空腹血糖受损 /IFG）
OGTT 2 小时 PG	2 小时 PG > 200 mg/dl（11.1 mmol/L）	2 小时 PG 140 ~ 199 mg/dl（7.8 ~ 11.0 mmol/L）（糖耐量减低 /IGT）
A1C	A1C > 6.5%	A1C 5.7% ~ 6.4%
随机 PG	随机血糖 > 200 mg/dl（11.1 mmol/L）且有典型高血糖或高血糖危象症状	—

资料：来源于 ADA[10]

FPG，至少 8 小时无能量摄入的空腹血糖；OGTT，口服糖耐量试验，将 75 g 葡萄糖粉溶于水，口服后测量不同时间的血糖水平；A1C，糖化血红蛋白，在实验室通过标准化分析检测得到；PG，血清血糖水平。

≥ 90 mmHg [22]。

　　肥胖患者，尤其是腹型肥胖或内脏脂肪沉积的患者，通常具有高甘油三酯和低 HDL 胆固醇水平的血脂特点。LDL 胆固醇水平通常不受影响，但是其中小 LDL 颗粒亚型比例增加 [1]，从而促进动脉粥样硬化。在临床实践中不能直接检测小 LDL，但可以通过检测 apoB 脂蛋白和 apoB 脂蛋白与 LDL 胆固醇之间的比值来间接检测 [1]。评估腹型肥胖患者致动脉粥样硬化的血脂异常的另一种更简单的方法是计算非 HDL 胆固醇水平（总胆固醇减去 HDL 胆固醇）。非 HDL 胆固醇可用于估计血浆中的致动脉粥样硬化颗粒总数 [VLDL + 中密度脂蛋白（IDL）+ LDL]，其与 apoB 具有良好相关性 [23]。超重和肥胖患者以及一般人群中血脂异常的治疗目标主要基于临床试验的结果，并根据总心血管风险水平进行调整。心血管疾病预防的主要目标应该是降低 LDL 胆固醇。心血管风险非常高的患者 LDL 胆固醇治疗目标为低于 70 mg/dl，心血管风险高的患者为低于 100 mg/dl，心血管风险中度的患者为低于 115 mg/dl[23]。一旦达到 LDL 的控制目标，应检测非 HDL 胆固醇水平，并设定其治疗目标。非 HDL 胆固醇的治疗目标设定为比 LDL 胆固醇的相应目标高 30 mg/dl[23]。

　　糖尿病前期 / 糖尿病、高血压、高甘油三酯血症和低 HDL 胆固醇水平常常同时存在于腹型肥胖患者中。这一组代谢异常被定义为代谢综合征，其有特定的诊断标准 [24]（表 15.4）。代谢综合征在预测心血管风险方面并不优于多个单一危险因素的综合评估，但代谢综合征的诊断有助于临床中快速识别心血管疾病更重的超重和肥胖患者。患有代谢综合征的患者经常伴随其他的代谢异常，如胰岛素抵抗、低水平的慢性炎症和高凝状态。然而，这些代谢异常的常规检测尚未得到充分证据的支持，如胰岛素抵抗（血浆胰岛素）、促炎性状态（高敏 C 反应蛋白）或高凝状态

（血纤蛋白原或 PAI-1），因此尚未纳入推荐检测项目[24]。

目前临床中预防心血管疾病的指南均建议评估总心血管风险，因为在大多数患者中，动脉粥样硬化疾病通常是多种心血管危险因素的结果。总心血管风险通常定义为在特定时间范围内（通常为 10 年）发生致死性或非致死性心血管事件的概率，可以通过使用基于大量人群长期研究中心的血管事件发生率的各种风险评估系统来估计。没有针对超重和肥胖患者计算总心血管风险的工具，因此一般的工具即可应用于该人群的临床评估。在欧洲，推荐使用全身冠状动脉风险评估（systemic coronary risk estimation，SCORE）系统，因为其基于非常大且具有代表性的欧洲数据库[23]。SCORE 系统估计了第一次致死性动脉粥样硬化事件的 10 年风险，其汇总出欧洲低风险地区（比利时、法国、希腊、意大利、卢森堡、西班牙、瑞士和葡萄牙）和欧洲高风险地区的不同风险值。SCORE 图表涉及了性别、年龄、吸烟状况、收缩压、总胆固醇和高密度脂蛋白胆固醇水平。当计算的 10 年风险 SCORE 值 ≥ 10% 时，患者属于非常高风险；5% ~ 10% 时属于高风险；1% ~ 5% 属于中等风险；< 1% 属于低风险。已确诊心血管疾病、2 型糖尿病、1 型糖尿病伴微量白蛋白尿或慢性肾病的患者，以及具有非常高水平个体危险因素（家族性血脂异常、严重高血压）的患者，被视为独立于 SCORE 的高危患者。社会贫困人群、久坐不动、腹型肥胖、具有动脉粥样硬化前临床证据、肾功能受损或早发心血管疾病阳性家族史的患者，其风险在图表上也会有所增加[23]。鉴于 SCORE 系统可估计致死性事件的 10 年风险，总致死性和非致死性事件的风险可通过计算得出，男性为 SCORE 风险乘以 3.0，女性乘以 4.0。另外，也有一些其他用于总心血管风险计算的系统，如

表15.4 代谢综合征的临床特点

危险因素	定义水平
腹型肥胖（腰围）	
男性	> 102 cm（> 40 in）
女性	> 88 cm（> 35 in）
甘油三酯	≥ 150 mg/dl
高密度脂蛋白胆固醇	
男性	< 40 mg/dl
女性	< 50 mg/dl
血压	≥ 130/85 mmHg
空腹血糖	≥ 110 mg/dl

代谢综合征定义为同时有 3 种或以上表中所涉及的危险因素

资料：来源于 ATP Ⅲ[24]

Framingham 风险评分或 PROCAM 风险评分[23]。

15.4 肝功能

腹型超重或肥胖患者以及合并相关代谢综合征的患者经常有肝脂肪浸润。非酒精性脂肪性肝病（nonalcoholic fatty liver disease，NAFLD）有一系列肝组织学表现。在大多数患者中，NAFLD 以单纯、不严重的脂肪变性为主要表现，但在一定比例的患者中，NAFLD 可能发展为非酒精性脂肪性肝炎（nonalcoholic steatohepatitis，NASH）、肝硬化和肝细胞癌[25]。肝脂肪浸润（肝脂肪变性）通过腹部超声检查能很容易地检测到，但可能存在误差[18]。伴随的生化异常通常表现为肝酶的轻度升高，谷丙转氨酶（alanine transaminase，ALT）通常高于谷草转氨酶（aspartate transaminase，AST）。

肥胖患者肝脏评估的最重要的一个方面是关于良性肝脂肪变性与进展性和更有害的 NASH 之间的鉴别。迄今为止，这个问题基本上没有得到解决。明确 NASH 诊断并将其与单纯性脂肪肝区别的唯一可靠方法是肝活检。当组织学检查显示肝存在脂肪伴随肝细胞气球样变、小叶炎症和纤维化时，可诊断为 NASH。随着肥胖患病率的增加，被 NAFLD 影响的人群明显增多，非侵入性检测的需求有所上升。近几年，使用 FibroScan®（Echosens，巴黎，法国）瞬时弹性成像进行肝硬度测量（liver stiffness measurement，LSM）已经成为肝纤维化非侵入性检测的主要方法[26]。然而，LSM 的可靠性及其与组织学的相关性仍然存在争议。

15.5 呼吸功能

肥胖导致的呼吸功能受损已被认识。肥胖患者易出现限制性呼吸功能受损，最具特征的肺功能异常是补呼气量（expiratory reserve volume，ERV）降低[27]。与肥胖相关的 ERV 和功能性肺活量（functional vital capacity，FVC）的下降归因于内脏脂肪堆积产生的机械效应，这在腹部脂肪沉积的患者中更为明显[28]。通过标准肺活量测定法可以检测肥胖相关的肺容量损伤。然而，考虑到测定结果不会显著改变这些患者的管理，因此临床上尚不推荐对无呼吸道症状的超重或肥胖患者进行肺活量测定。

阻塞性睡眠呼吸暂停（obstructive sleep apnea，OSA）是一种常见的睡眠障碍，其特征是睡眠期间呼吸暂停和呼吸不足的反复发作，伴随通气不足、氧饱和度降低、交感神经兴奋和苏醒。如果患者睡眠中阻塞事件的数量大于 15 次 / 小时或大于

5 次 / 小时且具有至少一种以下症状，则可诊断为 OSA：在清醒期间无意识的睡眠发作，白天嗜睡，睡眠后精力未恢复，疲劳，失眠，苏醒后屏气、气喘或窒息，同床伴侣描述其睡眠期间大声打鼾、呼吸中断或两者同时存在[29]。OSA 严重程度按阻塞事件数量分为：轻度为阻塞事件 ≥ 5 次 / 小时且阻塞事件 < 15 次 / 小时，中度为阻塞事件 ≥ 15 次 / 小时且阻塞事件 ≤ 30 次 / 小时，重度为阻塞事件 > 30 次 / 小时[29]。OSA 在肥胖人群中非常普遍，并且可能存在于至少 40% 的严重内脏性肥胖患者中[28]。同时，OSA 与一些不良后果相关，例如心血管疾病风险和死亡率增加，这些后果可以通过充分的 OSA 管理来预防，因此，对于超重和肥胖患者进行 OSA管理是十分必要的[29]。

全夜多导睡眠图（polysomnography，PSG）是诊断 OSA 和睡眠呼吸紊乱的金标准[29]。然而，PSG 是一个耗时长、昂贵且需要住院才能完成的检查。便携式家用睡眠监测设备正在开发，但因其测试的等待时间较长而应用受限。因此，几个筛查问卷出现了，以预测哪些患者 OSA 可能性更高并且需要进一步行 PSG 检查。我们对其中最受欢迎的问卷（柏林调查问卷、美国麻醉医师协会检查表和 STOP 调查问卷）进行了比较，发现它们具有相对较高的灵敏度和阴性预测值[30]。STOP-Bang 调查问卷（表 15.5）是 STOP 调查问卷的扩展版本，由 4 个项目增加至 8 个项目，对检测中度和重度 OSA 具有高特异度，从而确定需要行 PSG 检查的患者[31]。没有筛查测试是完美的，这些预测工具的灵敏度和特异度均受到质疑。然而，应该推荐使用标准化的 OSA 筛查工具，筛查呈阳性时需行确定性 PSG 检查[32]。

15.6 分期

肥胖是一种复杂的疾病，具有广泛的临床意义。因此，对肥胖患者的评估和管

表15.5 STOP-Bang调查问卷对阻塞性睡眠呼吸暂停（OSA）的筛查

S= 打鼾	你打鼾的声音是否大于说话的声音，或者声音大到可以在关闭的门外听到？
T= 疲劳	你经常在白天感到疲倦、疲劳或嗜睡吗？
O= 观察到的呼吸暂停	有人观察到你在睡觉时呼吸暂停吗？
P= 血压	你是否有高血压或正在接受高血压治疗？
B=BMI > 40 kg/m^2	
A= 年龄 > 50 岁	
N= 颈围 > 40 cm	
G= 男性	

由 Ref 修正[24]

如果以上问题中有 3 个或以上答案为肯定，则被认为是阻塞性睡眠呼吸暂停高风险人群

理应基于对患者整体健康的评价以及未来疾病风险的预测。基于上述考虑，肥胖患者更精确的表型分析尤其对于使用 BMI 可能有误差的人群，应包括使用可靠的技术（DEXA）确定身体成分，以及评估脂肪分布和异位脂肪沉积（腰围、臀围、肝脂肪变性、心外膜脂肪等）。显然，通过确定心血管和代谢危险因素以及评估肥胖相关的合并症，可以完成表型分析。表 15.6 列出了除了 BMI 以外对肥胖患者完成综合评估所涉及的临床项目。

采用肥胖评分系统，可以使这些临床信息的整合变得十分方便，并能定量标示

表15.6　肥胖患者综合的临床评估所涉及的临床项目

身体成分	BMI（体脂百分比，由 DEXA 测量得到）
脂肪分布	腰围
	臀围
	内脏脂肪沉积（超声检查）
异位脂肪沉积	肝脂肪浸润（肝脂肪变性）
	心外膜脂肪
心血管危险因素	LDL 胆固醇、HDL 胆固醇、TG
	血纤维蛋白原（血纤蛋白原）
	hs-PCR
肥胖相关的合并症	2 型糖尿病
	高血压
	肥胖相关心肌病
	睡眠呼吸暂停综合征
	肥胖 / 通气不足综合征
	致残性体重相关关节疾病
	肥胖相关的不育
	压力性尿失禁
	严重的胃食管反流病
2 型糖尿病高风险因素	2 型糖尿病家族史
	妊娠糖尿病病史
	多囊卵巢综合征
	糖耐量减低或空腹血糖受损
	高胰岛素血症或胰岛素低抗
动脉粥样硬化的早期标志	颈动脉超声检查中的斑块或内 - 中膜增厚
	低踝肱指数
	高冠状动脉钙化评分
器官损害的早期征象	左心肥大
	微量白蛋白尿 / 蛋白尿

出肥胖患者健康现状和未来健康负担，它将成为临床医生对肥胖人群表型分类和指导治疗的重要参考指标。评分系统还有助于资源有限的医疗机构进行优先级划分和资源分配。意大利多学科肥胖专家组提出了一个综合评定量表，用于确定肥胖患者所需的初级水平照护（门诊、部分住院、住院康复中心、住院治疗）[33]。但是，此量表从未在其他国家或其他临床环境中得到验证。另一种可替代的选择是使用更简单的整合分期系统。埃德蒙顿肥胖分期系统（EOSS）已被提出作为肥胖的临床分期系统[34]。EOSS 根据临床情况和功能状态的逐渐恶化将肥胖分为 5 个阶段（0-4）（表15.7）[34]。在大型流行病学数据库中，EOSS 分期已被证明是比 BMI 更准确的总死亡率预测因子[35-36]。EOSS 或其他替代分期系统对肥胖患者表型分类的验证和应用将成为超重和肥胖领域未来临床研究的重点。

表15.7 埃德蒙顿肥胖评分系统：肥胖的临床和功能分期

分期	描述
0	无明显肥胖相关危险因素（如血压、血脂、空腹血糖等都在正常范围内）、无身体症状、无精神疾病、无功能限制和（或）健康损害
1	存在肥胖相关的亚临床危险因素（如临界性高血压、空腹血糖受损、肝酶升高等）、轻度身体症状（如中度劳累时呼吸困难，偶尔疼痛、疲劳等）、轻度精神障碍、轻微的功能受限和（或）轻微的健康损害
2	已确定存在与肥胖相关的慢性疾病（如高血压、2 型糖尿病、睡眠呼吸暂停、骨关节炎、反流性疾病、多囊卵巢综合征、焦虑障碍等）、日常生活活动中度受限和（或）中度的健康状态
3	确定存在终末器官损害，如心肌梗死、心力衰竭、糖尿病并发症、失能性骨关节炎、显著的精神疾病，显著的功能受限和（或）健康损害
4	存在与肥胖相关的慢性疾病导致的严重（多为终末期）失能、严重的致残性精神疾病、严重的功能受限和（或）严重的健康损害

由 Ref. 修改 [34]

参考文献

1. WHO (2000) Obesity: preventing and managing the global epidemic. Report of a WHO consultation. World Health Organ Tech Rep Ser 894:1–253
2. WHO (2004) Appropriate body-mass index for Asian populations and its implications for policy and intervention strategies. Lancet 363:157–163
3. Okorodudu DO, Jumean MF, Montori VM et al (2010) Diagnostic performance of body mass index to identify obesity as defined by body adiposity: a systematic review and meta-analysis. Int J Obes 34:791–799
4. Thomas EL, Frost G, Taylor-Robinson SD, Bell JD (2012) Excess body fat in obese and normal-weight subjects. Nutr Res Rev 25:150–161
5. Houtkooper LB, Going SB, Sproul J, Blew RM, Lohman TG (2000) Comparison of methods for assessing body-composition changes over 1 y in postmenopausal women. Am J Clin Nutr 72:401–406

6. Foster KR, Lukaski HC (1996) Whole-body impedance. What does it measure? Am J Clin Nutr 64:388S–396S
7. Kyle UG, Bosaeus I, De Lorenzo AD et al (2004) For the ESPEN working group. Bioelectrical impedance analysis–part I: review of principles and methods. Clin Nutr 23:1226–1243
8. Müller MJ, Lagerpusch M, Enderle J, Schautz B, Heller M, Bosy-Westphal A (2012) Beyond the body mass index: tracking body composition in the pathogenesis of obesity and the metabolic syndrome. Obes Rev 13:6–13
9. Unger RH (2003) Minireview: weapons of lean body mass destruction: the role of ectopic lipids in the metabolic syndrome. Endocrinology 144:5159–5165
10. Després JP, Lemieux I (2006) Abdominal obesity and metabolic syndrome. Nature 444:881–887
11. National Institutes of Health (1998) National Heart, Lung and Blood Institute: clinical guidelines on the identification, evaluation and treatment of overweight and obesity in adults. The evidence report
12. Wang J, Thornton JC, Bari S et al (2003) Comparisons of waist circumferences measured at 4 sites. Am J Clin Nutr 77:379–384
13. WHO (2008) WHO STEPwise approach to surveillance (STEPS). World Health Organization (WHO), Geneva
14. Heitmann BL, Lissner L (2011) Hip hip hurrah! Hip size inversely related to heart disease and total mortality. Obes Rev 12:478–481
15. Busetto L, Baggio MB, Zurlo F, Carraro R, Digito M, Enzi G (1992) Assessment of abdominal fat distribution in obese patients: anthropometry versus computerized tomography. Int J Obes 16:731–736. 10
16. Armellini F, Zamboni M, Harris T, Micciolo R, Bosello O (1997) Sagittal diameter minus subcutaneous thickness. An easy to obtain parameter that improves visceral fat prediction. Obes Res 5:315–320
17. Armellini F, Zamboni M, Rigo L et al (1990) The contribution of sonography to the measurement of intra-abdominal fat. J Clin Ultrasound 18:563–567
18. Dasarathy S, Dasarathy J, Khiyami A et al (2009) Validity of real time ultrasound in the diagnosis of hepatic steatosis: a prospective study. J Hepatol 51:1061–1067
19. Iacobellis G, Malavazos AE, Corsi MM (2011) Epicardial fat: from the biomolecular aspects to the clinical practice. Int J Biochem Cell Biol 43:1651–1654
20. American Diabetes Association (2014) Standards of medical care in diabetes – 2014. Diabetes Care 37:S14–S80
21. Pickering TG, Hall JE, Appel LJ et al (2005) Subcommittee of Professional and Public Education of the American Heart Association Council on High Blood Pressure Research. Recommendations for blood pressure measurement in humans and experimental animals: Part 1: blood pressure measurement in humans: a statement for professionals from the Subcommittee of Professional and Public Education of the American Heart Association Council on High Blood Pressure Research. Hypertension 45:142–161
22. The Joint National Committee on detection, evaluation and treatment of high blood pressure: the 1984 report of the Joint National Committee on detection, evaluation and treatment of high blood pressure (1984). Arch Int Med 144:1045–1057
23. The task force for the management of dyslipidaemias of the European Society of Cardiology (ESC) and the European Atherosclerosis Society (EAS). ESC/EAS guidelines for the management of dyslipidaemias (2011). Eur Heart J 32:1769–1818
24. Third report of the National Cholesterol Education Program (NCEP) expert panel on detection, evaluation, and treatment of high blood cholesterol in adults (adult treatment panel III). Final report (2002). Circulation 106:3143–3421
25. Chalasani N, Younossi Z, Lavine J et al (2012) The diagnosis and management of non-alcoholic fatty liver disease: practice guideline by the American Association for the Study of Liver Diseases, American College of Gastroenterology, the American Gastroenterological

Association. Hepatology 55:2005–2023

26. Wong VW, Vergniol J, Wong GL et al (2010) Diagnosis of fibrosis and cirrhosis using liver stiffness measurement in nonalcoholic fatty liver disease. Hepatology 51:454–462

27. Ray CS, Sue DY, Vray G, Hansen JE, Wasserman K (1983) Effects of obesity on respiratory function. Am Rev Respir Dis 128:201–206

28. Busetto L (2001) Visceral obesity and the metabolic syndrome: effects of weight loss. Nutr Metab Cardiovasc Dis 11:195–204

29. Epstein LJ, Kristo D, Strollo PJ et al (2009) Clinical guideline for the evaluation, management and long-term care of obstructive sleep apnea in adults. J Clin Sleep Med 5:263–276

30. Chung F, Yegneswaran B, Liao P et al (2008) Validation of the Berlin questionnaire and American Society of Anesthesiologists checklist as screening tools for obstructive sleep apnea in surgical patients. Anesthesiology 108:822–830

31. Chung F, Subramanyan R, Liao P et al (2012) High STOP-Bang score indicates a high probability of obstructive sleep apnoea. Br J Anaesth 108:768–775

32. Mechanick JI, Youdim A, Jones DB et al (2013) Clinical practice guidelines for the perioperative nutritional, metabolic, and nonsurgical support of the bariatric surgery patient – 2013 update: cosponsored by American Association of Clinical Endocrinologists, the Obesity Society, and American Society for Metabolic & Bariatric Surgery. Obesity 21:S1–S27

33. Donini LM, Cuzzolaro M, Spera G et al (2010) Obesity and eating disorders. Indications for the different levels of care. An Italian expert consensus document. Eat Weight Disord 15(suppl1):1–31

34. Sharma AM, Kushner RF (2009) A proposed clinical staging system for obesity. Int J Obes 33:289–295

35. Padwal RS, Pajewski NM, Allison DB et al (2011) Using the Edmonton obesity staging system to predict mortality in a population-representative cohort of people with overweight and obesity. CMAJ 183:E1059–E1066

36. Kuk JL, Ardern CI, Church TS et al (2011) Edmonton obesity staging system: association with weight history and mortality risk. Appl Physiol Nutr Metab 36:570–576

16 营养状态评估：身体成分和能量平衡

Massimo Pellegrini · Nino C. Battistini

　　营养状态是指身体的解剖、代谢和功能状态，与能量、营养素和营养相关的其他物质的利用有关。它严格影响个体的生长发育、身体成分、健康状况和生活质量。在老年人中，身体成分和骨骼肌缺乏会影响跌倒风险和自主生活能力。此外，改变能量平衡或营养摄入的疾病可以改变身体成分和营养状态，导致健康状况恶化。

　　在肥胖人群中，营养干预旨在通过维持非脂肪量来降低体脂百分比。在肌肉减少的肥胖人群中，了解身体成分是至关重要的，因为身体非脂肪量的降低可能会掩盖脂肪（特别是内脏脂肪）的增加，这些增加并不能在体重和 BMI 等肥胖指标上体现。在这些患者中，非脂肪量的减少会影响骨骼肌含量，并且可能导致功能缺陷和肌肉力量减弱。这种情况最常见于老年人或慢性炎症性疾病，如慢性 HIV 感染的患者。同时，内脏脂肪增加可能与肢体的脂肪萎缩有关[1-2]。最近，研究还发现厌食症患者在恢复进食后脂肪组织分布存在异常[3]。以上情况中，治疗性干预可能特别复杂，应该通过营养干预、运动指导以及药物治疗改变身体成分。

　　事实上，营养状态是我们的生活方式对身体影响的体现；同时，生活方式，包括饮食习惯、身体活动和睡眠，反过来也受到心理、社会和经济因素的强烈影响。营养状态与饮食或能量摄入成分（宏量营养素、微量营养素、营养相关物质）的质量和数量以及能量消耗的质量和数量有关（图 16.1）。如果能量平衡是正的，过多的能量可以存储为脂肪；而如果能量平衡是负的，不仅是身体的脂肪量（fat mass，FM），形成内脏器官和骨骼肌的非脂肪量（fat-free mass，FFM）也会减少。随着时间的推移，能量的过剩或不足可以改变身体成分，并且在生化检测中表现出来。

　　总能量消耗（total energy expenditure，TEE）分为静息能量消耗和非静息能量

154

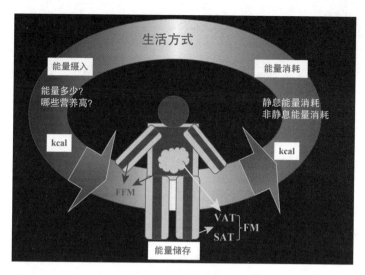

图 16.1　能量平衡和身体组成。FFM，非脂肪量；FM，脂肪量；VAT，内脏脂肪组织；SAT，皮下脂肪组织

消耗。静息能量消耗包括基础代谢率（basal metabolic rate，BMR），也称为基础能量消耗（basal energy expenditure，BEE），以及食物的热效应（thermic effect of food，TEF）（图 16.1 和 16.2）。非静息能量消耗或活动能量消耗（activity energy expenditure，AEE）包括主动性身体活动（PPA）和非主动性活动产热或 NEAT（即自发体力活动加上职业 / 休闲活动的总和）[4-5]。BMR 是人体在吸收后状态下休息时的能量消耗率，是重要器官持续运作所消耗的能量。BMR 持续存在，通过时间整合来决定一个人的总体能量消耗。同时，BMR 是重要器官维持正常功能的最低需求的能量。因此，在计划饮食疗法之前了解一个人的 BMR 很重要。

　　由于能量需求取决于身体成分（主要是骨骼肌、器官和皮肤，少部分为脂肪组

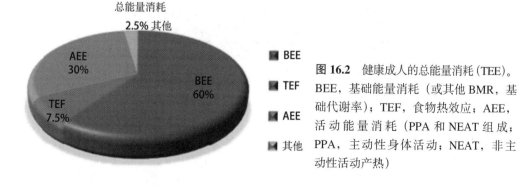

图 16.2　健康成人的总能量消耗（TEE）。BEE，基础能量消耗（或其他 BMR，基础代谢率）；TEF，食物热效应；AEE，活动能量消耗（PPA 和 NEAT 组成；PPA，主动性身体活动；NEAT，非主动性活动产热）

织）的绝对和相对大小，因此在临床上估计基础代谢率时，身体成分被认为是比体重更合适的指标。

身体成分、能量平衡和生化实验室数据是评估营养状态的主要生物学变量（图16.3）。在营养缺乏的人群中，营养状态评估有助于量化热量和营养素缺乏程度，从而给予适当的饮食治疗方案。同样，营养状态评估还有助于对肥胖和超重进行诊断，确定其严重程度以及相关的临床风险，检测是否存在肌肉量减少的疾病（肌少症），分析体重增加的原因，寻找合适的治疗，评估饮食、药物或手术干预的效果。在此情况下，营养状态评估不仅仅是详细描述能量不平衡导致的脂肪组织（体脂百分比）增加的程度，更是关注其分布的区域。肥胖和超重人群过量的白色脂肪组织及其中心或外周分布情况（对应为内脏脂肪组织和皮下脂肪组织）与心脏代谢风险紧密相关。虽然全身型和腹型肥胖都与这些疾病的发病率和死亡率的风险增加有关，但腹型肥胖人群心肌梗死、卒中和过早死亡风险明显更高。过多的内脏脂肪组织通过分泌促炎性细胞因子，促进一系列代谢异常的发生。这些细胞因子，特别是IL-6 和 TNF，促进与肥胖相关代谢疾病的慢性、低度炎症状态形成 [6]。这些改变导致糖耐量减低、胰岛素敏感性下降和血脂谱异常，从而使相关疾病如代谢综合征、2 型糖尿病、心血管疾病（cardiovascular diseases，CVD）、卒中和癌症的发病风险增加。

无论 BMI 是正常还是增加，对心血管 - 代谢风险增加的人群应定期监测营养状态。BMI 增加的健康人群，也需要监测营养状态。

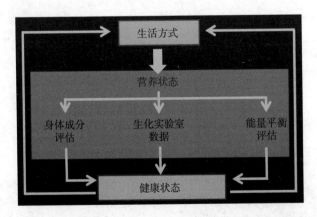

图 16.3 营养状态、生活方式和健康状态之间的联系。营养状态评估的主要生物学变量包括身体成分、能量平衡和生化实验室数据

16.1 身体成分

16.1.1 身体成分组成部分：FFM 和 FM

FFM 和 FM 是身体成分模型中常用的两个部分。FFM 主要由代谢活性较高的组织，如内脏器官、骨骼肌和皮肤，以及代谢活性较低的支持组织，如骨骼和体液组成。可以进一步分层，因为每单位重量的内脏器官比骨骼肌消耗更多的能量。FFM 的骨骼肌成分具有比内脏器官低得多的静息代谢率，然而，它分布更广，并且其重量可以通过生活方式，主要是身体活动来改变。FM 代谢不是惰性的，但它无疑是 BMR 的一个次要组成部分。由此一系列身体成分模型先后发展，它们的复杂性略有差异，这取决于其子成分的细分程度，以及它们如何解释 FFM 中不同组成部分（或）组织特定代谢率的影响比例不同。在肥胖及其相关合并症的诊断和预后中验证和使用这些模型需要了解 FM 的百分比，即 FFM 和 FM 的相对比例，以及身体的特定部分（如躯干和四肢）的组成。已经开发了各种现场和实验室方法来估计或测量代表人体不同成分的分布[7-8]。以下讨论营养状态评估的主要方面。

16.1.2 身体成分模型

通过对人体尸体的完整解剖和分析获得的信息，建立了人体参考值，参考人概念的发展为开发各种身体成分模型提供了基础[9]。

在基本的两室模型中，身体被分为脂肪量（FM）即（包含身体脂肪组织）和非脂肪量（FFM，包含所有剩余的组织）两部分。如果进一步将 FFM 分为瘦组织量（lean tissue mass，LTM）和骨矿物质量（bone mineral content，BMC），即产生三室模型，其可以通过双能 X 射线吸收测定法（DXA）进行评估。

元素模型、分子模型、细胞模型、功能模型（或组织模型）以及包括所有身体成分的全身模型代表了不同的、复杂性逐渐升高的多室模型。在分子模型中，FFM 在分子水平上细分为水、蛋白质、矿物质和糖原，而 FM 细分为脂肪。细胞模型中的体细胞量被认为是代谢活跃的区域，是静息状态下、吸收后状态或 BMR 的主要能量消耗部分；细胞模型的其他组成部分是细胞外液、细胞外固体和脂肪。

临床医生通常更倾向于以 FM 和 FFM 的两室模型来测量身体成分，因其更适用于与营养状态改变相关疾病的诊断、治疗和预后。

16.1.3 FFM 和 FM 的现场和实验室测量方法

各种实验室方法已用于身体成分分析，包括光密度测定、液体比重测定、体内中子活化分析（in vivo neutron activation analysis，IVNAA）[10]和 DXA。通过现场不同测量方法获得的值，如人体测量学（如体重、身高、皮褶厚度和身体围度）或基于电导的技术［如身体电阻抗评估（body impedance assessment，BIA）］来构建估算方程。得到估算方程后，通过与金标准实验室方法获得的数据进行比较，进一步验证这些估算方程。

FM 和 FFM 的不同密度，可用于分析它们在两室模型中相对体积的质量分数。从尸体分析中获得的 FM 和 FFM 的比例促进了算法的产生，该算法间接地估计了身体密度中 FM 的百分比（参见表 16.1 中的 Siri 方程）。身体密度可以通过按身体重量除以身体体积得出。身体重量可以通过测量体重获得，但身体体积不容易评估。水移位法是测量体积的一种可能方法，在实践中，密度测定法往往依赖于水下称重或空气置换体积描记法。水下称重是一种实验室方法，它将空气中受试者的重量与完全浸没在水中时的重量进行比较，从而计算体积。而在空气置换体积描记法中，将受试者置于封闭的充气室中，然后记录其承受的压力变化，以计算体积。密度测定法可能是获得成人双室模型数据的最佳实验室方法。

身体的密度也可以通过测量皮褶厚度并使用特定群体的方程式来计算（表16.1）。

稀释法的原理是身体的体积可通过计算口服或静脉给予的示踪剂剂量与一段时间后的最终浓度的比值得出。健康成人的总体内水分（total body water，TBW）占FFM 的 73%，因此可以通过测量 TBW 来计算 FFM。测量 TBW 或测定液体比重是基于氘的稀释方法 [16]，氘是一种稳定的非放射性氢同位素示踪剂。然后可以通过体重和 FFM 的差值得到 FM 的值。类似地，可以通过口服非放射性 Br 示踪剂的稀释法计算细胞外水分。

基于人体测量学的方法，如体重、BMI、皮褶厚度和身体围度是简单、快速、廉价和方便的现场测量方法。

体重更多的是身体大小的一个维度，而不是身体成分的一个度量。然而，体重作为身高的函数，在评估儿童和成人的营养状态方面具有重要作用。体重是 FM 和FFM 的总和，单位是千克（kg）。在超重和肥胖的诊断中，更重要的是身体 FM 的百分比而不是以 kg 为单位的绝对脂肪量，而且专家也鼓励基于身体脂肪的百分比来定义肥胖。体重随时间的变化更多地是由于 FM 的变化，因为 FFM 是两种成分中最稳定的。而每日体重波动通常由水分含量的变化引起，例如水肿。

体重指数或 BMI 是通过体重（以千克为单位）除以身高（以米为单位）的平方来计算。BMI 被广泛用作肥胖或营养不足程度的指标。然而，将其视为脂肪量（FM，kg）而非脂肪率（%）的量度更佳。BMI 是一种具有相关临床和预后价值的成分指数 [17]。BMI 与死亡率相关 [18]，并且可以作为肥胖相关疾病的风险指标，如过早死亡、心血管疾病、高血压、骨关节炎、某些癌症和糖尿病。值得注意的是，虽然 BMI 传统上被用来衡量体型和体重，但腹部脂肪量可以在总体脂肪和体重指数波动较小的情况下有显著变化。

对于超重和肥胖人群，最广泛接受的分类是来自 WHO 基于 BMI 的分类（表16.2）。

皮褶厚度是皮下脂肪组织的量度。测量出的皮褶厚度可以与参考数据进行比较或用估算方程式得出全身脂肪率（表 16.1）。

皮褶厚度是身体特定部位通过皮肤折叠测量的。肩胛下、肱三头肌、肱二头肌和髂骨上方是皮褶测量最常用的部位。具体测量方法是测试者将皮肤和皮下脂肪组织夹起，与下面的肌肉分离，然后使用特殊的皮褶卡尺来测量皮肤厚度，以毫米为单位。

皮褶厚度具有现场测量方法的优势。其简单快捷，卡钳也价格便宜、便于携带。由于估算方程仅适用于已经验证的特定人群（特定年龄、性别、种族、技术起源），因此必须考虑哪一个方程更适合测试者。Jackson 和 Pollock 的 7 和 3 倍皮褶厚度方程 [12-13]、Durnin 和 Womersley 方程 [11] 以及 Forsyth 和 Sinning 方程 [14] 是最常用的（表 16.1）。

围度测量是另一种简单实用的人体测量方法。腰部、臀部和中臂是测量围度的最常见部位。

腰围（waist circumference，WC）是在可触及的最低肋骨的下缘和髂嵴的上缘连续的中点处测量的 [19]。在其他测量方法中，腰围在髂嵴上缘 [22]、脐部水平或腰部最窄处测量 [23]。

臀围是围绕臀部的最宽周长。

腰臀比（waist-hip ratio，WHR）是腰围除以臀围。

腰围和腰臀比反映腹型肥胖，WC 或 WHR 增高表明腹部脂肪堆积 [21]。它们是衡量体脂分布的另一种指标 [24]，也是预测心脏代谢风险的良好指标 [20]（表 16.2）。然而，不像 BMI 那样，WC 没有普遍适用的截点，因为不同种族的疾病风险可能不同 [19]。

中上臂围（mid-upper arm circumference，MUAC）是营养状态的指标，结合BMI，特别适用于衡量儿童和住院患者的慢性能量缺乏。它与 BMI 高度相关，但不需要身高和体重测量装置。结合肱三头肌皮褶厚度测量，可以获得中上臂水平的脂肪组织和肌肉组织的横截面区域的指征。

人体阻抗测定（body impedance assessment，BIA）的原理是人体对微弱交流电流（800 mA 50 kHz）的阻抗与总体内水分（TBW）成反比。TBW 占成人体重的

表16.1　皮褶厚度身体密度预测方程

皮褶厚度方程		
Durnin 和 Womersley [11]	n=481（男性 209，女性 272，16 ~ 72 岁）	男性：$BD=1.1765-0.0744 \times (\text{Log SKN})$ 　SKN = 肱二头肌 + 肱三头肌 + 肩胛下 + 髂骨上 女性：$BD=1.1567-0.0717 \times (\text{Log SKN})$ 　SKN = 肱二头肌 + 肱三头肌 + 肩胛下 + 髂骨上
Jackson 和 Pollock 7 倍皮褶厚度 [12-13]	n=308（男性，18~61 岁） n=249（女性，18~55 岁）	男性：$BD=1.112 - (0.00043499 \times \text{SKN}) + (0.00000055 \times \sqrt{\text{SKN}}) - (0.00028826 \times \text{年龄})$ 　SKN = 胸部 + 腋下 + 三头肌 + 肩胛下 + 腹部 + 髂骨上 + 大腿 女性：$BD=1.097 - (0.00046971 \times \text{SKN}) + (0.00000056 \times \sqrt{\text{SKN}}) - (0.00012828 \times \text{年龄})$ 　SKN = 胸部 + 腋下 + 三头肌 + 肩胛下 + 腹部 + 髂骨上 + 大腿
Jackson 和 Pollock 3 倍皮褶厚度 [12-13]	n=308（男性，18~61 岁） n=249（女性，18~55 岁）	男性：$BD=1.10938 - (0.0008267 \times \text{SKN}) + (0.0000016 \times \sqrt{\text{SKN}}) - (0.0002574 \times \text{年龄})$ 　SKN = 胸部 + 腹部 + 大腿 女性：$BD=1.0994921 - (0.0009929 \times \text{SKN}) + (0.0000023 \times \sqrt{\text{SKN}}) - (0.0001392 \times \text{年龄})$ 　SKN= 三头肌 + 髂骨上 + 大腿
Forsyth 和 Sinning [14]	男性，19 ~ 22 岁，运动员	男性：$BD=1.103-0.00168 \times \text{SKNS}-0.00127 \times \text{SKNA}$ 　SKNS= 肩胛下 　SKNA= 腹部

SKN，特定部位（根据方程不同位置不同）皮褶厚度（mm），AGE 为年龄（岁），BD 为身体密度。脂肪率（FM%）通过 Siri 方程由 BD 计算得出：$FM\% = (4.95/BD-4.50) \times 100$。F，女性；M，男性

表16.2 根据BMI的超重和肥胖分类[19-20]

超重和肥胖的分类和相关疾病风险

分类	BMI	腰围	疾病风险
低体重	< 18.5	男：< 102 cm	—
		女：< 88 cm	
		男：> 102 cm	—
		女：> 88 cm	
正常体重	18.5 ~ 24.9	男：< 102 cm	—
		女：< 88 cm	
		男：> 102 cm	—
		女：> 88 cm	
超重	25 ~ 29.9	男：< 102 cm	增加
		女：< 88 cm	
		男：> 102 cm	高
		女：> 88 cm	
I 级肥胖	30 ~ 34.9	男：< 102 cm	高
		女：< 88 cm	
		男：> 102 cm	很高
		女：> 88 cm	
II 级肥胖	35 ~ 39.9	男：< 102 cm	很高
		女：< 88 cm	
		男：> 102 cm	很高
		女：> 88 cm	
III 级肥胖	> 40	男：< 102 cm	极高
		女：< 88 cm	
		男：> 102 cm	极高
		女：> 88 cm	

此表格显示了欧洲人群中随 BMI 和腰围变化的 2 型糖尿病、高血压、心血管疾病风险，疾病风险是与正常体重和腰围的人群比较的相对值。

在高加索人群中，腰围 94 ~ 101.9 cm 的男性和腰围 80 ~ 87.9 cm 女性，患肥胖相关代谢并发症的风险增加；并且，在腰围 ≥ 102 cm 的男性和腰围 ≥ 80 cm 的女性或腰臀比 ≥ 0.9 的男性和腰臀比 ≥ 0.85 的女性中，风险显著增加。

* 即使在正常体重人群中，腰围的增加也与风险的增加有关。

60%，占非肥胖受试者 FFM 的约 73%[7,25]。在较低频率下，电流主要通过细胞外水分传导，而在较高频率下，电流会穿透细胞膜进入细胞内水分。因此，多频仪器可以评估 TBW 在细胞外和细胞内的分布。

BIA 的测量方法是将电极（信号和检测电极）放置在手腕和脚踝上。简化的装置仅需要受试者赤脚站立在连接电极的金属板上。

通过适当的经过充分验证的估算方程（包括经验阻抗值和人体测量学变量，如身高和体重），可以计算 TBW 和 FFM，从而计算 FM。更深入的 BIA 测定还可以估算身体不同部分的组成成分，如上肢和下肢。

BIA 是一种现场身体成分评估技术，具有快速简便、重复性好的优点。更为突出的是，其采用标准化测量条件 [26] 和合适的经过充分验证的估算方程。

双能 X 射线吸收测定法（dual X-ray absorptiometry，DXA）是一种全身和局部身体成分分析方法。DXA 产生整个人体的二维图像。原理为软组织和骨骼对不同能量的 X 射线束有不同程度的衰减。随后，发展出可用于识别非骨质脂肪和瘦组织的程序。这使得 DXA 非常适用于描述身体的骨骼矿物质量、瘦组织量和脂肪量，可用于两室模型，将 FFM 分为 BMC 和 LTM。DXA 技术可用于描述整个身体或其局部（如躯干和四肢）的组成。因此，DXA 可用于评估外周或中央脂肪组织积累情况 [3] 或肢体中 LTM 含量，其以骨骼肌为主要成分。因此，DXA 获得的数据可用于诊断肌少症 [27]。

DXA 扫描相对较快且微创，因为辐射剂量低，安全性也较好。

因该技术非常精确，已越来越多地应用于医疗实践中来测量身体成分，尽管关于 DXA 作为衡量身体成分的金标准仍有争论 [28]。

虽然 DXA 技术提供了身体成分的二维图像，但是诸如计算机断层扫描（CT）和磁共振成像（MRI）的全身技术可以提供三维重建。后两种技术都可以形成基于横断面的身体体积和身体图像。CT 和 MRI 能识别 FM，并精确描述其在皮下或内脏脂肪组织的分布。CT 使受试者暴露于超过 DXA 的 X 射线剂量，因此比 DXA 更具侵入性，且比 DXA 更不常用于身体成分研究。通过在腰椎水平的一些扫描来研究内脏脂肪分布，可有效限制受试者暴露的辐射剂量。

MRI 不需要电离辐射，因此可以重复测量。它利用了氢和碳之类的元素在磁场中共振的原理。在被振荡磁场激发后，它们消散的能量被用于反映元素密度和物理化学环境的特性，如水或脂肪分子中的氢元素的存在。MRI 的缺点是检查成本高和扫描时间长。

CT、MRI 和 DXA 尤其有助于身体成分的区域测量，可以量化肌肉量和腹部脂肪组织沉积 [29-31]。心外膜脂肪是 CVD 的另一个危险因素，也可通过 MRI 和 CT 技术显示 [32]。

16.2 能量平衡

能量平衡，即 Ei（能量摄入）和 Eo（能量输出）之间的算术差值。

$$\Delta E = Ei - Eo$$

在营养方面，能量是食物的同义词。Ei 代表受试者在 24 h 内同化的所有能量的代数和，而 Eo 则表示他们日常活动的生理过程消耗的能量。我们还必须考虑 ES（储能），这是在此过程中由器官保存的能量，特别是当 $\Delta E > 0$ 时。

根据热力学第一定律，能量不能被创造或破坏，但它可以从一种形式转变为另一种形式。这个特点体现在食物的生物化学过程中，如糖酵解、三羧酸循环和线粒体呼吸链。这些反应保证了食物中宏量营养素的能量转化和利用。每种食物都由大分子组成，这些大分子被人体细胞代谢分解，以获得细胞新陈代谢和体内平衡所需的能量。

为了建立一种预测个人能量平衡的准确方法，量化不同食物中所含能量及其对人体新陈代谢的影响是至关重要的。每种食物都有一定的能量含量，以焦耳为单位。1 J 是移动质量为 1 kg 的物体 1 m 所消耗的能量。虽然焦耳是 SI（国际单位制）中能量的官方计量单位，但在营养方面，kcal 是首选的计量单位。1 kcal 约为 4.2 kJ，是将 1 kg 水的温度升高 1℃所需的能量。

16.2.1 能量摄入评估

准确测量个体每日吸收的 Ei 对于确定其能量平衡至关重要。主要有两种方法：回顾性方法和前瞻性方法。

回顾性方法

回顾性方法主要包括以最准确的方式量化患者在 24 h 内食用的所有不同食物。食物频率问卷（Food Frequency Questionnaires，FFQ）通常用于解决这项任务。通过一系列问题，FFQ 收集了患者典型日常饮食种类和数量。现代 FFQ 可以与食物照片整合，以增加数据准确性。

类似的方法是 24 h 回顾，其中包括一系列问题，旨在重建访问前一天的膳食摄入量。

收集数据后，报告的食物摄入数量必须转化为能量才能计算摄入的能量。操作员可以利用特定的软件包，以及准确有效的食品数据库，得出总能量和营养素比例。在某些情况下，甚至可以得出每种食物的微量营养素，最终以确定累积数量和能量。这些方式均基于验证过的数据库（例如，意大利的 INRAN 食品数据库）来确保测量的可靠性，其中的每种食物均通过标准化学技术分析。回顾性方法成本低，可立即实施，但也有其缺点。主要问题是所得数据只是重建数据；患者可能已经忘记了一些信息，甚至可能有意地忽略某些食物；并且可能对食物的大小估计有偏差。由于这些原因，使回顾性方法获得的 Ei 不是非常可靠。然而，回顾性方法对流行病学研究的作用不可否定。

前瞻性方法

前瞻性方法提供了更可靠的个体 Ei 价值，因此更常用于临床。饮食日记是最著名的前瞻性方法。具体方法是，个人通过记录饮食日记，详细描述每餐摄入食物的数量和类型。为了获得更准确的数据，饮食日记应涵盖 5 天到 1 周，必须包括周末。这是因为，一些患者（特别是在西方）周末期间饮食常有显著改变。饮食日记也是评估营养相关心理状态的好工具。在一些日记中，要求患者描述并报告他们在每餐期间或之后的情绪状态。与回顾性方法一样，食物数据必须转化为微量和宏量营养素，最后转化为能量以得到 Ei。

虽然前瞻性方法比回顾性方法更准确，但它们也有一些缺点。首先就是依从性，通过使用饮食日记，医生或营养师可以深入了解一个人的生活方式；但这对于涉及情绪的饮食失调（例如厌食症、贪食症、暴食症）的患者来说难以完成。饮食日记是评估患者 Ei 的非常有效的方法，但是饮食日记的可靠性完全基于患者的依从性，了解这一点很重要。另外一个备受争议的前瞻性方法是辅助或人工营养。它是 Ei 分析中干预性最强的技术，因此多用于住院患者以及患有严重厌食症的人群。给予辅助营养的受试者每天 24 h 内均由高质量的操作员监控，以控制和报告患者每种食物的进食情况。辅助营养可以做到对每种食物早期分析和每餐准确控制，因此是研究 Ei 的最可靠技术。

16.2.2 能量储存（ES）

Eo 大于 Ei 导致 ES 的增加。超重和肥胖与能量储存机制的改变严格相关，这主要是不健康的饮食和过多的能量摄入引起的，尤其是在西方社会中更为突出。

多余的能量通过生物化学过程被人体代谢，并且主要转化并储存为脂肪、糖原和蛋白质。虽然糖原和蛋白质中保存的能量具有生理阈值，但超出的能量可以不受限制地都转化为脂肪。这种现象可能是人类的历史遗留，人类进化过程中，允许在食物丰富阶段将多余的能量储存为脂肪，以备食物有限时期可以生存，以及为妊娠期和妊娠后期存储更多的能量来营养母体和胎儿。根据 Lewis 等的说法，尽管每年摄入 900 000 ~ 1 000 000 kcal 的能量，美国成人的平均体重每年只增加 500 ~ 1 000 g

（2 000 ~ 2 500 kcal 的储存能量，在老年人、非裔美国人、美国原住民和西班牙裔美国人中更为明显）[33]。Lewis 的研究表明，能量储存不仅是 Ei 和 Eo 之间的差值，这种生化过程由个体代谢、神经内分泌和自主系统控制和调节。

Rosenbaum 和 Leibel [34] 研究了 ES 背后的机制。在他们的研究中，他们强调了生物能量生理学和激素对体重影响的重要性。已经检测到瘦素的几种代谢效应，其参与饥饿和饱腹感机制，在能量储存中发挥主要作用。除此以外，我们也要考虑到胰岛素、皮质醇和甲状腺激素在能量储存中同样起到重要作用，其与受试者的营养行为密切相关。

能量储存过程涉及的分子机制及其相互作用是抵抗维持体重减轻的主要原因之一。除了增加能量摄入（增加食欲和减少饱腹感）之外，这种有效的机制还可以通过提高肌肉效率来减少能量消耗，特别是在低水平的活动，如日常生活中 [4,34]。

16.2.3 能量消耗评估

一旦我们调查了个体的 Ei，估算和测量能量消耗（Eo）对于制定有效的饮食疗法是必不可少的。

Eo，也称为总能量消耗（TEE），表示受试者在 24 h 内消耗的所有能量，以 kcal/d 为单位。

在成人中，TEE 可由以下等式表示：

$$TEE = BEE + TEF + AEE + 其他$$

其中 BEE 是保证生命功能所必需的能量（通常为 TEE 的 60% ~ 70%）。食物的热效应（thermic effect of food，TEF）是营养物质同化所需的能量（TEE 的 5% ~ 10%）；对于高蛋白质摄入，该参数会更大。另外，AEE 代表身体活动期间消耗的能量（TEE 的 20% ~ 35%）。AEE 又包括 PPA 和 NEAT [4]。PPA 为主动的身体活动，是运动等自愿性身体活动；而 NEAT 则包括我们所进行的一切活动所消耗的能量，除外睡眠、进食或体育活动。等式中的"其他"包括所有剩余的较小的代谢部分，例如颤抖反射。

在儿童和青少年中，还需考虑到生理性生长所消耗的能量。

16.2.4 估算方程

自 20 世纪初以来，学者们一直在尝试 BMR 的预测。目前，已经研究出基于体重、身高、年龄、性别或 FFM 等生物学变量的预测方程。具体方法是在健康受试者中测量这些身体自变量，并通过直接量热法这一金标准测得 BMR，从而通过回归分析得出预测方程。

最著名和最古老的基础能量消耗预测方程是由 Harris 和 Benedict 于 1919 年 [35] 根据体重、身高、性别和年龄创建的。该方程首次在 239 名不同 BMI 的健康个体中进行了验证，到 1984 年扩展到 337 名受试者，在将近 1 个世纪之后，这一方程仍然适用（表 16.3）。

Schofield 方程及其所有改良方程是另一个很常用的预测方程 [36]。最常见的是基于体重和基于身高体重的改良方程。通过大样本（囊括了来自世界各地的不同种族的近 11 000 名健康受试者）的线性回归，学者创建了这个方程。对于正常体重和超重的个体，该方程均被验证是可靠的 [38]（表 16.3）。

Mifflin 等 [37] 将 FFM 作为一个独立变量引入他们的方程，但最近的研究表明，该参数并没有增加等式的可靠性。虽然这个方程并不像 Schofield 方程那样基于大量人口（其仅纳入了 498 名健康受试者），但其涉及的 BMI 范围（17 ~ 42）使其更适合肥胖受试者（表 16.3）。

还有许多其他预测方程，在受试者数量、种族、年龄和 BMI 方面存在显著差异（表 16.3）。

量热法作为测量 BMR 的金标准方法，但在大多数饮食环境中是不可行的，因此更为合适的是使用最准确的预测方程来估算 BMR，特别是在超重和肥胖人群中。

方程的选择很重要，使用方程的人群需具有与原本用于开发该方程的人群相同的特征。例如，对于肥胖和超重的德国成人，似乎没有准确可靠的预测方程 [38]。

值得注意的是，这些公式仅提供预测的 BMR 值，这在病理生理条件下通常是不可靠的。在这些情况下，建议测量而不是估算患者的 BMR。

预测方程也没有考虑到身体活动水平（PPA 和 NEAT）的个体差异。例如，根据 Schofield 方程，专业运动员与相同体重和年龄的久坐的人群具有相同的 BMR。那么，营养学家如何从估算的 BMR 中获得可靠的 TEE 值，以便制定有效的饮食疗法？

为克服这一差距，联合国粮农组织（Food and Agriculture Organization，FAO）制定了一种体力活动水平（physical activity levels，PALs）分类（表 16.4），用它乘以 BMR，可以估算 TEE。

$$TEE = BMR \times PAL$$

PALs 是根据各种活动的能量消耗基础计算的，程度从睡眠（PAL = 1）到高强度训练（PAL ≥ 15）逐渐增加。在验证研究中，间接量热法作为金标准，以得到每种活动的 PAL，单位是 kcal/(kg·h)。为了计算每日最终 PAL 值 [kcal/(kg·d)]，需要总结每个受试者 24 h 内常规活动情况 [39]。自由生活方式的成人可以长期维持的 PAL 值范围为 1.40 ~ 2.40。根据 FAO，PAL 值可分为 3 种：久坐型、活跃型和剧烈

表16.3　BMR预测方程

BMR 预测方程			
Harris 和 Benedict [35]	n=239 (136 M, 103 F)		M：WT × 13.7516 + HTCM × 5.0033−AGE × 6.755 + 66.473
			F：WT × 9.5634 + HTCM × 1.8496−AGE × 4.6756 + 655.0955
Schofield 体重和身高 [36]	n=7 173（其中 18 岁者 4 814 人），平均 BMI 为 21~24 kg/m²，意大利人为 3 388 人（占 47%），热带居民为 615 人，印第安人为 322 人，有 114 项发表的研究，研究对象总数为 7 173 人（共 11 000 个数值，包括组内平均值），大多数是欧洲和北美人群（意大利人为主，应用闭合装置量热法）		M，年龄 18 ~ 30 岁：0.063 × WT−0.042 × HTM + 2.953
			M，年龄 30 ~ 60 岁：0.048 × WT−0.011 × HTM + 3.67
			M，年龄 > 60 岁：0.038 × WT + 4.068 × HTM−3.491
			F，年龄 18 ~ 30 岁：0.057 × WT + 1.148 × HTM + 0.411
			F，年龄 30 ~ 60 岁：0.034 × WT + 0.006 × HTM + 3.53
			F，年龄 > 60 岁：0.033 × WT + 1.917 × HTM + 0.074
Mifflin 等 [37]	n=498 (251 M, 248 F)，年龄为 19 ~ 78 岁；BMI 为 17 ~ 42kg/m²，正常体重有 264 人 (129 M, 135 F)，肥胖有 234 人 (122 M, 112 F)		9.99 × WT+6.25 × HTCM−4.92 × AGE+166 × SEX−161
Mifflin 等 (FFM) [37]	n=498 (251 M, 248 F)，年龄为 19 ~ 78 岁；BMI 为 17 ~ 42kg/m²，正常体重有 264 人 (129 M, 135 F)，肥胖有 234 人 (122 M, 112 F)		19.7 × FFM + 413

WT, 体重 (kg); HCMT, 身高 (m); FFM, 非脂肪量; AGE, 年龄 (岁); SEX, 性别 (男性 =1, 女性 =0); F, 女性; M, 男性; BMR, 基础代谢率

表16.4 不同体力活动水平（PAL）的生活方式分类

分类	PAL
久坐或轻体力活动生活方式	1.4 ~ 1.69
活跃或中等体力活动生活方式	1.7 ~ 1.9
有活力或重体力活动生活方式	2.0 ~ 2.4

PAL ≥ 2.4 难以长久维持

型。所以，在前面的例子中，久坐的人群和与同年龄同重量的运动员的 TEE 的差距显而易见（久坐者 TEE = BEE × 1.4，而运动员 TEE = BEE × 2.4，TEE 有 42% 的差异）。

总之，针对身体活动水平校正的预测方程可能更适用于估算健康受试者的 TEE 和流行病学研究，但也不能适用于所有患者类型。

16.2.5　测量方法

TEE（BEE、TEF、AEE）的每个组成部分都是高度可变的，这些差异的总效应决定了受试者每日 TEE 的变化。TEE 的测量及其应用必须考虑到在日常生活中受试者在测量期间的活动，为此，可以优选自由生活方式的人群进行测量。从另一个角度来看，能量消耗的测量还可以让我们评估各种食物、营养成分、药理作用和心理成分的相对热效应。能量消耗可以使用以下方法中的一种来衡量，包括非量热技术、直接量热法和间接量热法[40]。

16.2.6　非量热方法

像预测方程一样，这些方法还可以通过能量消耗相关的变量测量或估算 TEE。这些方法通常根据量热法进行标准化。

双重标记水分子[41]法包括通过使用非放射性同位素（D_2O^{18}）监测二氧化碳的产生和能量消耗。

这种方法是由体内水分、O_2 和呼出的 CO_2 之间的平衡驱动的：

$$CO_2 + H_2O \longleftrightarrow H_2CO_3$$

用同位素 O^{18} 追踪体内水分，随着时间变化，生物体内标记的 O_2 浓度会降低，而 CO_2 被呼出，通过尿液和呼吸带走体内水分。

体内水分中的 O_2 和 H_2 同时用已知量的示踪剂标记。O_2 和 H_2 示踪剂消除率的差异与 CO_2 的消除率有关。在收集尿液、唾液或血液样本后，让受试者口服双重标记的水。7 ~ 21 天后收集第二次样品，并通过质谱法测定示踪剂浓度。随着时间的推移测量体内 D_2 和 O^{18}，进而计算 CO_2 和能量消耗，计算误差为 6% ~ 8%。并且，误差随着样本数量的增加而减少。这种方法更适用于流行病学和科学研究，主要是因为试剂的成本高和数据分析的能力要求较高；但是，它提供了良好的准确性，适用于自由生活方式的人群。

运动测量法主要用于估算个体的 PPA 和 NEAT。一些技术如电影拍摄，是专门针对有限空间的；而另一些技术，如加速计和计步器，可用于收集自由生活受试者的数据。特别是加速计可以不同的灵敏度检测身体位移，包括一个轴上的单轴加速计和三个轴上的三轴加速计。运动测量通常不足以精确量化 TEE，但通过三轴加速计可以获得可接受的精确度[42]；在自由生活的受试者中，这些装置的测量数据与使用双重标记的水测量出的每日总能量消耗的数据相关性较好[43]。三轴加速计是一种可用于门诊的现场测量方法，其允许在自由生活下获得关于受试者生活方式的多方面的重要信息（例如，关于睡眠质量的信息）。

16.2.7 量热法技术

量热法是最准确的方法，可以让我们以高精度测量能量消耗。能量消耗为有机体对环境做的功加上食物代谢过程中释放的热量。如果生物体处于静止状态，能量消耗等于食物中能量底物氧化产生的热量。

直接量热法

直接量热法代表能量消耗测量的金标准方法[44]。直接量热法基于这样的原理：体内发生的所有代谢过程都会导致产生热量，这一过程称为产热。

该技术需要使用代谢室，以便精确测量人体散发的热量。它也适用于评估各种食物和日常活动引起的热效应。缺点是代谢室相当昂贵，并且其使用需要专职技术人员。

间接量热法

间接量热法的原理基于生物体通过食物中能量底物的氧化产生能量。由这些底物产生的能量通过已知的化学计量反应进行，其中消耗氧气并产生二氧化碳。根据消耗的氧气量（VO_2）、产生的二氧化碳量（VCO_2）和尿素氮的排泄量，使用 Weir 方程[45-46]（图 16.4）可计算出能量消耗值。在 Weir 方程的简化版本中，尿氮的排泄量可以忽略，这在一定程度上会增加误差（图 16.4）。这个方法测量过程中，需使用气密性良好的刚性容器或便携式柔性袋子收集呼出的空气。由此会产生各种类型的间接量热计。

Tissot 气量计[47]是一种刚性的收集系统。在该仪器中，受试者必须通过接口管使

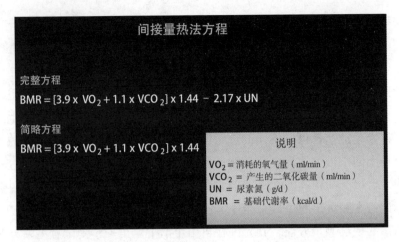

图 16.4 间接量热法方程[45-46]

止回阀到达悬浮在水上的玻璃钟中。试验持续约 2 h，并定期分析钟罩内空气的成分。

　　Douglas 袋[48] 是一种灵活的收集器系统，患者通过接口管将呼出的气体吹入聚氯乙烯袋中。同样，收集和分析呼出空气的体积（如使用质量流量计），并计算氧气和二氧化碳的浓度。与其他量热方法相比，该技术快速（20 min）并且相对便宜。但是，为了获得可靠的结果，需要良好的仪器维护和经验丰富的操作员。

　　另一种量热技术由开环路间接量热仪系统为代表，它可以分为两个主要部分[40]：通风开环路系统，患者呼吸过程与一个容器相连，从中吸取空气和收集呼气，受试者从气体层中吸气，并通过止回阀呼气到达测量单元。在这种情况下，可以通过使用接口管、面罩、透明罩或顶篷来收集空气。呼出的空气通过泵抽出，并精确测量流速。然后使用风扇和（或）混合室将呼出的气体混匀，并使其干燥，最后分析氧气和（或）二氧化碳浓度。该技术允许在短时间内获得高准确率的测量结果。

　　呼气收集开环路系统具有适合自由生活模式人群的优点，因为这些装置大部分是便携式的，并且允许在长达 2 天的时间段内进行分析。

　　间接量热技术还可以提供另一个值：呼吸商（respiratory quotient，RQ）。RQ[49] 由以下比值计算：

$$RQ = VCO_{2\,消除}/VO_{2\,消耗}$$

该值对于每个代谢底物都是特异性的，因此操作者需要知道受试者主要消耗的营养素类型（表 16.5）。在解释 RQ 值时需注意，有许多代谢和非代谢原因可能导致 RQ 生理范围的改变。

　　为了准确测量基础代谢率，受试者应该在禁食水 8 小时、清醒并且完全没有压力的情况下测量，没有压力很重要，尤其在焦虑患者和儿童中。另外，戴面罩本

表16.5 不同代谢底物的呼吸商

代谢底物	呼吸商（RQ）
乙醇	0.67
脂肪氧化	0.71
碳水化合物氧化	1.0
蛋白质氧化	0.82
脂质合成	1 ~ 1.2
碳水化合物为主的餐后	1 ± 0.4
脂肪酸为主的餐后 22h	0.71 ± 0.04
混合餐	0.86 ± 0.11

此表列出了不同营养物质的 RQ，RQ 通过间接量热法计算得出 [46,50]

身可能造成压力，从而改变测量可靠性。为了确保患者充分放松，实验环境非常重要，甚至使用声学支持（如播放经典音乐）之类的方式也是可行的。此外，操作员还应注意室内隔热，因为 RQ 对温度变化特别敏感。

间接量热法是一种有用的技术，在临床中，特别是针对重症患者，可作为为其定制能量需求和营养供应的参考，以求改善治疗结果 [51]。

随着技术的进步，间接量热法变得更容易操作并且更便宜，使仪器测量的使用更广泛。

参考文献

1. Cruz-Jentoft AJ et al (2010) Sarcopenia: European consensus on definition and diagnosis Report of the European Working Group on Sarcopenia in Older People. Age Ageing 39: 412–423
2. Scherzer R et al (2011) Decreased limb muscle and increased central adiposity are associated with 5-year all-cause mortality in HIV infection. AIDS Lond Engl 25:1405–1414
3. El Ghoch M et al (2014) Body composition, eating disorder psychopathology, and psychological distress in anorexia nervosa: a longitudinal study. Am J Clin Nutr 99:771–778
4. Levine JA (2004) Non-exercise activity thermogenesis (NEAT). Nutr Rev 62:S82–S97
5. Dulloo AG, Jacquet J, Montani J-P, Schutz Y (2012) Adaptive thermogenesis in human body weight regulation: more of a concept than a measurable entity? Obes Rev Off J Int Assoc Study Obes 13(Suppl 2):105–121
6. Ouchi N, Parker JL, Lugus JJ, Walsh K (2011) Adipokines in inflammation and metabolic disease. Nat Rev Immunol 11:85–97
7. Ellis KJ (2000) Human body composition: in vivo methods. Physiol Rev 80:649–680
8. Norgan N (2005) Laboratory and field measurements of body composition. Public Health Nutr 8:1108–1122
9. Snyder S et al (1975) Report of the Task Group on reference man: ICRP-23. Pergamon, Oxford

10. Mattsson S, Thomas BJ (2006) Development of methods for body composition studies. Phys Med Biol 51:R203–R228

11. Durnin JV, Womersley J (1974) Body fat assessed from total body density and its estimation from skinfold thickness: measurements on 481 men and women aged from 16 to 72 years. Br J Nutr 32:77–97

12. Jackson AS, Pollock ML (1978) Generalized equations for predicting body density of men. Br J Nutr 40:497–504

13. Jackson AS, Pollock ML, Ward A (1980) Generalized equations for predicting body density of women. Med Sci Sports Exerc 12:175–181

14. Forsyth HL, Sinning WE (1973) The anthropometric estimation of body density and lean body weight of male athletes. Med Sci Sports 5:174–180

15. Siri W (1956) The gross composition of the body. Adv Biol Med Phys 4:239–280.

16. Schoeller D (2005) Hydrometry. In: Heymsfield SB et al. (eds) Human body composition. Second ed. pp 35–50

17. Huxley R, Mendis S, Zheleznyakov E, Reddy S, Chan J (2010) Body mass index, waist circumference and waist:hip ratio as predictors of cardiovascular risk–a review of the literature. Eur J Clin Nutr 64:16–22

18. Allison DB, Zhu SK, Plankey M, Faith MS, Heo M (2002) Differential associations of body mass index and adiposity with all-cause mortality among men in the first and second National Health and Nutrition Examination Surveys (NHANES I and NHANES II) follow-up studies. Int J Obes Relat Metab Disord 26:410–416

19. WHO (2008) Waist circumference and waist–hip ratio: report of a WHO expert consultation. WHO, Geneva, pp 8–11

20. Clinical guidelines on the identification, evaluation, and treatment of overweight and obesity in adults: executive summary. Expert panel on the identification, evaluation, and treatment of overweight in adults (1998). Am J Clin Nutr 68:899–917

21. WHO (2000) Obesity: preventing and managing the global epidemic, vol 894, WHO technical report. WHO, Geneva

22. Westat Inc. (1998) Third National Health and Nutrition Examination Survey (NHANES III), 1988–94. ftp://ftp.cdc.gov/pub/health_statistics/NCHS/nhanes/nhanes3/2A/cff-acc.pdf

23. Ross R et al (2008) Does the relationship between waist circumference, morbidity and mortality depend on measurement protocol for waist circumference? Obes Rev Off J Int Assoc Study Obes 9:312–325

24. Björntorp P (1987) Fat cell distribution and metabolism. Ann N Y Acad Sci 499:66–72

25. Kotler DP et al (1999) Relative influences of sex, race, environment, and HIV infection on body composition in adults. Am J Clin Nutr 69:432–439

26. Heymsfield SB, Wang Z, Visser M, Gallagher D, Pierson RN Jr (1996) Techniques used in the measurement of body composition: an overview with emphasis on bioelectrical impedance analysis. Am J Clin Nutr 64:478S–484S

27. Baumgartner RN et al (1998) Epidemiology of sarcopenia among the elderly in New Mexico. Am J Epidemiol 147:755–763

28. Barthe N, Braillon P, Ducassou D, Basse-Cathalinat B (1997) Comparison of two Hologic DXA systems (QDR 1000 and QDR 4500/A). Br J Radiol 70:728–739

29. Van der Kooy K, Seidell JC (1993) Techniques for the measurement of visceral fat: a practical guide. Int J Obes Relat Metab Disord 17:187–196

30. Mitsiopoulos N et al (1998) Cadaver validation of skeletal muscle measurement by magnetic resonance imaging and computerized tomography. J Appl Physiol Bethesda Md 1985(85): 115–122

31. Fuller NJ et al (1999) Assessment of limb muscle and adipose tissue by dual-energy X-ray absorptiometry using magnetic resonance imaging for comparison. Int J Obes Relat Metab Disord 23:1295–1302

32. Marwan M, Achenbach S (2013) Quantification of epicardial fat by computed tomography: why, when and how? J Cardiovasc Comput Tomogr 7:3–10
33. Lewis CE et al (2000) Weight gain continues in the 1990s: 10-year trends in weight and overweight from the CARDIA study. Coronary artery risk development in young adults. Am J Epidemiol 151:1172–1181
34. Rosenbaum M, Leibel RL (2010) Adaptive thermogenesis in humans. Int J Obes 2005(34 Suppl 1):S47–S55
35. Harris J, Benedict F (1919) A biometric study of basal metabolism in man. Carnegie Institute of Washington, Washington, DC
36. Schofield WN (1985) Predicting basal metabolic rate, new standards and review of previous work. Hum Nutr Clin Nutr 39(Suppl 1):5–41
37. Mifflin MD et al (1990) A new predictive equation for resting energy expenditure in healthy individuals. Am J Clin Nutr 51:241–247
38. Weijs PJM (2008) Validity of predictive equations for resting energy expenditure in US and Dutch overweight and obese class I and II adults aged 18–65 y. Am J Clin Nutr 88:959–970
39. FAO (2001) Human energy requirements, Report of a joint FAO/WHO/UNU expert consultation. Food and nutrition technical report series. Rome, 17–24 Oct 2001
40. Levine JA (2005) Measurement of energy expenditure. Public Health Nutr 8:1123–1132
41. Black AE, Coward WA, Cole TJ, Prentice AM (1996) Human energy expenditure in affluent societies: an analysis of 574 doubly-labelled water measurements. Eur J Clin Nutr 50:72–92
42. Bouten CV, Westerterp KR, Verduin M, Janssen JD (1994) Assessment of energy expenditure for physical activity using a triaxial accelerometer. Med Sci Sports Exerc 26:1516–1523
43. St-Onge M, Mignault D, Allison DB, Rabasa-Lhoret R (2007) Evaluation of a portable device to measure daily energy expenditure in free-living adults. Am J Clin Nutr 85:742–749
44. Webster JD, Welsh G, Pacy P, Garrow JS (1986) Description of a human direct calorimeter, with a note on the energy cost of clerical work. Br J Nutr 55:1–6
45. de Weir JBV (1949) New methods for calculating metabolic rate with special reference to protein metabolism. J Physiol 109:1–9
46. Matarese L, Fada R (1997) Indirect calorimetry: technical aspects. J Am Diet Assoc 97:S154–S160
47. Tissot J (1904) Nouvelle methode de mesure et d'inscription du debit et des movements respiratoires de l'homme et des animaux. J Physiol Pathol Gen 6:688–700
48. De Groot G, Schreurs AW, van Ingen Schenau GJ (1983) A portable lightweight Douglas bag instrument for use during various types of exercise. Int J Sports Med 4:132–134
49. McClave SA et al (2003) Clinical use of the respiratory quotient obtained from indirect calorimetry. JPEN J Parenter Enteral Nutr 27:21–26
50. Compher C, Frankenfield D, Keim N, Roth-Yousey L (2006) Best practice methods to apply to measurement of resting metabolic rate in adults: a systematic review. J Am Diet Assoc 106:881–903
51. Haugen HA, Chan L-N, Li F (2007) Indirect calorimetry: a practical guide for clinicians. Nutr Clin Pract 22:377–388

17 精神病学和心理学评估

Massimo Cuzzolaro

17.1 生活方式干预和咨询（综合生活方式干预）

由经过培训的健康工作者对个人或群体提供生活方式教育，有利于改善身体活动水平、饮食行为、饮食健康、压力管理和睡眠。这是一种心理干预形式，因为它涉及情感、认知和行为过程，以及家庭习惯和社会关系。此外，它需要准确的初步评估，包括个人健康习惯形成障碍和减重障碍。电子化干预（网络、电话）不如面对面干预有效。最近的一项随机对照研究表明，基于网络平台为多种健康行为量身定制的干预措施可以以低成本惠及大量人群，并对公共卫生产业重大影响，但干预实施过程中失访率很高，有效性不高[1]。

对于 BMI 与理想范围（< 35 kg/m²）相差不多的人群，单独的综合生活方式干预可能更为成功。然而，不管哪类人群，不管是药物或减重手术，生活方式都是减重的基础[2]。严重肥胖人群（BMI ≥ 40 kg/m²）中，对体重和心血管疾病危险因素进行强化生活方式干预后可以使其中大部分人明显获益[3]。

健康宣教也可能对患有严重精神疾病的人有效[4]，但结果存在争议[5]。

最后，值得提出的是，生活方式教育在减重手术后仍然有用，因为相当一部分患者无法从减重手术中获得最佳效果[6]。提供必要的有关术后生活方式的注意事项可能会弥补单纯减重手术后的不足[7]。

17.2 肥胖和进食障碍

肥胖本身并不属于精神疾病，DSM-5 并没有纳入肥胖一项[8]。相反，2013 年 5 月，暴食症（binge eating disorder，BED）已经批准列入 DSM-5 诊断类别。BED 将肥胖的医疗领域与进食障碍的精神领域联系起来，这引起人们越来越多地关注肥胖患者的精神心理，促进了多学科团队合作的发展，以共同评估和治疗饮食和体重失调[9]。

BED 的核心特征是存在反复发作的失去控制的暴饮暴食，并且不规律地使用不适当的减肥行为，如自我催吐。DSM-5 诊断的截点是每周一次，持续 3 个月。

国家共病率调查复测（National Comorbidity Survey Replication）进行了一项面对面的家庭研究。研究基于大量具有代表性的样本（n=9 282），结果表明美国 DSM-Ⅳ 分类的 BED 的社区流行率女性为 3.5%，男性为 2.0%；女性与男性的比值为 1.0 ~ 1.75。此外，终身 BED 与当前Ⅲ级肥胖（BMI ≥ 40kg/m^2）显著相关[10]。

患有 BED 的肥胖个体发生代谢综合征的风险较高[11]；特别是，BED 和 2 型糖尿病之间存在显著的相关性，一方面是由于体重过重，另一方面则是由于不良饮食模式。

BED 治疗的研究受到了一些限制，如选择偏倚（例如大多数是女性和超重患者）、样本量小、失访率高和安慰剂效应[12]。心理治疗可能是有用的，特别是认知行为疗法、辩证行为疗法和人际关系心理疗法。自助干预也有一定作用[13]。许多精神药物（特别是抗抑郁药和抗惊厥药 / 情绪稳定剂，如托吡酯和唑尼沙胺）可能一定程度上有益[14]。

在儿童和青少年中也会观察到暴食或失去控制饮食的现象，通常也与超重 / 肥胖相关。暴食与情绪性进食、抑郁及焦虑独立相关，并且与父母问题（如未充分融入、争吵和家庭成员的抑郁）和社会问题有关[15]。

除了暴食以外，其他一些进食障碍模式也和肥胖有关，如挑食或啃食、夜间进食（night eating，NE）和情绪性进食（emotional eating，EE）。

挑食或啃食是一种饮食行为，其特征是无计划和重复的进食正餐和零食[16]。它在进食障碍中非常普遍，也似乎与减重手术后体重减轻不理想有关。

夜间进食与 2 型糖尿病患者的血糖控制差相关，以及进食、睡眠和情绪障碍有关[17]。

众所周知，进食通常会减轻痛苦（舒适的食物，通常具有高能量密度和适口性的特点）。在一些人群中，吃、能量摄入和情绪存在非常强烈的关系，尤其是愤怒、抑郁、焦虑和无聊的情绪与吃和能量摄入关系更密切。在成人、青少年和儿童中均可以观察到 EE。减重计划中应考虑到情况调节和压力反应对减重造成的阻碍。此外，在儿科肥胖的治疗中，也应该关注照看者和儿童之间的情感纽带[18]。

食欲刺激素，是促食欲激素的一种，可能在急性和慢性压力与食物摄入之间起关键作用。在生理压力刺激下，食欲刺激素在血浆中的水平增加，通过促进食欲刺

激素这一食欲 - 奖励回路稳态调控的关键系统，调控食物摄入的享乐效应 [19]。这一机制，可能对未来减重药物的治疗靶点有提示意义。

17.3　进食渴求和食物成瘾

进食渴求被定义为难以抵抗的进食某特定食物的冲动 [20]。尽管不一定是病理性的，但进食渴求与饮食和体重障碍明显相关，包括神经性厌食症、神经性贪食症、暴食症、夜间进食、情绪性进食和肥胖。

近年来，一些研究发现肥胖患者可能存在和药物成瘾类似的行为和认知变化。与此同时，进食行为和药物成瘾共同通路的研究进展，使我们可以从神经生物学的角度考虑这个问题，以补充行为学观点 [21]。食物和药物的强烈增强效应是由于大脑奖赏中枢中的多巴胺迅速增加介导的，在奖赏中枢易受损的个体中食物和药物的刺激作用可以超过大脑的稳态控制机制。一项功能性磁共振成像研究显示成瘾性进食行为的神经相关性。耶鲁食物成瘾量表（YFAS）评分 [22] 较高的人群，进食与物质依赖的神经活性之间具有相关性：对食物刺激的反应下，他们的奖赏区域的激活增加（预期进食量），而食物摄入（实际进食量）后，他们的抑制区域的激活减少（外侧眶额皮质）[23]。

一个有趣的模型认为肥胖是一种成瘾性疾病（食物成瘾），这至少在一组受试者中得到验证。最近的一项研究 [24] 发现，41.5% 的 BED 患者达到 YFAS 食物成瘾临界值 [22]。根据 Nora Volkow 的说法，药物成瘾和肥胖"可以被定义为一种疾病，其中特定类型的奖赏（食物或药物）相对于其他奖赏被显著夸大，并且以牺牲其他奖赏为代价"[25]。

从另一个角度来看，一项令人惊讶的研究表明，肥胖人群的食物成瘾特性不会对体重造成很大影响，甚至可能有助于减少肥胖导致的耻辱感 [26]。

进食行为、奖赏通路功能和情感调节系统之间的关系一直在研究中，但仍然缺乏对这种联系的详细说明。此外，基于以上方面而设计的诊断标准面临诸多困难，因为该模型的核心是基于多维度的。

17.4　焦虑和抑郁

焦虑和抑郁常与肥胖相伴随 [27]。

3 361 名受试者的横断面调查显示，在体重和抑郁之间呈现"U"形关系，与体重正常（11%）和超重（12%）受试者相比，在体重不足（24%）和肥胖（23%）人群中观察到更高的抑郁患病率[28]。

肥胖和抑郁症，何者为因，何者为果？

许多研究表明肥胖和抑郁之间存在双向关系。一项护士健康研究在1996—2006年前瞻性地随访了 65 955 名 54 ～ 79 岁的女性。基线期的抑郁与随访期间肥胖风险增加有关，基线期抑郁的非肥胖女性，肥胖风险同样也增加。另一方面，与基线期正常体重女性相比，基线期肥胖女性在随访期间处于抑郁状态的风险略有增加，且患抑郁障碍的风险也增加[29]。

对于女性来说，青春期是肥胖 - 抑郁合并症发展的高风险时期。一项前瞻性研究发现，高的晚发性肥胖风险与早发性青春期抑郁有关，特别是青春期晚期肥胖与之后抑郁的发病风险增加有关[30]。

17.5　负面的体象和社会羞耻感

多年来，有关肥胖患者身体形象的临床相关性研究不断增加。性别、年龄、肥胖程度、超重发病年龄、种族、社会阶层、性虐待史、因体重被嘲笑、父母对体重的批评、体重反复史以及暴食等因素均能够显著影响对自我身体的不适感[31]。与非BED肥胖个体相比，BED肥胖个体对他们的身体外观表现出更大的不满和痛苦，并且可能表现出与神经性贪食症患者类似的对体重和形态的担忧，这种担忧程度高于神经性厌食症患者。BED患者对形态 / 体重的过度担忧是其特异性诊断之一，虽然尚未列入 DSM-5 中[32-33]。

因此，对肥胖和 BED 患者的评估和治疗应将认知和行为失调态度也考虑在内。在结果分析上不仅应关注饮食行为的改变，还应关注体象的变化。

肥胖患者的社会羞耻感、内在羞耻感和负面的自我形象感之间存在循环联系，使肥胖者感到不安。肥胖患者的社会羞耻感在当代社会中普遍存在[34]。肥胖被认为是令人讨厌的、懒惰的、愚蠢的和自我控制能力差的代名词。因此，肥胖预防治疗中应考虑到肥胖会导致痛苦、抑郁、自尊心低下和进食行为障碍这些关键问题。

17.6　减重手术适应人群和精神病理学

来自随机试验的大量 1 级证据比较了肥胖、2 型糖尿病和其他代谢性疾病人群使用手术与非手术方法的差异。结果显示，减重（或代谢）手术是病态肥胖患者首选的减重治疗方法[35]。但是，BMI 不应成为筛选候选者的主要标准[36]。

最近基于结构化诊断的[37]研究综述显示，减重手术人群的精神障碍发生率明显高于其他两个人群（一般人群和未治疗肥胖组人群）。在减重手术人群中，精神疾病的当前和终身的发生率似乎都很高：情感障碍是最常见的终身Ⅰ类疾病，而焦虑障碍是当前最常见的Ⅰ类疾病。较高的精神障碍发生率与女性、低的社会经济地位和较高的BMI有关。那些认为术后生活会发生剧烈变化的患者和已患有精神疾病的患者（例如严重的人格障碍、严重的体象障碍），在适应术后生活方式方面更具挑战性。如果必须手术，那么术前和术后辅以心理和精神治疗是必要的[38]。

失去控制是BED相关心理障碍的核心。对身体的不安感和失去控制的感觉可能会使暴食者比非BED肥胖受试者更期待通过减重手术控制强迫进食行为和体形[39]。因此，减重手术人群中BED的患病率特别高，约为10%[40]。2014年的一项研究评估了减重手术人群中符合DSM-5中BED新标准的比例，结果发现，有额外的3.43%的人群也符合BED的诊断阈值。然而，这些人群与符合以前更保守的DSM-Ⅳ-TR诊断阈值的人群具有相似特点[41]。Ⅲ级肥胖患者中精神障碍患病率升高，在此基础上，肥胖减重手术人群中与BED相关的精神障碍的患病率进一步升高[42]。术前和术后暴食已被证明与减重较不理想有关[43]。然而，BED本身不应被视为绝对禁忌证。充分的治疗可以帮助BED患者从减重手术中获得更理想的结果[44]。在术前和围术期解决这些问题，可以最大限度地提高术后的获益。因此，这就是为什么在许多医院，精神心理专业人员已成为减重手术患者评估和治疗过程中不可或缺的一部分。一些作者将其称为减重心理学[45]。

17.7　减重手术后的体重反弹和精神病理学

减重手术应被视为肥胖治疗的一个步骤。

现有文献表明，一般来说，减重手术后生活质量、性功能和心理健康状况有所改善，并且在减肥的第一年达到峰值[46-47]。这种改变可能归因于体重减轻、身体形象和自我感觉的改善。术前心理健康状况占重要地位。

然而，并不是所有的患者在减重手术后都报告了心理上的好处，一些患者继续在减肥、维持和恢复中挣扎，导致他们对身体形象的不满。大部分患者在减重手术后都出现了体重再次增加的情况。一项系统性回顾分析研究表明导致体重反弹的潜在原因是多种因素参与且相互重叠，包括精神疾病、心理特征、不健康的生活方式[缺乏身体活动和（或）饮食不健康]、内分泌代谢疾病和外科手术相关问题等[48]。根据作者观点，解决术后体重反弹问题需要采用系统化的多学科方法，重点关注饮食、精神、心理、内科和外科因素。

一些患者似乎经历成瘾转移[49]：新的强迫行为和新的成瘾（酒精、吸烟、吸毒、赌博、购物等）会取代暴饮暴食。特别是，减重手术人群可能有更大的终生酒精滥用风险，并且在手术后，许多患者继续饮酒，且增加饮酒量（尽管他们对醉酒更敏感）[50]。

减重手术后患者可能会出现进食障碍，但在大多数情况下，达不到神经性厌食症或神经性贪食症的诊断标准。Segal 等提出了一个新的定义——术后避食障碍[51]。情绪性进食和强迫性咀嚼是在术后持续存在或新出现的进食模式，并产生不利影响。减重术后的患者出现进食障碍似乎是一种非常罕见的结果，但很有可能这些症状存在报告不足[52]。

17.8　合并严重精神疾病的肥胖患者

患有情绪和焦虑障碍、精神分裂症、创伤后应激障碍、人格障碍等的人群，其肥胖的可能性是普通人群的 1.5 ～ 3 倍。儿童和青少年也经常出现超重 / 肥胖合并精神障碍的情况。由于患有精神疾病的人群肥胖的患病率非常高，肥胖和肥胖相关疾病会对总致残率有影响。此外，社会和内在的双重耻辱感会降低超重和患有精神疾病人群的生活质量[53]。

遗传因素、社会经济状况、生活方式和药物的相互作用可能是严重精神疾病患者出现超重、代谢综合征和过早死亡的高风险因素。毫无疑问，大多数精神药物——不仅是抗精神病药，还有抗抑郁药和情绪稳定剂——有诱发体重增加和肥胖相关疾病的可能性。当精神科医生开出这些药物的同时，应该考虑体重增加的潜在危害、监测代谢指标，并教育患者和看护者了解这些风险以及如何预防[54]。

17.9　心理测量工具

问卷可以有助于可靠和有效地评估与进食和体重相关障碍有关的某些特定情况。从临床角度来看，对这些项目的评估可以得到具有参考性的信息。现在已有许多心理测量工具，并继续不断涌现新的测试方法。表 17.1 列出了 20 个自我报告问卷（Q）和访谈（I）。

表17.1　进食和体重障碍：20个心理测试工具

名称	类型（Q 为问卷，I 为访谈）	测试项目
贝克抑郁量表 [55]	Q	抑郁
暴食量表 [56]	Q	暴食
身体不安测试 [31]	Q	体象
简要症状调查 [57]	Q	精神障碍
决策平衡调查 [58]	Q	动机
情绪调节难度量表 [59]	Q	情绪调节失调
进食障碍检查 16.0D[60]	I	进食障碍
进食障碍检查问卷 6.0[61]	Q	进食障碍
进食渴求调查 [20]	Q	进食渴求
体重对生活质量的影响 [62]	Q	生活质量
KINDL-R[63]	Q	儿童 / 青少年生活质量
麦克马斯特家庭评估设计 [64]	Q	家庭功能
罗森伯格自尊量表 [65]	Q	自尊
斯皮尔伯格状态 - 特质焦虑量表 [66]	Q	焦虑
愤怒表达量表 [67]	Q	愤怒
症状检查表 [68]	Q	精神障碍
气质和性格 [69]	Q	气质、性格、个性
三因素饮食问卷 [70]	Q	进食行为
体重和生活方式问卷 [71]	Q	自我效能
耶鲁食品成瘾量表 [22]	Q	食物成瘾

参考文献

1. Schulz DN, Kremers SP, Vandelanotte C, van Adrichem MJ, Schneider F, Candel MJ, de Vries H (2014) Effects of a web-based tailored multiple-lifestyle intervention for adults: a two-year randomized controlled trial comparing sequential and simultaneous delivery modes. J Med Internet Res 16:e26
2. Jensen MD, Ryan DH, Apovian CM, Ard JD, Comuzzie AG, Donato KA, Hu FB, Hubbard VS, Jakicic JM, Kushner RF, Loria CM, Millen BE, Nonas CA, Pi-Sunyer FX, Stevens J, Stevens VJ, Wadden TA, Wolfe BM, Yanovski SZ (2014) American College of Cardiology/American Heart Association Task Force on Practice Guidelines, Obesity Society: 2013 AHA/ACC/TOS guideline for the management of overweight and obesity in adults: a report of the American College of Cardiology/American Heart Association Task Force on Practice Guidelines and The Obesity Society. J Am Coll Cardiol, 63:2985–3023

3. Unick JL, Beavers D, Bond DS, Clark JM, Jakicic JM, Kitabchi AE, Knowler WC, Wadden TA, Wagenknecht LE, Wing RR, Look ARG (2013) The long-term effectiveness of a lifestyle intervention in severely obese individuals. Am J Med 126:236–242, 242 e231–232

4. Bonfioli E, Berti L, Goss C, Muraro F, Burti L (2012) Health promotion lifestyle interventions for weight management in psychosis: a systematic review and meta-analysis of randomised controlled trials. BMC Psychiatry 12:78

5. Usher K, Park T, Foster K, Buettner P (2013) A randomized controlled trial undertaken to test a nurse-led weight management and exercise intervention designed for people with serious mental illness who take second generation antipsychotics. J Adv Nurs 69:1539–1548

6. Mechanick JI, Youdim A, Jones DB, Garvey WT, Hurley DL, McMahon MM, Heinberg LJ, Kushner R, Adams TD, Shikora S, Dixon JB, Brethauer S, American Association of Clinical E, Obesity S, American Society for M, Bariatric S (2013) Clinical practice guidelines for the perioperative nutritional, metabolic, and nonsurgical support of the bariatric surgery patient–2013 update: cosponsored by American Association of Clinical Endocrinologists, the Obesity Society, and American Society for Metabolic & Bariatric Surgery. Endocr Pract 19:337–372

7. Vartanian LR, Fardouly J (2014) Reducing the stigma of bariatric surgery: benefits of providing information about necessary lifestyle changes. Obesity (Silver Spring) 22:1233–1237

8. American Psychiatric Association (2013) Diagnostic and statistical manual of mental disorders, DSM-5, 5th edn. American Psychiatric Publishing, Arlington

9. Cuzzolaro M, Vetrone G (2009) Overview of evidence on the underpinnings of binge eating disorder and obesity. In: Dancyger I, Fornari V (eds) Evidence based treatments for eating disorders: children, adolescents and adults. Nova Science Publishers, New York, pp 53–70

10. Hudson JI, Hiripi E, Pope HG Jr, Kessler RC (2007) The prevalence and correlates of eating disorders in the National Comorbidity Survey Replication. Biol Psychiatry 61:348–358

11. Hudson JI, Lalonde JK, Coit CE, Tsuang MT, McElroy SL, Crow SJ, Bulik CM, Hudson MS, Yanovski JA, Rosenthal NR, Pope HG Jr (2010) Longitudinal study of the diagnosis of components of the metabolic syndrome in individuals with binge-eating disorder. Am J Clin Nutr 91:1568–1573

12. Ramacciotti CE, Coli E, Marazziti D, Segura-Garcia C, Brambilla F, Piccinni A, Dell'Osso L (2013) Therapeutic options for binge eating disorder. Eat Weight Disord 18:3–9

13. Beintner I, Jacobi C, Schmidt UH (2014) Participation and outcome in manualized self-help for bulimia nervosa and binge eating disorder – a systematic review and metaregression analysis. Clin Psychol Rev 34:158–176

14. Mitchell JE, Roerig J, Steffen K (2013) Biological therapies for eating disorders. Int J Eat Disord 46:470–477

15. Hartmann AS, Czaja J, Rief W, Hilbert A (2012) Psychosocial risk factors of loss of control eating in primary school children: a retrospective case-control study. Int J Eat Disord 45:751–758

16. Conceicao EM, Crosby R, Mitchell JE, Engel SG, Wonderlich SA, Simonich HK, Peterson CB, Crow SJ, Le Grange D (2013) Picking or nibbling: frequency and associated clinical features in bulimia nervosa, anorexia nervosa, and binge eating disorder. Int J Eat Disord 46:815–818

17. Hood MM, Reutrakul S, Crowley SJ (2014) Night eating in patients with Type 2 diabetes: associations with glycemic control, eating patterns, sleep, and mood. Appetite 79:91–96

18. Vandewalle J, Moens E, Braet C (2014) Comprehending emotional eating in obese youngsters: the role of parental rejection and emotion regulation. Int J Obes (Lond) 38:525–530

19. Schellekens H, Finger BC, Dinan TG, Cryan JF (2012) Ghrelin signalling and obesity: at the interface of stress, mood and food reward. Pharmacol Ther 135:316–326

20. White MA, Whisenhunt BL, Williamson DA, Greenway FL, Netemeyer RG (2002) Development and validation of the food-craving inventory. Obes Res 10:107–114

21. Krashes MJ, Kravitz AV (2014) Optogenetic and chemogenetic insights into the food addiction hypothesis. Front Behav Neurosci 8:57

22. Gearhardt AN, Corbin WR, Brownell KD (2009) Preliminary validation of the Yale Food Addiction Scale. Appetite 52:430–436

23. Gearhardt AN, Yokum S, Orr PT, Stice E, Corbin WR, Brownell KD (2011) Neural correlates of food addiction. Arch Gen Psychiatry 68:808–816

24. Gearhardt AN, White MA, Masheb RM, Grilo CM (2013) An examination of food addiction in a racially diverse sample of obese patients with binge eating disorder in primary care settings. Compr Psychiatry 54:500–505

25. Volkow ND, Wang GJ, Tomasi D, Baler RD (2013) Obesity and addiction: neurobiological overlaps. Obes Rev 14:2–18

26. Latner JD, Puhl RM, Murakami JM, O'Brien KS (2014) Food addiction as a causal model of obesity. Effects on stigma, blame, and perceived psychopathology. Appetite 77C:79–84

27. Brumpton B, Langhammer A, Romundstad P, Chen Y, Mai XM (2013) The associations of anxiety and depression symptoms with weight change and incident obesity: the HUNT study. Int J Obes (Lond) 37:1268–1274

28. Carey M, Small H, Yoong SL, Boyes A, Bisquera A, Sanson-Fisher R (2014) Prevalence of comorbid depression and obesity in general practice: a cross-sectional survey. Br J Gen Pract 64:e122–e127

29. Pan A, Sun Q, Czernichow S, Kivimaki M, Okereke OI, Lucas M, Manson JE, Ascherio A, Hu FB (2012) Bidirectional association between depression and obesity in middle-aged and older women. Int J Obes (Lond) 36:595–602

30. Marmorstein NR, Iacono WG, Legrand L (2014) Obesity and depression in adolescence and beyond: reciprocal risks. Int J Obes (Lond) 38:906–911

31. Marano G, Cuzzolaro M, Vetrone G, Garfinkel PE, Temperilli F, Spera G, Dalle Grave R, Calugi S, Marchesini G (2007) Validating the Body Uneasiness Test (BUT) in obese patients. Eat Weight Disord 12:70–82

32. Cuzzolaro M, Bellini M, Donini L, Santomassimo C (2008) Binge eating disorder and body uneasiness. Psychol Top 17:287–312

33. Grilo CM, White MA, Gueorguieva R, Wilson GT, Masheb RM (2013) Predictive significance of the overvaluation of shape/weight in obese patients with binge eating disorder: findings from a randomized controlled trial with 12-month follow-up. Psychol Med 43:1335–1344

34. De Brun A, McCarthy M, McKenzie K, McGloin A (2014) Weight stigma and narrative resistance evident in online discussions of obesity. Appetite 72:73–81

35. Ribaric G, Buchwald JN, McGlennon TW (2014) Diabetes and weight in comparative studies of bariatric surgery vs conventional medical therapy: a systematic review and meta-analysis. Obes Surg 24:437–455

36. Cummings DE, Cohen RV (2014) Beyond BMI: the need for new guidelines governing the use of bariatric and metabolic surgery. Lancet Diabetes Endocrinol 2:175–181

37. Malik S, Mitchell JE, Engel S, Crosby R, Wonderlich S (2014) Psychopathology in bariatric surgery candidates: a review of studies using structured diagnostic interviews. Compr Psychiatry 55:248–259

38. Kinzl JF (2010) Morbid obesity: significance of psychological treatment after bariatric surgery. Eat Weight Disord 15:e275–e280

39. Colles SL, Dixon JB, O'Brien PE (2008) Loss of control is central to psychological disturbance associated with binge eating disorder. Obesity (Silver Spring) 16:608–614

40. Mitchell JE, Selzer F, Kalarchian MA, Devlin MJ, Strain G, Elder KA, Marcus MD, Wonderlich S, Christian NJ, Yanovski SZ (2012) Psychopathology before surgery in the Longitudinal Assessment of Bariatric Surgery-3 (LABS-3) psychosocial study. Surg Obes Relat Dis 8:533–541

41. Marek RJ, Ben-Porath YS, Ashton K, Heinberg LJ (2014) Impact of using DSM-5 criteria for diagnosing binge eating disorder in bariatric surgery candidates: change in prevalence rate, demographic characteristics, and scores on the Minnesota Multiphasic Personality Inventory –

2 restructured form (MMPI-2-RF). Int J Eat Disord 47:553–557

42. Jones-Corneille LR, Wadden TA, Sarwer DB, Faulconbridge LF, Fabricatore AN, Stack RM, Cottrell FA, Pulcini ME, Webb VL, Williams NN (2012) Axis I psychopathology in bariatric surgery candidates with and without binge eating disorder: results of structured clinical interviews. Obes Surg 22:389–397

43. Conceicao E, Bastos AP, Brandao I, Vaz AR, Ramalho S, Arrojado F, da Costa JM, Machado PP (2014) Loss of control eating and weight outcomes after bariatric surgery: a study with a Portuguese sample. Eat Weight Disord 19:103–109

44. Ashton K, Heinberg L, Windover A, Merrell J (2011) Positive response to binge eating intervention enhances postoperative weight loss. Surg Obes Relat Dis 7:315–320

45. van Hout G, van Heck G (2009) Bariatric psychology, psychological aspects of weight loss surgery. Obes Facts 2:10–15

46. Karlsson J, Taft C, Ryden A, Sjostrom L, Sullivan M (2007) Ten-year trends in health-related quality of life after surgical and conventional treatment for severe obesity: the SOS intervention study. Int J Obes (Lond) 31:1248–1261

47. Sarwer DB, Spitzer JC, Wadden TA, Mitchell JE, Lancaster K, Courcoulas A, Gourash W, Rosen RC, Christian NJ (2014) Changes in sexual functioning and sex hormone levels in women following bariatric surgery. JAMA Surg 149:26–33

48. Karmali S, Brar B, Shi X, Sharma AM, de Gara C, Birch DW (2013) Weight recidivism post-bariatric surgery: a systematic review. Obes Surg 23:1922–1933

49. Reslan S, Saules KK, Greenwald MK, Schuh LM (2014) Substance misuse following Roux-en-Y gastric bypass surgery. Subst Use Misuse 49:405–417

50. Heinberg LJ, Ashton K, Coughlin J (2012) Alcohol and bariatric surgery: review and suggested recommendations for assessment and management. Surg Obes Relat Dis 8:357–363

51. Segal A, Kinoshita Kussunoki D, Larino MA (2004) Post-surgical refusal to eat: anorexia nervosa, bulimia nervosa or a new eating disorder? A case series. Obes Surg 14:353–360

52. Marino JM, Ertelt TW, Lancaster K, Steffen K, Peterson L, de Zwaan M, Mitchell JE (2012) The emergence of eating pathology after bariatric surgery: a rare outcome with important clinical implications. Int J Eat Disord 45:179–184

53. Cuzzolaro M (2013) Obesity. Psychiatric aspects. In: Capodaglio P, Faintuch J, Liuzzi A (eds) Disabling obesity from determinants to health care models. Springer, New York, pp 183–197

54. Hasnain M, Vieweg WV (2013) Weight considerations in psychotropic drug prescribing and switching. Postgrad Med 125:117–129

55. Beck AT, Steer RA, Brown GK (1996) Manual for the Beck Depression Inventory-II, 2nd edn. Psychological Corporation, San Antonio

56. Gormally J, Black S, Daston S, Rardin D (1982) The assessment of binge eating severity among obese persons. Addict Behav 7:47–55

57. Derogatis LR, Melisaratos N (1983) The Brief Symptom Inventory: an introductory report. Psychol Med 13:595–605

58. Ward RM, Velicer WF, Rossi JS, Fava JL, Prochaska JO (2004) Factorial invariance and internal consistency for the Decisional Balance Inventory–Short Form. Addict Behav 29:953–958

59. Gratz KL, Roemer L (2004) Multidimensional assessment of emotion regulation and dysregulation: development, factor structure, and initial validation of the Difficulties in Emotion Regulation Scale. J Psychopathol Behav Assess 26:41–54

60. Fairburn CG, Cooper Z, O'Connor ME (2008) Eating Disorder Examination (Edition 16.0D). In: Fairburn CG (ed) Cognitive behavior therapy and eating disorders. The Guilford Press, New York, pp 265–308

61. Fairburn CG, Beglin SJ (2008) Eating Disorder Examination Questionnaire (EDE-Q 6.0). In: Fairburn CG (ed) Cognitive behavior therapy and eating disorders. The Guilford Press, New York, pp 309–314

62. Kolotkin RL, Head S, Hamilton M, Tse CK (1995) Assessing impact of weight on quality of life. Obes Res 3:49–56
63. Erhart M, Ellert U, Kurth BM, Ravens-Sieberer U (2009) Measuring adolescents' HRQoL via self reports and parent proxy reports: an evaluation of the psychometric properties of both versions of the KINDL-R instrument. Health Qual Life Outcomes 7:77
64. Epstein N, Baldwin L, Bishop D (1983) The McMaster Family Assessment Device. J Marital Fam Ther 9:171–180
65. Schmitt DP, Allik J (2005) Simultaneous administration of the Rosenberg self-esteem scale in 53 nations: exploring the universal and culture-specific features of global self-esteem. J Pers Soc Psychol 89:623–642
66. Kendall PC, Finch AJ Jr, Auerbach SM, Hooke JF, Mikulka PJ (1976) The State-Trait Anxiety Inventory: a systematic evaluation. J Consult Clin Psychol 44:406–412
67. Forgays DG, Forgays DK, Spielberger CD (1997) Factor structure of the State-Trait Anger Expression Inventory. J Pers Assess 69:497–507
68. Derogatis L (1983) SCL90: administration, scoring and procedures manual for the revised version. Clinical Psychometric Research, Baltimore
69. Cloninger CR (2000) A practical way to diagnosis personality disorder: a proposal. J Personal Disord 14:99–108
70. Stunkard A, Messick K (1985) The Three Factor Eating Questionnaire to measure dietary restraint, disinhibition and hunger. J Psychosom Res 29:71–81
71. Clark MM, Abrams DB, Niaura RS, Eaton CA, Rossi JS (1991) Self-efficacy in weight management. J Consult Clin Psychol 59:739–744

功能评估（关节和肌肉问题、心肺功能运动试验、残疾评估） 18

Gian Pietro Emerenziani · Federico Schena · Laura Guidetti

18.1 引言

功能评估是用一系列检查和试验，评估、观察患者完成某些特定日常活动的功能、强度、技巧和能力。因此，功能评估可以评价患者的体质健康程度，为个体化的锻炼项目提供基线数据。进行功能评估时，一定要关注数据是否与患者的表现或健康状况有关。性能参数是指对目标任务执行能力进行评价的部分（例如最大速度、最大强度等），而健康参数指的是健康状态相关的部分（例如身体成分，骨强度、脂代谢和有氧代谢能力峰值）。选择性能参数或健康参数取决于许多因素。性能参数的评估往往对运动员或健康有活力个体更重要，而非针对静息生活方式、未经训练或疾病状态的个体。显然，由于肥胖与心脏疾病、卒中、高血压、2型糖尿病、骨关节炎和致残风险增加相关[1-6]，从功能评估中获取的信息应与健康状态相关。因此，肥胖患者应评估所有健康相关的部分，举例来说，包括身体成分、强度、步速、柔韧度、耗氧量峰值、有氧阈值和平衡能力。此外，功能评估不仅要应强调受试者的能力，还要强调其局限性。后者对健康专业人员来说十分重要，使他们能够充分认识训练项目，降低受伤风险，减少脱落率。我们在受试者中进行了一项包括饮食控制和行为调节的训练项目，评估和调节其能力和能力缺陷，在此过程中了解其对健康的一些广为人知的正向作用[7-10]。

肥胖患者的功能评估试验考虑其生理特征，以获得健康相关的信息。例如，为了测定耗氧量峰值，测量流程应考虑肥胖个体特征性的低步速和平衡能力。同时，试验过程中可能出现肌肉问题，进而影响试验结果和结果的详细解释。Wright等发

185

现[11]，超重和肥胖的双胞胎和体重正常的双胞胎相比，在校正年龄、性别和抑郁的混杂因素后，更易出现腰背痛、紧张性头痛或偏头痛、纤维肌痛、腹痛和慢性泛发性疼痛。这一观点也被 Hitt 等的研究支持[12]，他们证实了肥胖人群较正常体重或轻体重人群更易出现疼痛感。同样重要的是，残疾和身体问题本身可能会导致肥胖的风险增加。事实上，某些身体功能障碍常可导致采用静息生活方式，进而出现能量摄入和消耗的不平衡。

18.2　关节和肌肉问题

肥胖和关节肌肉问题存在显著相关性，升高了致残的风险[13]。Jensen 等观察到[13]，在 BMI ≥ 35kg/m² 的男性和女性的长期随访研究中，肥胖和功能受损之间存在相关性。同样需注意的是，与身体脂肪分布相比，脂肪总量是身体成分中与致残率更相关的部分[14]。研究指出疼痛与体重的相关性，发现在老年人群中体重与膝关节、髋关节和背部疼痛存在显著相关性[15]；而在总体人群中，它与颈部和背部疼痛有关[16]。肥胖人群中骨骼、肌肉疼痛的发生率与健康相关生活质量之间存在显著负相关[17]。这些数据提示，疼痛是肥胖的一个强协变量，因此疼痛应被考虑纳入肥胖治疗项目的设计和发展中。过多的体脂肪可导致体态异常，这既可能为动态情况[18]，也可能为静态情况[19]。异常的体态限制了正常的关节生理活动度，进而增加骨骼肌肉负荷过重的风险[20]。此外，关节间作用力的升高是肥胖与负重关节（背、膝、踝、髋关节）之间负相关作用的基础，与非负重关节（肩 / 颈部关节和上肢关节）相比作用更明显。故而体重对关节的作用取决于涉及的身体区域。Shiri 等分析了超重和肥胖对坐骨神经痛的作用，其结果支持这种相关性[21]。研究者发现超重和肥胖均可升高因坐骨神经痛住院的风险和因腰椎间盘突出症手术的风险。在肥胖患者中，膝关节机械负重的增加和下肢柔韧度的下降可增加膝关节骨关节炎的发生率[22]，并使其发生骨骼改变[23]。肥胖也与肌肉疾病存在显著相关性。事实上，肥胖的一种特殊类型被称为"肌少症性肥胖"，近期引起了研究者的兴趣[24-25]。当肥胖人群的肌肉量有与其身材大小不相称的减少时，即称为"肌少症性肥胖"。肥胖与肌肉功能的不平衡可由是否存在肌肉量较少或肌肉强度低来确认，这些与致残风险相关。肌少症性肥胖可能与多种因素有关。首先，脂肪量随着年龄升高而增加，而肌肉量和肌肉强度在 40 岁后存在逐渐减少的倾向。Droyvold 等发现，70 岁以下的各年龄阶段人群在 10 年随访中均出现体重增加[26]，而 Evans 等观察到，年龄增加会导致骨骼肌丢失[27]。其次，肥胖人群常见的静息生活方式会使骨骼肌量减少和脂肪量增加加速出现。此外，越来越多的肌少症性肥胖的原因逐渐被发现，例如炎症、胰岛素抵抗、营养不良等[24]。

18.3 心肺功能运动试验

心肺功能健康指数的定义是身体携带和使用氧气的能力，取决于心脏、肺部和骨骼肌肉系统的整合功能。健康专家应理解，超重和肥胖患者由于其有氧代谢能力较低（某些情况下极低），他们的心肺功能都较差[28]。De Souza 等发现严重肥胖患者（BMI 为 44 ~ 54.8 kg/m^2）的有氧代谢能力在 16.1 ~ 34.7 ml/（min·kg）的范围内[29]。为功能障碍的患者制定运动方案时，应考虑其异常低下的有氧代谢能力。在制定肥胖人群运动方案相关的指标时，应重点关注运动强度[10]。根据心肺功能运动试验，健康专家能够正确评估运动项目中的运动训练强度。训练强度可以用绝对指标和相对指标来描述。相对指标会考虑被训练者运动的能力，而绝对指标只考虑运动的需求。心肺功能运动试验为肥胖患者提供了绝对和相对指标，以确定合适的运动强度。运动强度往往基于氧气摄入量峰值（VO$_{2peak}$）或最大心率（HR$_{max}$）的测定或估算[30]。然而，只通过 VO$_{2peak}$ 或 HR$_{max}$ 计算运动量的话，可能会导致个体间的代谢需求差异。超重和肥胖人群的心肺功能健康指数较低，因此在开具运动处方时应关注这些差异[10]。

其他确定运动强度的方法是根据有效生理截点来决定，例如有氧 / 无氧代谢阈值。有氧代谢阈值是能保持 10 分钟绝对有氧代谢的运动，且乳酸水平约为 2mmol/L 的有氧代谢上限。个人有氧代谢阈值（aerobic threshold，AerT）一般来说代表强度轻度至中度[31]。因此近年来 AerT 越来越常用于开具运动处方时确定运动强度[31]，也被用于有合并症的肥胖人群中[32]。由于肥胖人群以低心肺功能健康指数为特点，确定运动强度时应用阈值的概念十分重要。在运动增量测试中，测定 AerT 的流程包括血乳酸水平的检测或气体交换的检测。通过检测气体交换来确定 AerT 是一种无创操作，超重和肥胖人群在确定运动强度时应着重考虑 AerT。Emerenziani 等提出了测定 AerT 的不同流程和方法[10]。其中一项可应用的方法是确定理想的呼吸效率，这就需要描绘通气当量（$\dot{V}E/\dot{V}O_2$）曲线图作为 $\dot{V}O_2$ 的一种功能性指标，并在运动中该曲线达到最低值时确定目标点。

18.4 残疾评估

活动功能障碍是超重和肥胖患者常见的情况，常与心肺功能低下和残疾有关。残疾往往定义为个体日常活动能力的损伤和受限。由于肥胖患者运动强度、步速、柔韧性和心肺功能下降，会出现健康相关生活质量受损的特点。残疾可通过多种不同的试验来确定，与活动能力的评估一致。检查手段的选择受现实问题限制，受功能和可行性影响。医学结果研究 36 项简明健康调查表（Short Form Health Survey，SF-36）是其中最常用的一种评价总体生活质量的工具。它包括 8 方面检查项目：运动功能、身体问题导致的角色受限、能力 / 活力、身体疼痛、社会功能、情绪问题导致的角色受限、心理健康和总体健康。Karlsen 等发现该工具能够用于评估肥胖人群的健康相关生活质量 [33]。此外，国家卫生营养检验调查表（National health and nutrition examination survey，NHANES）和肥胖相关残疾特异性简明调查问卷（specific short-form questionnaire for Obesity-related Disabilites，TSD-OC 测试）可用于评估受试者的健康情况和幸福感 [34-35]。在特定测试中的表现，例如 6 分钟步行试验（6MWT），可以揭示心脏呼吸功能和运动功能的局限性，这些都是导致肥胖相关致残的原因 [36]。6MWT 已被证明是一种可靠、可行的评估肥胖患者身体健康程度的试验 [37]。力量受损可通过握力计测试或下肢肌力测试来评估 [36]。脊柱弯曲和髋关节、肩关节屈曲、伸直和外展程度可通过标准测角仪来评估 [35]。躯体柔韧度可通过坐位体前屈试验来评估，受试者坐位、双膝完全伸直，身体前屈，慢慢用双手尽可能向足侧伸展 [38]。

参考文献

1. Atkins JL, Whincup PH, Morris RW, Lennon LT, Papacosta O, Wannamethee SG (2014) Sarcopenic obesity and risk of cardiovascular disease and mortality: a population-based cohort study of older men. J Am Geriatr Soc 62:253–260
2. Irace C, Scavelli F, Carallo C et al (2009) Body mass index, metabolic syndrome and carotid atherosclerosis. Coron Artery Dis 20:94–99
3. Mokdad AH, Ford ES, Bowman BA et al (2001) Prevalence of obesity, diabetes, and obesity-related health risk factors. JAMA 289:76–79
4. Ferraro KF, Su YP, Gretebeck RJ et al (2002) Body mass index and disability in adulthood: a 20-year panel study. Am J Public Health 92:834–840
5. Lippi G, Schena F, Guidi GC (2006) Health benefits of physical activity. CMAJ 175:776–777
6. Drenick EJ, Bale GS, Seltzer F et al (1980) Excessive mortality and causes of death in mor-bidly obese men. JAMA 243:443–445
7. Donini LM, Cuzzolaro M, Gnessi L et al (2014) Obesity treatment: results after 4 years of a Nutritional and Psycho-Physical Rehabilitation Program in an outpatient setting. Eat Weight Disord 19:249–260
8. Donnelly JE, Blair SN, Jakicic JM et al (2009) American College of Sports Medicine Position Stand. Appropriate physical activity intervention strategies for weight loss and prevention of weight regain for adults. American College of Sports Medicine. Med Sci Sports Exerc 41: 459–471, Erratum in Med Sci Sports Exerc 41:1532
9. Figard-Fabre H, Fabre N, Leonardi A et al (2011) Efficacy of Nordic Walking in obesity management. Int J Sports Med 32:407–414
10. Emerenziani GP, Migliaccio S, Gallotta MC et al (2013) Physical exercise intensity prescrip-tion to improve health and fitness in overweight and obese subjects: a review of the literature. Health (Irvine Calif) 5:113–121

11. Wright LJ, Schur E, Noonan C et al (2010) Chronic pain, overweight, and obesity: findings from a community-based twin registry. J Pain 11:628–635
12. Hitt HC, McMillen RC et al (2007) Comorbidity of obesity and pain in a general population: results from the Southern Pain Prevalence Study. J Pain 8:430–436
13. Jensen GL, Friedmann JM (2002) Obesity is associated with functional decline in community-dwelling rural older persons. J Am Geriatr Soc 50:918–923
14. Visser M, Marris TB, Langlois J et al (1998) Body fat and skeletal muscle mass in relation to physical disability in very old men and women of the Framingham Heart Study. J Gerontol A Biol Sci Med Sci 53:214–221
15. Anderson RE, Crespo CJ, Bartlett SJ et al (2003) Relationship between body weight gain and significant knee, hip, and back pain in older Americans. Obes Res 11:1159–1162
16. Webb R, Brammah T, Lunt M et al (2003) Prevalence and predictors of intense, chronic, and disabling neck and back pain in the UK general population. Spine 28:1195–1202
17. Sach TH, Barton GR, Doherty M et al (2007) The relationship between body mass index and health-related quality of life: comparing the EQ-5D, Euro-Qol VAS and SF-6D. Int J Obes 31:189–196
18. Mignardot JB, Olivier I, Promayon E et al (2013) Origins of balance disorders during a daily living movement in obese: can biomechanical factors explain everything? PLoS One 8:e60491
19. Park W, Singh DP, Levy MS et al (2009) Obesity effect on perceived postural stress during static posture maintenance tasks. Ergonomics 52:1169–1182
20. Viester L, Verhagen EA, Oude Hengel KM et al (2013) The relation between body mass index and musculoskeletal symptoms in the working population. BMC Musculoskelet Disord 14:238
21. Shiri R, Lallukka T, Karppinen J et al (2014) Obesity as a risk factor for sciatica: a meta-analysis. Am J Epidemiol 179:929–937
22. Menegoni F, Galli M, Tacchini E et al (2009) Gender-specific effect of obesity on balance. Obesity (Silver Spring) 17:1951–1956
23. Migliaccio S, Greco EA, Fornari R et al (2013) Skeletal alterations in women affected by obesity. Aging Clin Exp Res 25(Suppl 1):35–37
24. Stenholm S, Harris TB, Rantanen T et al (2008) Sarcopenic obesity: definition, cause and consequences. Curr Opin Clin Nutr Metab Care 11:693–700, Review
25. Donini LM, Savina C, Coletti C et al (2010) Obesity in the elderly. Ann Ig 22:499–511
26. Droyvold WB, Nilsen TI, Kruger O et al (2006) Change in height, weight and body mass index: longitudinal data from the HUNT study in Norway. Int J Obes 30:935–939
27. Evans WJ (2010) Skeletal muscle loss: cachexia, sarcopenia, and inactivity. Am J Clin Nutr 91:1123S–1127S
28. Mollaoglu H, Ucok K, Kaplan A et al (2012) Association analyses of depression, anxiety, and physical fitness parameters in Turkish obese adults. J Back Musculoskelet Rehabil 25:253–260
29. de Souza SA, Faintuch J, Sant'anna AF (2010) Effect of weight loss on aerobic capacity in patients with severe obesity before and after bariatric surgery. Obes Surg 20:871–875
30. Pinet BM, Prud'homme D, Gallant CA et al (2008) Exercise intensity prescription in obese individuals. Obesity 16:2088–2095
31. Meyer T, Lucía A, Earnest CP et al (2005) A conceptual framework for performance diagnosis and training prescription from submaximal gas exchange parameters-theory and application. Int J Sports Med 26:S38–S48, Review
32. Kunitomi M, Takahashi K, Wada J et al (2007) Re-evaluation of exercise prescription for Japanese type 2 diabetic patients by ventilatory threshold. Diabetes Res Clin Pract 50:109–115
33. Karlsen TI, Tveitå EK, Natvig GK et al (2011) Validity of the SF-36 in patients with morbid obesity. Obes Facts 4:346–351

34. Cui W, Zack MM, Wethington H (2014) Health-related quality of life and body mass index among US adolescents. Qual Life Res 23:2139–2150

35. Donini LM, Brunani A, Sirtori A et al (2011) SIOSISDCA task force: assessing disability in morbidly obese individuals: the Italian Society of Obesity test for obesity-related disabilities. Disabil Rehabil 33:2509–2518

36. Donini LM, Poggiogalle E, Mosca V et al (2013) Disability affects the 6-minute walking distance in obese subjects (BMI>40 kg/m(2)). PLoS One 8:e75491

37. Beriault K, Carpentier AC, Gagnon C et al (2009) Reproducibility of the 6-minute walk test in obese adults. Int J Sports Med 30:725–727

38. Kim JW, Seo DI, Swearingin B et al (2013) Association between obesity and various parameters of physical fitness in Korean students. Obes Res Clin Pract 7:67–74

肥胖患者生活质量的下降

19

Carlo M. Rotella · Barbara Cresci

19.1　生活质量的哪些方面？

可能导致预期寿命下降的肥胖并发症包括心血管疾病、糖尿病、血脂异常、睡眠呼吸暂停和呼吸衰竭、骨关节炎、不育症、某些恶性肿瘤（结肠癌、乳腺癌、前列腺癌和子宫内膜癌）[1]。在评价药物和手术治疗肥胖患者预后上，生活质量的改善被认为是一项相关性指标[2]。关于生活质量的意义以及什么问题对患者的健康真正重要，仍在开放讨论中。生活质量的概念是讨论疾病对功能状态和幸福感的影响时亟须关注的一点。生活质量的概念是多方面的，可以从多种角度评价。许多相关名词可以互换使用：生活质量、健康状态、健康相关生活质量（health-related quality of life，HRQL）。无论如何，生活质量指的不仅是健康状态，同时也包括能够显著影响幸福感的环境和经济因素。HRQL 是医疗条件和（或）治疗对患者的功能影响。因此，HRQL 是主观和多维的，包括身体和职业功能、心理状态、社会互动和躯体感觉[3]。故我们可以想象试图评价一个人的生活质量难度有多大。因此，长期以来，研究者设计了数百个测试来评价生活质量的不同方面[4]。

19.2　我们为什么需要评价生活质量？

第一，HRQL 的评估常需要评价某一特定情况对功能和幸福感的全面影响。这为传统医疗和临床监测指标提供了许多额外的信息，也能帮助我们了解个体对一些细微情况的多种不同反应[5]。第二，HRQL 可作为评估一种治疗效果的预后指标。HRQL 也能用于评价某些干预或治疗的效能和成本 - 效果分析[6-7]。最后，从更宽泛的角度来看，生活质量相关信息可能影响临床路径、医疗花费和公共卫生政策的发展。

19.3   生活质量评价：工具

HRQL 可由一般评价工具或肥胖特异性工具来评价。

19.3.1   HRQL 的一般评价工具

一般工具用于评价生活质量的总体方面。该方法不能用于某些特殊医疗情况相关的生活质量评价，仅能评价总体生活质量。

SF-36 健康量表 3 是最常用的 HRQL 评价工具[8]。其评分从 0（代表健康状况差）到 100（代表健康状况好）来进行标准化。SF-36 健康量表的评分可以与美国健康人群的现有评分（美国标准）相比较。SF-36 包括 8 个方面的健康相关内容：身体功能（评估体力活动受限情况）、身体角色（评价身体健康对日常活动的影响）、情绪角色（评价情绪健康对日常活动的影响）、躯体疼痛（评价疼痛相关功能受限情况）、活力（评价能量水平）、心理健康（评价抑郁和焦虑是否存在以及严重程度）、社会功能（评价社会功能受限情况）和总体健康（评价个人对自己健康状况的认知）。

其他一般评价工具也可用于肥胖患者[9]，例如生活满意度量表、长期生活满意度评分和生活质量量表、诺丁汉健康量表（38 问）和疾病影响因素量表（136 项）。

一般评价工具的主要优势在于他们允许 HRQL 在各种不同的医疗情况下进行比较。此外，一般评价工具能够用于不同人群，以评价各种健康 / 质量项目对 HRQL 的影响。另一方面，HRQL 的一般评价工具的主要限制在于无法用于 HRQL 潜在的特定方面的评估。因此，它们没有足够的灵敏度去检测细微的治疗效果[10]。

19.3.2   特异性工具

HRQL 评价另一方面是用于对某些特殊疾病、人群或临床问题进行相关的评价。为某些疾病或人群设计的评价方法可能更具有敏感性，因此在某些医疗实践中相关性更高。一种常用的特异性工具是肥胖相关健康问卷（Obesity Related Well-Being，ORWELL97）[11]，由本研究组开发和推广。ORWELL97 是一种针对肥胖相关生活质量的自评量表，主要评价肥胖相关的方面，包括社会活动、自我评价和性吸引力。ORWELL97 问卷的创新性在于它纳入了身体和心理压力的强度，同时将其主观影响考虑在内。事实上，肥胖受试者需描述体重增加对他们的日常生活带来的影响，也需指出最让他们感到困扰的心理和生理症状。在此基础上，本研究组总结了其中最常被提到的 18 项内容。

体重对生活质量影响量表（The Impact of Weight on Quality of Life，IWQOL）

和健康状态倾向性量表（Health State Preference，HSP）是肥胖患者中评价肥胖相关HRQL 的一些工具。IWQOL 是一个 74 项问卷，评价了体重相关的 8 方面功能：健康、社会 / 人际、工作、活动性、自我评价、性生活、日常生活活动性和进食的舒适感。

其他肥胖特异性工具包括 Moorehead-Ardelt 生活质量问卷（5 问）[14]、肥胖特异性生活质量问卷（11 问）[15]，以及健康和幸福感质量问卷（50 问）[16]。其中Moorehead-Ardelt QoL 问卷只是一个肥胖治疗学特异性相关问卷，是减重分析和结果报告系统（Bariatric Analysis and Reporting Outcome System，BAROS）的一部分。Moorehead-Ardelt 生活质量问卷评价的方面包括自我评价、体力活动、社会生活、工作情况和性活动 / 吸引力。正性改变会加分，而负性改变会减分。

虽然疾病特异性工具与一般评价工具相比也许对 HRQL 的评价更有优势，评价相关最大的变异出现在研究目的和研究目标上。和一般评价工具相比，疾病特异性工具在评价疗效上更有优势[17]。此外，肥胖特异性工具对心理压力的评价更侧重于与体重相关方面[18]。

生活质量的研究者目前的共识是一般评价工具和疾病特异性工具都应该应用于HRQL 的全面评估，尽管这可能会增加患者（患者负担）和研究者（数据处理、结果间的差异等）的难度。

19.4　肥胖和 HRQL

我们都知道肥胖对 HRQL 存在负面作用[19]。因此，HRQL 目前被认为是慢性疾病治疗的重要治疗目标，在治疗项目中可能作为临床相关预后指标。许多综述和meta 分析发现的肥胖与心理预后的相关性是不一致的，包括心理幸福感和生活质量方面[20]。QUOVADIS 研究显示肥胖患者中精神病理异常与差的 HRQL 是最常见的相关因素[21]，不但会影响社会心理方面，而会影响身体功能方面，且很大程度上与肥胖的严重程度不相关。此外，多项研究证明了体象认知和自我评价是减重成功的预测因素[22]。事实上，问题在于大多数研究仅局限于评估肥胖的某几种慢性合并症的发病率或死亡率，只有少数一些研究评价了肥胖对 HRQL 的影响[10]。毫无疑问，研究仍有许多因素需要考虑，例如患者的合并症、BMI、年龄和性别，以及是否存在进食行为异常。

虽然体重本身对生活质量的独立影响相对较小，但严重肥胖患者可能存在严重的 HRQL 受损[23-24]。无论如何，和正常 BMI 人群相比，在校正患者特点和合并症后，肥胖仍与较低的 HRQL 相关[25]。近期一项研究显示，超重和肥胖可能给女性带来更大的不成比例的疾病负担，这种情况不能单纯通过合并症的差异解释。情绪方面的幸福感可能会影响肥胖和身体健康的关系，这也已经引起了研究者的进一步关注。上述结果指出应根据性别将数据分层研究[26]。

在超重/肥胖人群中，年龄与体重相关生活质量之间的联系也在进一步研究中。体重相关生活质量可能与年龄增长相关，它对身体功能、性生活和工作等都会造成影响。然而随年龄增长，自我评价会降低、公众压力会减少[27]。还有研究发现在绝经后女性中，抑郁情绪可能放大肥胖对身体方面 HRQL 的负面影响[28]。

肥胖患者的 HRQL 下降可能由于进食障碍的存在而进一步恶化[29]。此外，合并暴食症的肥胖人群 HRQL 的精神心理功能会受损，同时也会影响身体功能[30]。因此，上述心理因素应被全面评估，并纳入肥胖患者改善生活质量的全球战略中。

肥胖患者评价 HRQL 的另一要点是对各种合并症的潜在影响。根据多项研究，严重肥胖会加速损害 HRQL[31]。因此，应了解各种合并症对 HRQL 的独立影响，以及不同 HRQL 评价工具中可能存在的区别。近期一项横断面研究分析了 500 例严重肥胖患者，应用多种评价工具（一般和特异性工具），发现 BMI 对身体方面和总体 HRQL 的临床影响相对较小，且心理健康的 HRQL 评分与 BMI 不相关。相反，慢性疼痛、抑郁和睡眠呼吸暂停与较低的 HRQL 持续相关[32]。

参考文献

1. Brown WV, Fujioka K, Wilson PW et al (2009) Obesity: why be concerned? Am J Med 4(1):S4–S11
2. Karlsson J, Taft C, Ryden A et al (2007) Ten-year trends in health-related quality of life after surgical and conventional treatment for severe obesity: the SOS intervention study. Int J Obes (Lond) 31(8):1248–1261
3. Ahmed S, Berzon RA, Revicki DA, International Society for Quality of Life Research et al (2012) The use of Patient-reported Outcomes (PRO) within comparative effectiveness research: implications for clinical practice and health care policy. Med Care 50:1060–1070. doi:10.1097/MLR.0b013e318268aaff
4. Fallowfield LJ (1996) Quality of quality of life data. Lancet 348:42110
5. Katz DA, McHorney CA, Atkinson RL (2000) Impact of obesity on health-related quality of life in patients with chronic illness. J Gen Intern Med 15(11):789–796
6. Jhingran P, Cady RK, Rubino J et al (1996) Improvements in health related quality of life with sumatriptan treatment for migraine. J Fam Pract 42:36–42
7. Ware JE, Bayliss MS, Rogers WH et al (1996) Differences in 4-year health outcomes for elderly and poor, chronically ill patients treated in HMO and fee-for-service systems. JAMA 276:1039–1047
8. Ware JE, Snow KK, Kosinski M et al (1993) SF-36 health survey: manual and interpretation guide. New England Medical Center, Boston
9. Alfonso VC (1995) Measures of quality of life, subjective well-being, and satisfaction with life. In: Allison DB (ed) Handbook of assessment methods for eating behaviors and weight-related problems: measures, theory, and research. Sage Publications, Thousand Oaks, pp 23–57

10. Fontaine KR, Barofsky I (2001) Obesity and health-related quality of life. Obes Rev 2:173–182
11. Mannucci E, Ricca V, Barciulli E et al (1999) Quality of life and overweight: the obesity related well-being (Orwell 97) questionnaire. Addict Behav 24:345–357
12. Kolotkin RL, Head S, Hamilton MJ et al (1995) Assessing impact of weight on quality of life. Obes Res 3:49–56
13. Barajas GMA, Robledo ME, Garcia TN et al (1998) Quality of life in relation to health and obesity in a primary care center. Rev Esp Salud Publica 72:221–231
14. Fontaine KR, Cheskin LJ, Barofsky I (1996) Health-related quality of life in obese persons seeking treatment. J Fam Pract 43:265–2705
15. Oria HE, Moorehead MK (1998) Bariatric Analysis and Reporting Outcome System (BAROS). Obes Surg 8:487–499
16. Le Pen C, Levy E, Loos F et al (1998) "Specific" scale compared with "generic" scale: a double measurement of the quality of life in a French community sample of obese subjects. J Epidemiol Community Health 52:445–450
17. Nguyen N, Varela EJ, Nguyen T et al (2006) Quality of life assessment in the morbidly obese. Obes Surg 16:531–533
18. Laupacis A, Wong C, Churchill D (1991) The use of generic and specific quality of life measures in hemodialysis patients treated with erythropoietin. Con Clin Trials 12:168S–179S
19. Klesges RC, Klem ML, Klesges LM (1992) The relationship between changes in body weight and changes in psychological functioning. Appetite 19:145–153
20. McElroy SL, Kotwal R, Malhotra S et al (2004) Are mood disorders and obesity related? A review for the mental health professional. J Clin Psychiatry 65:634–651
21. Mannucci E, Petroni ML, Villanova N, QUOVADIS Study Group et al (2010) Clinical and psychological correlates of health-related quality of life in obese patients. Health Qual Life Outcomes 8:90–99
22. Teixeira PJ, Going SB, Sardinha LB et al (2005) A review of psychosocial pre-treatment predictors of weight control. Obes Rev 6:43–65
23. de Zwaan M, Petersen I, Kaerber M et al (2009) Obesity and quality of life: a controlled study of normal-weight and obese individuals. Psychosomatics 50:474–482
24. Dolan P, Kavetsos G (2012) Educational interventions are unlikely to work because obese people aren't unhappy enough to lose weight. BMJ 345:e848
25. Sach T, Barton GR, Doherty M et al (2007) The relationship between body mass index and health-related quality of life: comparing the EQ-5D, EuroQol VAS and SF-6D. Int J Ob 31:189–196
26. Mond JM, Baune BT (2009) Overweight, medical comorbidity and health-related quality of life in a community sample of women and men. Obesity 17:1627–1634
27. Zabelina DL, Erickson AL, Kolotkin RL et al (2009) The effect of age on weight-related quality of life in overweight and obese individuals. Obesity 17:1410–1413
28. Heidelberg DA, Holle R, Lacruz ME et al (2011) Do diabetes and depressed mood affect associations between obesity and quality of life in postmenopause? Results of the KORA-F3 Augsburg population study. Health Qual Life Outcomes 9:97
29. Folope V, Pharm CC, Grigioni S et al (2012) Impact of eating disorders and psychological distress on the quality of life of obese people. Nutrition 28:e7–e13
30. Rieger E, Wilfley DE, Stein RI et al (2005) A comparison of quality of life in obese individuals with and without binge eating disorder. Int J Eat Disord 37:234–240
31. Duval K, Marceau P, Lescelleur O et al (2006) Health-related quality of life in morbid obesity. Obes Surg 16:574–579
32. Warkentin LM, Majumdar SR, Johnson JA et al (2014) Predictors of health-related quality of life in 500 severely obese patients. Obesity. doi:10.1002/oby.20694

第四部分
治疗方法

20 治疗性教育与心理治疗

Giovanni Gravina · Monica Palla · Carla Piccione ·
Grazia Nebbiai

20.1 引言

　　心理因素在肥胖的发展和预后方面具有重大影响。研究发现，当有抑郁、焦虑或其他情绪异常时会出现摄食增加的情况。而超重和肥胖往往是这些情绪异常的诱因。两者之间成为了一个恶性循环，情绪上的冲突和困难越大，不健康的摄食行为和肥胖风险越高。

　　多学科的治疗对于肥胖来说至关重要，能够覆盖心理、社会、环境和生物学因素进行综合治疗，给予肥胖患者更好的临床医疗干预，获得更好的临床结果。在肥胖的治疗中，针对心理方面治疗的重要性在近 20 年来变得越来越明确。心理医师不但在肥胖治疗和术前心理辅导中具有重要作用，而且在减重过程中能够帮助患者调整并适应因减重而常发生的情绪、行为和社会方面的变化。不论是手术减重方法还是非手术减重方法，减重是否成功与是否永久性改变一个人的生活方式显著相关。好的生活方式指长期坚持营养素配比合理的饮食并坚持运动，以及减少对报复性进食的依赖，提高合理处理压力和情绪的能力。

20.2 医师的交流模式

　　在基于饮食和运动的减重项目中，对于饮食、生活方式和行为改变需要患者的学习和认知。肥胖人群常在开始减重阶段和保持减重时遇到许多困难。在处理这些问题时心理因素显得尤为重要。肥胖人群常出现情绪波动、自我评价降低、对体型的负面印象、情绪变坏和人际关系处理障碍。与肥胖相关的多种并发症和功能受限能够反向作用于躯体和生活质量。较差的健康状况，以及与求职相关或其他多种形式的社会歧视会增加肥胖人群心理上的痛苦窘迫[1]。

在此基础上，肥胖的治疗首要考虑的方面就是医师和健康工作者对心理事件的处理能力，并胜任处理好医患关系[2]。

肥胖患者需要一个多维度的评价，以建立个体化的可以提供不同方法和治疗措施的减重方案。

基于团队的肥胖治疗整合了多种能力，既需要针对减重的教育、技能和培训，也需要针对肥胖相关的心理治疗[3]。

以患者为中心的治疗、团队协作、有效的沟通和共情是肥胖治疗中需要特别注意的。这些层面的治疗在多种疾病中都体现出了作用，而在肥胖治疗中，医患关系的建立更具有必要性[4]。

健康工作者秉承"患者即个体"的观念，而不将患者当做一种疾病或某个器官，将疾病放在患者本人的生活中考虑[5]。以患者为中心的沟通能够改善患者的情绪状态，并能鼓励患者参与更多的减重策略制定[6-7]。

团队协作包括患者 - 医师关系的认知和情绪，团队协作可以促进患者自我效能的提高，以及对患者治疗依从性的提升[8]。

有效的沟通可以调节患者的情绪，提升患者对治疗相关信息的理解，还能更好地确定患者的需求、认知和期望。

为了建立更好的医患关系，沟通策略可分为口头和非口头方式，需要双方共同参与医疗决策，共同激发减重动力。

共情是医患关系的重要组成部分，代表着医师理解患者处境、观点和感受的能力，通过交流确认是否准确理解患者，并将对患者的理解应用于帮助和治疗患者中。共情可被定义为三个层次：第一层次是一种态度（情感层面），第二层次是一种能力（认知层面），第三层次是一种行动（行为层面）。医患共情关系与患者的行为改变是相关的[9]，共情可减少患者的焦虑和烦恼，获得更好的预后[10]。

20.3　治疗性教育

除了建立医患关系的技能和有效的沟通技能，为了更好处理患者的心理事件，医师可以应用一个更为结构化的方法，即治疗性教育（therapeutic patient education，TPE）。

TPE 是一种系统的、以患者为中心的学习过程，主要用于慢性疾病的治疗，尤其是糖尿病和肥胖等[11-12]。

TPE 是治疗不可或缺的一部分，关注患者的需求、来源和价值。

TPE 使患者成为积极的参与者，让他们不仅关注疾病本身，更关注治疗，提升相关知识和技能的认识。

为了达到教育目的，TPE 需要思路开阔，需要专业化治疗流程和能够在不同专业与亚科室间转换的具备强大工作能力的人员，需要医师、护士、营养师、理疗师、精神科医师、心理学家和社会工作者的共同参与。

根据世界卫生组织工作组的定义，TPE 的目的是使一名或一群患者及其家人懂得和处理治疗，预防可避免的并发症，同时保持甚至改善生活质量。

TPE 需要考虑在内的应包括积极应对疾病、心理控制的认知、健康理念和社会结构认知。此外，无论患者是否表达，还应考虑其主观和客观需求。

TPE 是一个连续的过程，这个过程能够适应疾病，适应患者及其生活方式的改变。根据患者及其疾病，医疗工作者应具有调整自己专业行为的能力。与患者共情、沟通，识别他们的需求，帮助他们学习，考虑照顾他们情绪变化，重视他们的减重经历以及他们对疾病和治疗的陈述。

TPE 的作用是训练患者获得自我管理技能，配合治疗慢性病，也能够降低因长期管理慢性疾病患者而带来的社会花费。

20.4   肥胖与心理因素

无论儿童、青少年和成人，在超重和肥胖的发生和体重的维持方面，心理因素都参与在内，并增加减重的治疗难度，而且某些类型的肥胖与一些特殊的心理状态和特征相关。负面的身体体型印象、低的自我评价、情绪调节异常和社会家庭因素会从不同方面影响个体，导致体重增加和减重失败。评估精神状态的健康情况，应用某些精神治疗模型进行治疗，可以提升自我价值认同，并促进减重和保持体重。

研究显示性格和肥胖二者之间有复杂的相关性。个人性格特点与体重状态、寻求治疗的行为、是否存在并发症和是否治疗成功均存在复杂的相关性 [13]。

肥胖和非肥胖人群中存在统计学意义的显著性格差异，但既往数据并未总结出肥胖患者的典型性格特点谱 [13]。

另一方面，一些研究显示肥胖人群和健康体重人群相比，即使除外了寻求治疗的行为和放纵饮食的因素，他们仍倾向于更易冲动、更有依赖性、更焦虑和更易追求新奇刺激的性格特点 [14-15]。

许多研究认为肥胖人群中存在某种情绪组成部分的缺陷。诚然，不成熟的情绪调节能力是肥胖的一个辅助因素，其根源可能在于和主要照顾者 / 监护人之间的相互关系中，并与早期依赖经历相关。

依赖理论认为人类存在一种生物学倾向性的依赖系统，这也是强烈的母 - 儿依赖关系（或主要照顾者和孩子的依赖关系）的原因 [16]。这种依赖系统在外界或内在危险信号产生后迅速激活，且不能被自己克服，因此具有保障生存的功能。

儿童的感受、期望和行为方式被整合参与进这种依赖关系，随后在 1 岁内发展。这种基础结构随着时间变得逐渐稳定，形成人类一生的情绪基础，其发展方向可能被新的关系中的情感经历或心理治疗而改变。依赖方式目前被分为安全型和非安全型（完全占有、放任、惧怕 - 回避和无决断力）。儿童和成人的关系（除了与母亲的关系以外，例如父亲、祖父母、老师或照顾者之间的关系），也可能影响儿童的依赖安全感。

一些有趣的研究发现，依赖经历和肥胖之间的相关性是基于母儿互动的，比如母亲的责任感、儿童的参与程度和儿童的消极性 [17]。

另一种基础理论来自 H. Bruch 的原始研究，该研究指出肥胖人群无法将饥饿感与其他生理需求或其他紧张情绪、心理压力区分开来。

一些研究者强调，心理压力能够导致生理和行为的改变，进而导致肥胖和代谢综合征 [18-20]。

其中的生理机制可能与神经内分泌通路相关，例如涉及糖皮质激素、胰岛素、瘦素和神经肽 Y 的通路 [21]。

一些观察性研究发现，存在安全型依赖方式的儿童更能适应压力性环境，也更能够调节负面情绪，应对压力时反应为更健康的行为模式 [22]。

压力影响行为的机制可能是通过进食来应对负面情绪的 [23]。安全型依赖方式可以防止频繁或过度的应激反应，从而减少儿童期肥胖的风险。反之，频繁或过度的应激反应可以破坏正常生理系统功能，使得能量失衡、体重增加和脂肪分布异常发生。

安全型依赖儿童可以更好调节他们的情绪，在儿童早期阶段就很少会以进食的方式应对不良情绪，而儿童早期阶段正是边缘脑系统在调控情绪和食欲的发育期 [21]。

上述所有因素都可能具有决定性作用，不仅促进肥胖发展，也增加医师对成年肥胖患者管理的困难以及影响减重治疗的预后。

应用到肥胖个体的治疗上，治疗师与肥胖患者建立怎样的关系，治疗师扮演着重要角色，这种关系尤其重要的是建立在与患者的最初接触经历和依赖方式上。

此外，患者与医师的安全型依赖关系比非安全型依赖关系更加积极。有研究观察发现，安全型依赖的个体能较好地调节情绪和进食行为，也能更好地感受、理解和认知，也就具备了成功减重的良好前提 [24]。非安全型依赖的个体处理这些事件时更可能遇到困难；比如，在遭遇情感纠缠的时候，完全占有型的依赖人格者不会将进食当做一种补偿和满足，而放任型人格者倾向于在情感体验中遇到困难时以进食来作为补偿和满足的方式处理[25]。

基于上述情况，为了处理肥胖相关的心理问题，在治疗过程中须应用不同的心理治疗方式[26]。

20.5　行为疗法

糖尿病预防项目和 Look AHEAD 研究（the Diabetes Prevention Program and Look AHEAD research studies）提出，生活方式干预由饮食、运动、行为疗法组成[27-28]。

行为疗法（behaviour therapy，BT）的主要手段包括加强饮食管理，提供适应性饮食方案，阻止不良的饮食行为，以及激发动力促进运动的生活方式。治疗的目的是为患者提供应对过度进食多种技能，在过度进食发生时通过控制饮食和加强运动来修正这种错误行为。

源于行为心理学的治疗方法包括控制刺激、设定目标和自我调控。控制刺激就是去除过度进食的诱惑、增加运动锻炼的正向引导；教育患者设计制定个体化、量化、切合实际而相对有挑战性的每周目标；自我调控的内容可以包括教育患者写下计划进食食物和饮料的时间、数量、种类和卡路里，在实践中记录和检查是否按照该计划来进食，同时调整自己的摄食行为[29]。

行为疗法是超重和肥胖人群干预的一线治疗方法。在肥胖的治疗中，行为疗法明显是有效的，与其他改善生活方式的方法结合可促进体重进一步下降[30]。

尽管如此，行为疗法仍在某些情况中无法取得较好的效果，尤其是在已经减重的人群中保持体重。平均来说，行为疗法和生活方式干预在短期可减轻体重10%，但其长期效果比较令人失望。事实上，30% ~ 50% 的患者在结束行为疗法1年内即出现体重反弹，并在治疗后5年内体重持续升高至原来水平[31]。

20.6　动机性面谈

众多研究显示，饮食、运动和行为疗法组成的生活方式干预项目在肥胖人群中难以保持其减重效果[32]。

减重治疗困难见于起始改变阶段和对治疗建议的依从以及减重后的长期维持。在这些困难中，关键的问题似乎是基于心理问题对改变的抵触。

针对这种治疗抵触现象，在起始减重治疗及其过程中，我们可以用结构化检查的方法，即 TRE-MORE 试验，来评估肥胖患者是否已准备好作出改变[33]，该方法近期被应用于临床。

对于肥胖患者的治疗抵抗，动机性面谈（motivational interview，MI）是一种十分有趣的解决方法[34]。

MI 是基于行为改变的跨理论模型[35]，MI 来源于一种社会认知理论框架，是一种干预用来激励个体的动机，并促进后续的行为改变。MI 是一种以患者为中心的治疗方法，强调个人的自主性及患者和治疗者之间的协作关系。该方法应用心理治疗模型，不同于传统的大多数患者教育式面谈模式仅为患者提供建议和治疗信息[36-37]。

应用 MI 方法能竭力协助患者在自我认知、清晰表达、强化自我改变的理由，然后确定个人目标和寻找问题解决的障碍；通过强调改变后的获益和减少改变时的矛盾心理，努力达到行为改变。MI 强调互动的治疗模式，促进自我决心的建立，加强自主效能，强调行为改变中的自主控制能力[38]。

尽管 MI 对行为改变的心理准备具有促进效果[39-40]，但目前在药物和酒精成瘾以外的领域其治疗效果仍缺乏大量文献数据。多项研究显示 MI 单独应用或 MI 联合其他行为干预模式在多种疾病的治疗中能够促进运动锻炼。研究显示 MI 联合多种饮食运动方案在肥胖和糖尿病患者中可以加强减重效果，提高其治疗依从性[41]。

一项有趣的研究发现，在一群生活方式干预项目中未达到减重目标的肥胖患者中施行一系列 MI，和未进行 MI 的患者相比，能够显著增加减重效果并增加每周运动量[42]。此外，越来越多的研究探讨了 MI 在保持减重成果、改善肥胖人群的社会心理功能中的作用[43] 以及独立于其他治疗以外的减重效果，使其成为全面、多学科肥胖干预治疗的重要组成部分[44]。

在此基础之上，未来需扩大样本量进一步研究，MI 可能成为一种有前景的减重治疗方式[45]。

近年来，一些研究显示高脂/高糖饮食与成瘾药物类似，作用于大脑反馈调节通路[46]，越来越多的证据表明肥胖人群和暴食障碍患者都存在大脑反馈调节障碍[47-49]。这些大脑调节障碍可能与行为异常有关，包括易冲动、无法让满足延迟。此外，环境中过多的高脂/高糖饮食可能导致有遗传、神经和（或）认知行为更脆弱个体，更易出现暴食障碍、肥胖和进食成瘾的风险。

由于 MI 在治疗酒精的药物成瘾的有效性，因此，MI 可能也有必要成为肥胖的一种心理治疗方法。

20.7　认知行为疗法

认知行为疗法（cognitive-behavioural therapy，CBT）在肥胖治疗中已应用多年，认知能够影响感知和行为。新型 CBT 可增强肥胖人群对自我体型的接受，激励他们继续保持减重的成果。认知疗法和行为疗法结合时，能够促进减重成功，减少体重反弹并提高心理幸福感[50]。

CBT 治疗能够使患者以更积极的态度处理问题，检验其行为如何影响内心所想。CBT 将大问题分解为几个小问题，大问题进一步变得合理，从而找到解决方法。内心所想、感知、躯体感觉和行动之间是相互关联的，会将个体困在负面情绪的恶性循环中。CBT 能够阻止这些负面循环，其目标是破坏那些使人感到负罪、焦虑或恐惧的因素，从而使问题变得可被解决。它可以改变这些负面的情绪状态，从而改善患者的感受。

CBT 在肥胖治疗中的应用主要是帮助患者改善其不良的进食行为，促进健康生活方式的改善。CBT 是一种自我监督调节的治疗方式（例如记录食物和运动日记），还包括应激调节、刺激控制（例如只在餐桌上进食）、社会支持、困难解决和认知重塑（例如制定更能实现的减重目标、避免那些自我挫败的不切实际的臆想）。

上述治疗方法旨在识别和调整负面的思维模式和情绪状态，以促进减重治疗[51]。

标准饮食治疗联合认知治疗，在肥胖的治疗中不但能够有效减少体重、改善焦虑抑郁情绪和低自我评价，还能预防体重反弹，在治疗结束后仍能对维持体重持续作用。此外，一些研究者发现在认知 - 行为治疗中加强认知的部分，在肥胖治疗中能够改善短期和远期预后[52-53]。

CBT 在暴食症的治疗中也具有较好的效果，对于这些患者来说，在起始减重治疗前应用 CBT 来调整高度异常的进食行为和习惯十分必要[54]。CBT 最重要的治疗目标是使进食习惯正常化、停止反复出现的暴食；促进运动和改变积极运动态度；增强自信，学习特定技能；建立有效的自我评价体系；学习识别负面情绪，容忍和表达自己的负面情绪；改善自我评价；以及预防疾病反复[55]。

一些有趣的研究探讨了 CBT 在肥胖治疗中的有效性，研究显示在群体中进行CBT 治疗效果不逊色于个体治疗效果，并促进短期减重效果[56-57]。

其他研究显示 CBT 很适宜应用于儿童和青少年的肥胖治疗，可以打破负面行为循环，促进个体治疗向周围人群推广，包括家庭、同伴网络支持和社区，最终可促使行为改变、减少反弹，保持长期的健康行为习惯[58]。

最后，即使与减重手术联合应用，CBT 也在肥胖治疗和保持健康体重中显示出其有效性。事实上，心理因素在肥胖的手术治疗过程中体现出重要作用[59]。在寻求减重手术治疗的肥胖患者中，与普通社区来源的肥胖人群相比，心理和性格障碍的发生率更高[60]。

心理评估在临床上已应用超过 20 年，推荐对有可能影响减重手术预后（抑郁、焦虑、进食障碍、自我评价、人格障碍、生活质量）的各种因素进行心理评估。

以下这些心理因素出现时即不适宜手术或应推迟手术，包括近期药物滥用或药物依赖，近期急性或未控制的精神疾病，对减重手术的风险、获益、预期预后、可能出现的不良反应和生活方式改变不能充分理解，以及不愿意遵守术后方案。

对于减重手术前后肥胖患者心理障碍的评估和这些因素对术后预后的影响，既往相关研究强调了心理评估的重要性。近期研究表明 CBT 对于重度肥胖患者减重手术后的体重反弹具有明显预防效果，将 CBT 减重项目与减重手术结合有助于控制术后体重[61-62]。

对于 CBT 治疗肥胖的有效性，尽管支持性的证据在增多，但也有一些研究得出了不同结论，这些研究指出标准的行为疗法和 CBT 在肥胖治疗中实际应用差异不大，尽管理论存在差异[63]。

另一项研究比较了短期和长期应用新型 CBT 与 GSH 行为疗法（一种指导下自我帮助疗法，guided self-help，GSH）的差异，结果显示绝大多数受试者成功减重但后续体重反弹，虽然减重程度 CBT 组较大，且 CBT 在改善受试者对体型的认同程度上更成功，但 CBT 在防止治疗后体重反弹上没有显著获益。两种治疗方法中仅有一小部分受试者在治疗后的随访中能够保持 5% 或 10% 的体重减轻[31]。

20.8　人际关系心理治疗

人际关系心理治疗（interpersonal psychotherapy，IPT）在暴食症的治疗中取得了大量临床证据。研究提示成人和青少年中较差的人际沟通能力和进食障碍之间存在持续的相关性，从而已被应用于暴食症的治疗[64-66]。

暴食是肥胖患者中最常见的进食模式，而暴食症也被纳入了进食障碍的结构化诊断中（DSM 5）。暴食症与 BMI 升高相关，可导致更严重的功能受损、生活质量降低，且其精神心理异常更严重。

人际关系模式认为社交问题会造就容易暴食的环境，并以暴食作为一种应对机制以期减少不满意的社交带来的负面影响。暴食行为会加重社会孤立，影响成熟人际关系的建立，进而恶化人际问题，使进食障碍持续出现[67]。

压制情绪常常在暴食症患者中出现，暴食症患者往往通过进食，替代表达负面情绪。IPT 能够帮助患者认识和表达痛苦的感受，从而更好调节负面情绪而不是通过进食解决。

IPT 可以取代不良的适应行为，促进正向的自我形象形成，建立健康的人际交往技巧，以减少暴食的病理性行为。

最后，IPT 是唯一长期预后能与 CBT 相比的治疗模式。此外，IPT 对进食障碍更严重、自我评价更低的患者效果更好，因此对于这类人群可能作为更适宜的一线治疗 [68]。

20.9   辩证行为疗法

辩证行为疗法（dialectical behavior therapy，DBT）在治疗暴食症中具有有效性 [69,79]。DBT 最初被 Marsha Linehan 总结并应用于边缘型人格障碍的女性治疗中；这种治疗方法的核心是重塑识别、接受和调节情绪的能力。

DBT 在暴食症中的治疗是基于暴食行为的情绪调节模式，该理论认为当适应性应对机制无法获得时，情绪不能耐受会导致暴食行为。

20.10   其他心理治疗模式

人文的和心理动力学治疗模式在肥胖中的相关应用，其系统综述和对照研究尚不充分 [71]，且限于上述各类治疗方法存在本身的局限性和不妥当地方，其他心理治疗方法也在尝试探索中。

少数一些研究，比如放松疗法或催眠疗法，探讨了精神治疗在肥胖中的应用，但并未得出任何确定的正面预后结果。

行为治疗和生物治疗的联合治疗被提出尝试应用于肥胖治疗，尤其是心身疗法。两种心身治疗模式，即能量心理学和内观禅修在研究中应用于暴食障碍患者，体现出对减轻体重、缓解压力和行为调整具有潜在有效性。内观禅修在实际应用中得出了矛盾的结论，虽显示出对疾病预后的改善但仍需要更多的证据支持和临床研究数据 [72-73]。

最后，根据一些研究者的结论，应该注意到由于肥胖的发病率较高，个人或小群体的干预措施不足以服务于需要治疗的庞大人群。因此，在此基础上，建议用自助方案，例如在指导下自助认知行为疗法，至少对于那些额外心理问题较少的个人可能有所帮助 [31,74]；社区或互联网基础上的治疗策略可能有助于促进健康的生活方式 [75]。

总结

评估患者的心理特征并给予相应治疗对于肥胖患者的治疗预后有至关重要的作用。

医师和健康工作组应专业地处理肥胖患者的心理问题并处理好与患者的关系。

在治疗中需要时刻注意患者的行为、认知和情绪因素（尤其是识别、接受和调节情绪的能力），并及时进行心理治疗，同时结合标准化饮食、运动干预，必要时手术治疗。

尽管做出了许多努力，减重治疗仍较少获得成功。上述的治疗方法虽然在一些病例中取得成功，但常常并不能获得预期效果。减重不成功的肥胖患者往往合并其他疾病或更严重的进食功能异常。

因此当患者合并严重心理异常情况，包括情绪调节的严重缺陷或暴食症时，肥胖的治疗会更加困难。

超重或肥胖患者在心理治疗中不但能因加强减重而获益，而且也有必要进一步研究心理干预的必要性。

在肥胖的各种心理治疗中，行为疗法和认知行为疗法具有有效性的证据，IPT和DBT在暴食症中也证明了其有效性；MI和其他心理疗法能够加强治疗成功的可能。

近期的研究拓宽了对肥胖不同表型的认识，研究指出，一些特殊的心理治疗模式显示出对不同行为心理特征的某些亚型的患者更有效。根据不同的肥胖表型，将这些知识与治疗相结合使心理治疗模式趋于更个体化，更有效。

因此，尽管肥胖的心理治疗已证明了其有效性，但不同心理疗法在肥胖治疗中的效能需在远期研究中加以评估确认。

参考文献

1. Katz DA, McHorney CA, Atkinson RL (2000) Impact of obesity on health-related quality of life in patients with chronic illness. J Gen Intern Med 15:789–796
2. Fairburn CG, Cooper Z (2011) Therapist competence, therapy quality, and therapist training. Behav Res Ther 49(6–7):373–378
3. Donini LM, Cuzzolaro M, Spera G et al (2010) Obesity and eating disorders. Indications for the different levels of care. An Italian expert consensus document. Eat Weight Disord 15:1–31
4. Larson EB, Yao X (2005) Clinical empathy as emotional labor in the patient-physician relationship. JAMA 293(9):1100–1106

5. Mead N, Bower P (2000) Patient-centredness: a conceptual framework and review of the empirical literature. Soc Sci Med 51(7):1087–1110

6. Roter D (2000) The enduring and evolving nature of the patient-physician relationship. Patient Educ Couns 39:5–15

7. Roter D, Frankel RM, Hall JA et al (2006) The expression of emotions through nonverbal behavior in medical visits. J Gen Intern Med 21:S28–S34

8. Fuertes JN, Mislowack A, Bennett J et al (2007) The physicians-patient working alliance. Patient Educ Couns 66(1):29–36

9. Cox ME, Yancy WS Jr, Coffman CJ et al (2011) Effects of counseling techniques on patient's weight-related attitudes and behaviors in a primary care clinic. Patient Educ Couns 85(3):363–368

10. Derksen F, Bensing J, Lagro-Janssen A (2013) Effectiveness of empathy in general practice: a systematic review. Br J Gen Pract 63:76–84

11. Golay A, Lagger G, Chambouleyron M et al (2008) Therapeutic education of diabetic patients. Diabetes Metab Res Rev 24(3):192–196

12. Lagger G, Pataky Z, Golay A (2010) Efficacy of therapeutic patient education in chronic diseases and obesity. Patient Educ Couns 79(3):283–286

13. Ryden A, Sullivan M, Torgerson JS et al (2004) A comparative study of personality in severe obesity: a 2 year follow-up after intervention. Int J Obes 28:1485–1493

14. Davis C, Levitan RD, Carter J et al (2008) Personality and eating behaviors: a case control study of binge eating disorder. Int J Eat Disord 41:243–250

15. Sullivan S, Cloninger CR, Przybeck TR (2007) Personality characteristics in obesity and relationship with successful weight loss. Int J Obes 31:669–674

16. Bowlby J (1969) Attachment and loss, vol 1, Attachment. The Hogarth Press and the Institute of Psycho-Analysis, London

17. Anderson S, Whitaker R (2011) Attachment security and obesity in US preschool-aged children. Arch Pediatr Adolesc Med 165(3):235–242

18. De Vriendt T, Moreno LA, De Henauw S et al (2009) Chronic stress and obesity in adolescents: scientific evidence and methodological issues for epidemiological research. Nutr Metab Cardiovasc Dis 19(7):511–519

19. Tsigos C, Chrousos GP (2000) Stress, obesity, and the metabolic syndrome: soul and metabolism. Ann N Y Acad Sci 1083:11–13

20. Bjorntorp P, Rosmond R (2000) The metabolic syndrome-a neuroendocrine disorder? Br J Nutr 83(Suppl 1):49–57

21. Warne JP (2009) Shaping the stress response: interplay of palatable food choices, glucocorticoids, insulin and abdominal obesity. Mol Cell Endocrinol 300(1–2):137–146

22. Schore AN (2005) Attachment, affect regulation, and the developing right brain: linking developmental neuroscience to pediatrics. Pediatr Rev 26(6):204–217

23. Macht M (2008) How emotions affect eating: a five-way model. Appetite 50(1):1–11

24. Kiesewetter S, Köpsel A, Köpp W et al (2010) Psychodynamic mechanism and weight reduction in obesity group therapy – first observations with different attachment styles. Psychosoc Med 31:7

25. Kiesewetter S, Köpsel A, Mai K et al (2012) Attachment style contributes to the outcome of a multimodal lifestyle intervention. Biopsycho Soc Med 6(1):3

26. Shaw K, O'Rourke P, Del Mar C et al (2005) Psychological interventions for overweight and obesity (Review). Cochrane Database Syst Rev;2:CD003818

27. Diabetes Prevention Program (DPP) Research Group (2002) The diabetes prevention program (DPP): description of lifestyle intervention. Diabetes Care 25:2165–2171

28. The Look AHEAD Research Group (2006) The look AHEAD study: a description of the lifestyle intervention and the evidence supporting it. Obesity 14:737–752

29. Dalla Grave R, Centis E, Marzocchi R et al (2013) Major factors for facilitating change in behavioral strategies to reduce obesity. Psychol Res Behav Manag 6:101–110

30. Butryn ML, Webb V, Thomas A et al (2011) Behavioural treatment of obesity. Psychiatr Clin N Am 34(4):841–859

31. Cooper Z, Doll HA, Hawker DM et al (2010) Testing a new cognitive behavioural treatment for obesity: a randomized controlled trial with three-year follow-up. Behav Res Ther 48: 706–713

32. Fabricatore A, Wadden TA (2006) Obesity. Annu Rev Clin Psychol 2:357–377

33. Cresci B, Castellini G, Pala L et al (2011) Motivational readiness for treatment in weight control programs: the TREatment MOtivation and REadiness (TRE-MORE) test. J Endocrinol Invest 34(3):70–77

34. Miller WR, Rollnick S (eds) (2002) Motivational interviewing: preparing people for change, 2nd edn. Guilford Press, New York

35. Prochaska JO, DiClemente CC (1992) Stages of change in the modification of problem behaviors. Prog Behav Modif 28:183–218

36. Britt E, Hudson SM, Blampied NM (2004) Motivational interviewing in health settings: a review. Patient Educ Couns 53:147–155

37. Rubak S, Sandbaek A, Lauritzen T et al (2005) Motivational interviewing: a systematic review and meta-analysis. Br J Gen Pract 55:305–312

38. Smith DE, Heckemeyer CM, Kratt PP et al (1997) Motivational interviewing to improve adherence to a behavioral weight-control program for older obese women with NIDDM. Diabetes Care 20(1):52–54

39. Burke BL, Arkowitz H, Menchola M (2003) The efficacy of motivational interviewing: a meta-analysis of controlled clinical trials. J Consult Clin Psychol 71:843–861

40. Hettema J, Steele J, Miller WR (2005) Motivational interviewing. Ann Rev Clin Psychol 1:91–111

41. Van Dorsten B (2007) The use of motivational interviewing in weight loss. Curr Diab Rep 7:386–390

42. Carels RA, Darby L, Cacciapaglia HM et al (2007) Using motivational interviewing as a supplement to obesity treatment: a stepped care approach. Health Psychol 26:369–374

43. Rieger E, Dean HY, Steinbeck KS et al (2009) The use of motivational enhancement strategies for the maintenance of weight loss among obese individuals: a preliminary investigation. Diab Ob Metab 11:637–640

44. Armstrong M, Mottershead TA, Ronksley PE et al (2011) Motivational interviewing to improve weight loss in overweight and/or obese patients: a systematic review and meta-analysis of randomized controlled trials. Obes Rev 12:709–723

45. DiLillo V, West DS (2011) Motivational interviewing for weight loss. Psychiatr Clin N Am 34:861–869

46. Volkow ND, Wang GJ, Fowler JS et al (2008) Overlapping neuronal circuits in addiction and obesity: evidence of systems pathology. Philos Trans R Soc Lond B Biol Sci 363: 3191–3200

47. Berthoud H-R, Lenard NR, Shin AC (2011) Food reward, hyperphagia, and obesity. Am J Physiol Regul Integr Comp Physiol 300(6):R1266–R1277

48. Epstein LH, Salvy SJ, Carr KA et al (2011) Food reinforcement, delay discounting and obesity. Physiol Behav 100(5):438–445

49. Gearhardt AN, White MA, Potenza MN (2011) Binge eating disorder and food addiction. Curr Drug Abuse Rev 4(3):201–207

50. Cooper Z, Fairburn CG (2001) Testing a new cognitive behavioural treatment for obesity: a randomized controlled trial with three-year follow-up. Behav Res Ther 39(5):499–511

51. Fairburn CG (2008) Cognitive behavior therapy and eating disorders. Guilford Press, New York

52. Werrij MQ, Janssen A, Mulkens S et al (2009) Adding cognitive therapy to dietetic treatment is associated with less relapse in obesity. J Psychosom Res 67(4):315–324

53. Van Dorsten B, Lindley E (2011) Cognitive and behavioral approaches in the treatment of obesity. Med Clin N Am 95:971–988

54. Iacovino JM, Gredysa DM, Altman M et al (2012) Psychological treatments for binge eating disorder. Curr Psychiatry Rep 14(4):432–446

55. Adriaens A, Pieters G, Campfort V et al (2008) A cognitive-behavioural program (one day a week) for patients with obesity and binge eating disorder: short-term follow-up data. Psychol Top 17(2):361–371

56. Cresci B, Tesi F, La Ferlita T et al (2007) Group versus individual cognitive-behavioral treatment for obesity: results after 36 months. Eat Weight Disord 12:147–153

57. Minniti A, Bissoli L, Di Francesco V et al (2007) Individual versus group therapy for obesity: comparison of dropout rate and treatment outcome. Eat Weight Disord 12(4):161–167

58. Wilfley D, Kolko RP, Kass AE (2011) Cognitive behavioral therapy for weight management and eating disorders in children and adolescents. Child Adolesc Psychiatr Clin N Am 20:271–285

59. Greenberg I, Sogg S, Perna FM (2009) Behavioral and psychological care in weight loss surgery: best practice update. Obesity 17:880–884

60. Kalarchian MA, Marcus MD, Levine MD et al (2007) Psychiatric disorders among bariatric surgery candidates: relationship to obesity and functional health status. Am J Psychiatry 164:328–334

61. Pataky Z, Carrard I, Golay A et al (2011) Psychological factors and weight loss in bariatric surgery. Curr Opin Gastroenterol 27:167–173

62. Odom J, Zalesin KC, Washington TL et al (2010) Behavioral predictors of weight regain after bariatric surgery. Obes Surg 20:349–356

63. Fabricatore A (2007) Behavior therapy and cognitive-behavioral therapy of obesity: is there a difference? J Am Diet Ass 107:92–99

64. Almeida L, Savoy S, Boxer P (2011) The role of weight stigmatization in cumulative risk for binge eating. J Clin Psychol 67(3):278–292

65. Striegel-Moore RH, Fairburn CG, Wilfley DE et al (2005) Toward an understanding of risk factors for binge-eating disorder in black and white women: a community based case-control study. Psychol Med 35:6

66. Tanofsky-Kraff M, Wilfley DE, Young JF et al (2007) Preventing excessive weight gain in adolescents: interpersonal psychotherapy for binge eating. Obesity 15(6):1345–1355

67. Rieger E, Van Buren DJ, Bishop M et al (2010) An eating disorder-specific model of interpersonal psychotherapy (IPT-ED): causal pathways and treatment implications. Clin Psychol Rev 30:400–410

68. Wilson GT, Wilfley DE, Agras WS et al (2010) Psychological treatments of binge eating disorder. Arch Gen Psychiatry 67:94–101

69. Safer DL, Robinson AH, Jo (2010) Outcome from a randomized controlled trial of group therapy for binge-eating disorder; comparing dialectical behavior therapy adapted for binge eating to an active comparison group therapy. Behav Ther 41:106–120

70. Telch CF, Agras WS, Linehan MM (2001) Dialectical behavior therapy for binge eating disorder. J Consult Clin Psychol 69:1061–1065

71. Becker S, Rapps N, Zipfel S (2007) Psychotherapy in obesity-a systematic review. Psychother Psychosom Med Psychol 57(11):420–427

72. Sojcher R, Gould Fogerite S, Perlman A (2012) Evidence and potential mechanisms for mindfulness practices and energy psychology for obesity and binge-eating disorder. Explore (NY) 8(5):271–276

73. Lacaille J, Ly J, Zacchia N (2014) The effects of three mindfulness skills on chocolate cravings. Appetite 76:101–112

74. Wilson GT, Zandberg LJ (2012) Cognitive-behavioral guided self-help for eating disorders: effectiveness and scalability. Clin Psychol Rev 32:343–357
75. De Zwaan M, Herpertz F, Zipfel S et al (2012) INTERBED: internet-based guided self-help for overweight and obese patients with full or subsyndromal binge eating disorder. A multi-center randomized controlled trial. Trials 13:220

21 饮食干预和营养咨询

Alessandro Pinto · Lucia Toselli · Edda Cava

21.1 引言

　　美国国立卫生研究院（National Institutes of Health，NIH）和美国心脏协会（American Heart Association，AHA）等组织推荐，最佳的饮食方案是低脂饮食，其中脂肪供能占 20% ~ 30%，55% ~ 70% 由碳水化合物即糖类供能，15% ~ 20% 由蛋白质供能。这与建议普通人群传统饮食参考值（Dietary Reference Values，DRV）中提到的建议脂肪供能占 20% ~ 35% 相符合。虽然存在上述推荐数据，传统饮食治疗的效果不佳，超重和肥胖发病率居高不下，多种改良的饮食控制模式也相继出现，其中宏量营养素的能量占比常与推荐的摄入量（reference intake，RI）或科研数据支持有所不同 [1-5]。

　　许多系统综述和 meta 分析比较了已发表的不同饮食控制模型，然而这些研究本身具有异质性，包括样本量、观察时间、人群选择和宏量营养素占比的不同，因此对长期维持减重效果和肥胖并发症改善方面尚缺乏结论性的证据。与此相反的是，越来越多的研究表明超重和肥胖的治疗应由多学科共同参与，从能量摄入控制、运动和行为调整进行多方位干预 [6]。

　　科学文献中对高蛋白饮食模式的定义为蛋白质供能占每日能量摄入（total daily energy intake，TDEI）的 25% 以上，即 ≥ 25 E%；低脂肪饮食指脂肪供能 ≤ 30 E%；高脂肪为脂肪供能 > 30 E%；低碳水化合物饮食指糖类供能 ≤ 45 E%；对这些饮食模式的不同组合也进行了具体描述。Freedman M.R. 等提出，不同饮食模型应对以下方面结果和预后进行仔细全面比较分析，包括体重减轻的程度和成分（体脂肪或瘦体重的减少量），长期体重维持情况，饮食模式中的营养质量（维生素和矿物质的适宜配比），代谢指标（例如血糖、胰岛素敏感性、血脂水平、尿酸和酮体），对饥饿感、饱腹感和对后续进食的影响程度，精神心理的健康，慢性疾病的风险以及远期能量摄入和消耗相关的激素（例如胰岛素和瘦素）调节的变化。下面我们将详细讨论适宜饮食模式标准的建立和相关的话题。

21.2 高蛋白质饮食和标准蛋白质饮食在减重中的作用：关于合理的蛋白质摄入

高蛋白饮食（high-protein diet，HPD）（蛋白质供能 ≥ 25 E%）是最常用的饮食模式之一，但目前并没有共识讨论其远期有效性和潜在损害。和同等能量的标准蛋白饮食（standard-protein diet，SPD）及低脂饮食（low-fat diet，LFD）相比，高蛋白饮食具有一定的降低体重、体脂肪和甘油三酯的优势，可以减少瘦体重的流失和基础代谢率（basal metabolic rate，BMR）的下降，但在总胆固醇、低密度脂蛋白胆固醇（LDL-C）、高密度脂蛋白胆固醇（HDL-C）、血压、空腹胰岛素和血糖水平方面无显著差异[8-9]。因此我们很难得到证据证明高蛋白饮食的效果是由增加了饮食结构中的蛋白质或碳水化合物 / 脂肪的相应变化导致的[10]。许多假说提出了高蛋白饮食效果的可能原因：更强的饱腹感，更高的食物介导的热效应（dietary-induced thermogenesis，DIT）。在低碳水化合物 - 高蛋白饮食中的生酮效应可能对肌肉蛋白质代谢具有合成作用，进而促进了瘦体重的保留，以及中枢神经系统对瘦素敏感性更高[11-12]。然而 USDA/ARS 的综述认为，当能量摄入减少时，体重减少与饮食中宏量营养素的占比变化没有直接相关性。过高的蛋白质摄入可能存在潜在不良反应，急性不良反应在蛋白质摄入 ≥ 45 E% 的情况下曾有报道，但在 ≤ 35 E% 时未见报道，欧洲食品安全协会（European Food Safety Authority，EFSA）认为成人摄入推荐量的两倍是安全的[10]。

除了体重减轻的程度以外，高蛋白饮食的另一特点是保持瘦体重，但这个假说尚未得到统一结论。生理学上，体重减少的总量由 75% 体脂肪和 25% 瘦体重组成[14]。在一项超过 3 个月的研究中，忽略碳水化合物的摄入量，每日摄入蛋白质 0.8 ~ 1.2g/kg，已显示出明显的作用，维持饱腹感、基础代谢率和瘦体重[15-16]。多项观察性研究亟待展开，以确定高蛋白饮食和标准蛋白饮食的分界点。首先，安全的蛋白质摄入水平是 0.83g/（kg·d）[17,10]；而蛋白质摄入在推荐的安全摄入量以下时即被认为是不合适的，即使是蛋白占比在推荐每日总能量摄入的 10% ~ 15%，也是不合适的。其次，限制能量摄入会导致显著的负氮平衡[18]。在低能量饮食中，蛋白质 / 能量比在调节蛋白摄入平衡中占首要地位，能够保证蛋白质代谢平衡，避免蛋白质代谢向糖异生或 ATP 合成方向转化。有研究探讨了成人中的氮平衡，每当额外摄入 1 kcal/（kg·d）的能量时，氮元素摄入应该相应增加 1 mg/（kg·d）[19]。再次，肥胖与慢性轻度炎症反应有关，而慢性炎症会导致胰岛素抵抗。胰岛素抵抗、炎症和氧化应激参与肥胖相关的蛋白质代谢和异常转化，它们不但与体脂肪升高相关，还与低肌肉含量和低肌肉强度有关（肌少症）[20]。

Westerterp-Plantenga MS 等总结了在减重和体重维持方面高蛋白饮食的作用[21]，认为蛋白质摄入在 1.2 g/kg 体重时对身体成分、改善血压和减少体重反弹风险存在获益，且在健康人群中不会发生肾损害。相反的研究认为高蛋白饮食对胰岛素抵抗和糖耐量没有获益[10]。

总的来说，这些观察性研究认为在限制能量期间，每日蛋白质摄入量平均为 1.2 g/kg 标准体重，并强调人群充足适宜的蛋白质摄入应该是应用绝对值（g/kg 标准体重）而非每日能量摄入的百分比[21-24]，这一点在做比较高蛋白饮食和其他标准平衡饮食的 meta 分析以及系统文献综述的时候尤为突出，尤其是对于保持瘦体重相关的研究中。

21.3 减重中低碳水化合物饮食和标准碳水化合物饮食比较：升糖指数和血糖负荷在体重控制中的应用

通常来说，低碳水化合物饮食（low-carbohydrate diets，LChoD）的定义是碳水化合物供能 < 100 g/d 或 < 30 E%。尽管低碳水化合物饮食往往含有更高占比的其他宏量营养素，这些饮食模式常为"高蛋白"或"高脂"。低碳水化合物饮食不包含或极少包含某些食物的摄入，例如麦片谷类食物和水果，因而导致较低的纤维摄入和较高的动物类食物摄入，从而维持了适宜的蛋白质量和能量摄入。然而低碳水化合物饮食没有固定的碳水化合物摄入占比与宏量营养素比值规定，根据限制能量的程度和摄食种类的不同而出现了不必要的高蛋白或高脂肪摄入[25]。多项研究指出低碳水化合物饮食与传统的低热量饮食相比，在 3 个月和 6 个月时会导致更快的短期内体重下降，更明显改善甘油三酯、HDL-C，但对总胆固醇和 LDL-C 没有明显改善，且观察 12 个月时上述指标均无显著差异[26-29]。与之相反的是，近期一项 meta 分析提出低碳水化合物 - 高蛋白饮食具有小而持续的体重、体脂肪和空腹甘油三酯方面获益，可持续至 12 个月；此外，空腹胰岛素水平的改善可能与体脂肪下降有关，而非与宏量营养素摄入不同相关；空腹血脂谱、血糖和瘦体重方面无显著差异[30]。然而短期内瘦体重的保持会在随访过程中随着体重反弹而减少，当受试者蛋白质摄入正常时瘦体重会再次恢复[15]。另一项关于低碳水化合物饮食的系统综述文章显示，体重下降与控制饮食、减少能量摄入的时间长短相关，与碳水化合物摄

入减少无关 [31]。关于低碳水化合物饮食潜在不良反应方面，我们仍需要长期观察性研究来评价低碳水化合物饮食后的营养状态指标和身体成分变化，并观察空腹和餐后心血管风险指标和不良反应。没有这些信息的补充，低碳水化合物饮食不能被推广 [26,32]。与之相反的是，许多研究证明了地中海饮食的获益，这种饮食模式以均衡摄入宏量营养素为特点，而其碳水化合物摄入在推荐量的下限，脂肪摄入在推荐量上限，单不饱和脂肪酸（monounsaturated fatty acid，MUFA）作为脂肪的主要来源；地中海饮食这种饮食模式在减少脂肪含量、改善其他代谢综合征指标方面均有获益 [33-34]。另外，其有效可能与低碳水化合物饮食无关，是与摄入什么类型的碳水化合物食物相关，如低升糖指数或低的血糖负荷饮食（low glycemic index or load diets，LGID），这个观点近期被提出并成为体重管理中的有效工具。研究表明，LGID 能显著促进体重和体脂肪下降，对血脂谱（总胆固醇和 LDL-C）的改善比其他饮食模式更明显 [35]。体重下降的机制可能与其增加饱腹感、延迟饥饿感有关，并能减少血糖和胰岛素水平的波动，促进脂肪氧化速率，在抑制能量摄入的同时延缓基础代谢率的下降，反而最终增加了体积更大的全谷物摄入量 [36]。

　　Schwingshackl L. 和 Hoffmann G. 在一项系统综述和 meta 分析中的结论为长期应用 LGID 的获益提供了新证据 [37]，LGID 能够改善空腹胰岛素和促炎性细胞因子水平，如 C 反应蛋白等，进而对肥胖相关疾病进行一级预防；血脂谱、人体测量学指标、糖化血红蛋白（HbA1c）和空腹血糖在观察中无显著改善，而瘦体重的下降更加明显。该结果的可能解释是保持瘦体重的一项必要饮食元素是碳水化合物 / 蛋白质比值。提高饮食中蛋白质 / 碳水化合物比值（尤其是达到 1：2 时）在减重饮食中更加可行且饱腹感强，与体脂百分比、腰围和腰臀比的改善相关，在瘦体重保持方面的获益与其他饮食模式相比更有优势，且能降低长期慢性病风险、改善血脂谱和血糖稳态 [38-39]。因此，我们可以得出结论，LGID 和传统低脂饮食相比在减重和体重维持方面没有优势，但在某些风险因素如胰岛素抵抗方面存在获益 [26]。

21.4　低脂饮食或正常脂肪饮食：一种更推荐的减重饮食模式？

　　NIH 临床指南提出了强有力的临床证据 [14]，认为应用个体化低热量饮食（low calorie diet，LCD）3 ～ 12 个月能够使平均体重下降 8%，期间能量负平衡 500 ～ 1000 kcal/d，目标每周减重 0.5 ～ 1 kg。NIH 专家组强调在 LCD 减重方式中减少脂肪摄入占比，以及摄入较低脂肪量饮食（lower-fat diets，LFD）、低的饱和脂肪酸（saturated fatty acid，SFA），可以降低血清胆固醇水平和心血管疾病风险（cardiovascular risk，CVR）。NIH 综述中入选的随机对照临床研究（randomized clinical trials，RCT）探究了脂肪供能占比 20% ~ 30% 和总热量控制在 1200 ~ 2300 cal 的较低脂肪饮食的作用。这些研究总体显示：当限制热量不作为干预的最主要目标时低脂肪饮食可以减少能量摄入；当限定低热量饮食同时也摄入脂肪较少时体重下降更明显。然而，目前没有证据支持较低脂肪饮食的体重减轻作用独立于能量摄入限制。

除了 NIH 共识的证据以外 [14]，关于低脂肪饮食还有一些其他讨论。Schwingshackl L. 等在系统综述和回归 meta 分析中比较了低脂肪饮食（脂肪摄入 ≤ 30 E%）与高脂饮食（脂肪摄入 > 30 E%）在超重和肥胖患者的血脂谱方面的长期效果（≥ 12 个月）[40]。该研究结果显示总胆固醇和 HDL-C 预后的结论差异太大，其异质性的原因可能是由于脂肪摄入总量范围较大（> 30% ~ 60%）且 SFA、MUFA 和多不饱和脂肪酸（polyunsaturated fatty acids，PUFA）占比分布不同：总胆固醇水平升高与较高的 SFA 和低 PUFA 摄入相关，而 HDL-C 水平升高与脂肪摄入总量高、尤其是 MUFA 有关，例如地中海饮食。一项 meta 分析提出在短期研究中低脂肪饮食和由不饱和脂肪酸全面代替 SFA 的饮食模式相比，可能导致甘油三酯水平升高和 HDL-C 降低。低脂肪饮食和高脂肪饮食相比体重改变无显著差异，但如果研究中仅纳入低热量饮食，这项研究结果将不能成立。研究者强调体重减轻可能作为血脂谱改变的潜在混杂因素，而高脂肪饮食与低脂肪饮食组相比获得了更显著的体重减轻；这就可能解释了这些以减重为目的的观察性研究中低脂肪饮食对总胆固醇和 LDL-C 水平没有改善的现象（当所有研究均被纳入 meta 研究时，结论与其他观察性研究相反）。Dattilo AM 等提出了支持性结论 [41]，认为当体重降低 1 kg 时相应总胆固醇下降 1.93mg/dl、LDL-C 水平下降 0.77 mg/dl。需要强调的是，MUFA 较高的饮食模式，如地中海饮食与低脂肪饮食相比能够更明显地改善心血管风险因素、血管炎症因子和血糖的控制 [40,42]，而 OGTT 中血糖或胰岛素水平、Matsudas 指数、体重和身体成分在二者中无显著差异 [43]。

21.4.1　极低热量饮食和生酮饮食

根据 NIH 临床指南 [14]，饮食模式根据能量摄入分为。

- 低热量饮食：热量控制在 800 ~ 1500 kcal/d（12 ~ 15 kcal/kg 体重）
- 极低热量饮食（very-low-calorie diet，VLCD）：每日热量摄入 ≤ 800 kcal（6 ~ 10 kcal/kg 体重）

VLCD 适用于 BMI ≥ 30 kg/m²、心血管疾病高风险且可经体重控制而获益的人群。这种饮食模式仅适用于一个较短的时间段，约 12 周，在这个体重下降很快的时间段（如 1.5 ~ 2.5 kg/ 周）患者应每 2 周由医师随访监测。它的不良反应往往比较轻微且容易控制：胆结石，不耐受寒冷，脱发，头痛，乏力，头晕，电解质紊乱和脱水，肌肉痉挛，恶心，便秘或腹泻。熊去氧胆酸可降低胆结石风险，且需要保证中等量脂肪摄入，将体重下降速度控制在 1.5 kg/ 周以内。最严重的不良反应包括死亡，往往发生于长期摄入含有非优质蛋白的产品（如水解胶原蛋白）和缺乏维生素和矿物质时。目前包含优质蛋白（如牛奶、鸡蛋或大豆）或配方的 VLCD 被认为是安全和有效的，这类配方经设计包含所有人体需要的营养素，可在密切医疗监护下应用 ≤ 8 周 [43,45]。NIH 临床指南报道，研究比较了 VLCD 和 LCD 在短期（VLCD 12 ～ 16 周结束）和长期（24 周～ 5 年）的减重效果，发现 VLCD 起始体重下降较 LCD 更明显；然而在长期随访中（＞ 1 年），二者减重效果无显著差异，可能的原因是快速体重下降无法让进食行为得到逐渐改正，远期体重常会反弹 [14]。因此，当缺乏长期维持性的治疗（饮食和行为支持、加强运动），观察 6 ～ 12 个月时会出现体重较快的反弹 [26,47]。观察中发现血压、腰围和血脂谱也得到了显著改善，但该结果更可能与体重下降的程度而非饮食模式相关。近期研究证实了 VLCD 营养素缺乏的高风险，强调了 VLCD 治疗时补充维生素和矿物质的必要性，并指出快速的体重下降、复胖的反复循环可能增加暴食症的风险。VLCD 的长期证据仍不明确，但短期间断应用 VLCD 未发现与任何代谢指标的恶化有关，包括基础代谢率、空腹胰岛素、胰岛素抵抗、瘦素、炎症因子、血脂谱和血压等代谢指标的恶化有关 [44,46]。前一段时间 Fricker J. 等探究了 VLCD 应用期间的氮平衡和瘦体重变化，发现在应用 VLCD 的第一周内基础代谢率 / 瘦体重比值迅速下降约 15%，并在后续治疗中持续下降但下降速率减慢。研究还发现肥胖女性对 VLCD 的代谢适应现象，导致瘦体重能量代谢效应的升高，与健康瘦体型男性中应用 LCD24 周后或在慢性营养不良患者中基础代谢率 / 瘦体重比值下降的现象相一致。

　　生酮饮食作为减重方案在很早即被提出，以 Atkins 饮食方案为代表在 20 世纪 70 年代流行 [48-49]。生酮饮食进一步被应用于药物治疗效果不佳的癫痫疾病，但近几年来越来越多的研究提示生酮饮食在多种疾病中均可能起到治疗作用。应当指出的是，不是所有的 VLCD 都会生酮；为了产生酮体，限制碳水化合物摄入的程度尚不明确 [25]，而 "生酮饮食" 这个名词常指的是每日摄入碳水化合物 ≤ 50 g，同时适当提高蛋白质和脂肪摄入占比 [50]。在每日摄入碳水化合物 ＞ 50 g 的人群中也常发现血或尿酮体升高，且并非所有碳水化合物摄入量 ≤ 50 g 的人就出现尿酮体。饮食中宏量营养素的组成比例是酮体产生的关键因素，举例来说低碳水化合物高蛋白饮食不常产生酮体，其原因是 100 g 饮食中的蛋白质可产生超过 57 g 的葡萄糖，在小儿癫痫症中应用的生酮饮食需要在限制碳水化合物的同时限制蛋白质摄入（脂肪 / 碳水化合物比值为 3：1，脂肪 / 蛋白质比值为 4：1）。根据 Stock AL 和 Yudkin

J 的研究 [51]，当脂肪摄入超过碳水化合物的两倍和蛋白质摄入的 1/2 时酮体才会生成。综上，研究指出限制碳水化合物较限制能量摄入对产生酮体更加重要。在空腹过夜或长时间运动时，酮体常少量存在于正常健康人群的血液中，血清酮体水平在 0.2 ～ 0.5 mmol/L 范围内 [52]。能量摄入减少期间，血液循环中的酮体水平可升高达 50 倍，经过 5 ～ 8 天饥饿后血 β 羟丁酸水平可达 4 ～ 5 mmol/L。酮体作为一种能完全解离于生理性 pH 环境中的强有机酸，循环中酮体过多可使血清和组织中的缓冲物质失代偿而导致代谢性酸中毒，进而存在危及生命的可能。此外，升高的酮体可能影响大脑微血管内皮通透性，如继发的脑水肿与糖尿病酮症酸中毒相关。然而，病理状态下酮体在超过生理水平（10 ～ 20 mmol/L 及以上）的时候上述现象才会发生 [53]。在短期安全性方面，应用低热量生酮饮食（low-calorie ketogenic diet，LCKD）的成人中偶见严重不良反应的报道，包括急性胰腺炎、惊恐发作、严重代谢性酸中毒、脱水、严重电解质紊乱和因低钾血症导致的心源性猝死。几乎没有报道在成人应用 LCKD 超过 12 个月的研究：多种因素影响着营养素失衡的风险，包括饮食的总体组成、营养来源、碳水化合物限制的程度和饮食干预的时间。由于限制碳水化合物摄入会使蛋白质摄入增多，难以区分 LCKD 对肾和骨的影响与升高蛋白质摄入对其的影响。因此，LCKD 对肾和骨代谢的长期影响不明确 [25,54]；尽管如此，研究者通过监测体成分发现应用 LCKD 后体脂肪下降、瘦体重保存 [25]。LCKD 减重机制存在相矛盾的一些假说，但不论如何，起始体重下降可能与糖原消耗、尿酮体增加后的促进利尿作用有关（肾的水钠流失）。Paoli A 等研究者总结了极低热量生酮饮食作用机制，根据其重要性和证据水平列出如下 [50]。

1．食欲的降低源于高蛋白质的摄入，高蛋白质摄入增加饱腹感、减少食欲，并作用于控制食欲的激素，酮体还可能具有直接的食欲抑制作用，但一些已发表的文献有相反意见。

2．减少脂肪生成，促进脂肪分解

3．降低静息呼吸商（resting respiratory quotient，RRQ），进而促进脂肪消耗、增加代谢效能

4．糖异生效应和蛋白质产热促进代谢消耗

还有一些假说认为其机制是线粒体解偶联蛋白上调，促进 ATP 消耗产热 [25]。

然而美国农业部提出，限制热量摄入的饮食就可导致体重减轻，独立于宏营养素组分改变的影响，宏量营养素组分变化不重要或者甚至无关 [50]。而有研究评估了 LCKD 的长期预后，发现 3 ～ 6 个月时出现显著体重减轻，而在 12 个月时体重下降无显著差异。一些研究比较了 LCKD 和低脂肪饮食，LCKD 组甘油三酯下降更明显伴 HDL 升高（或减少降低程度），而这一结果也可以由两组体重下降程度不同来

解释。与之相反的是，低脂肪饮食与 LCKD 相比对 LDL 水平有改善作用。除了对 LDL 水平没有优势以外，一些研究证明了 LCKD 对某些脂蛋白亚型具有改善作用，能够降低 VLDL、升高大分子 LDL、降低小分子 LDL[25]。总的来说，传统 LCKD 模式，高脂肪、低碳水化合物和低蛋白饮食组成的饮食难以操作、口味较差，可能导致血清胆固醇和甘油三酯升高，进而升高动脉粥样硬化风险[55]。

21.5 肥胖人群均衡饮食的处方原则

任何低热量饮食均可导致能量负平衡，并在短期内（3 ~ 12 个月）造成体重减轻，这一结论显而易见；然而饮食中宏量营养素的最佳配比一直是众多正在进行的相关研究争论的焦点。

下面介绍一种建立平衡膳食计划的常用法则，步骤如下。

- 确定适宜的减重目标，以设定每日能量摄入
- 确定每日蛋白质摄入量
- 将碳水化合物和脂肪提供的非蛋白质热量（nonprotein kcal，NP-kcal）分开计算
- 确保足量的微量营养素（维生素和矿物质）和膳食纤维摄入
- 设定每餐饮食计划

首先应根据不同性别、年龄、体重和体型人群的瘦体重确定基础代谢率（BMR），其个体间平均变异率为 15%。24 小时能量消耗（24 h energy expenditure，24-EE）与个体的活动能力相关（受到肌容积、人体工程学效能和强度等因素的影响），因此变异率可达 30%[56]。需要强调的是，肥胖人群较瘦体型人群基础代谢率更高，因为肥胖人群瘦体重和体脂肪含量均增大[57]。

在临床实践中，基础代谢率（BMR）可根据性别、年龄、体重和身高由预测回归方程计算（例如 Harris-Benedict 公式或 Schofield 等在 FAO/WHO/ONU 的报道，1985），其个体的平均标准差为 10%，不同人群的标准差为 2%[56]。近期更新的回归方程对超重人群中的误差做了轻度下调[58]，例如 Mifflin St. Jeor 公式或 Livingston 公式常用于计算不同 BMI 的成人 BMR，但在肥胖人群中较非肥胖人群其准确程度下降[59-60]。

一个更高准确性的计算基础代谢率方法见于 J. Cunningham 的预测公式，需要将瘦体重计算在内[61]。显然，身体成分的准确评估对于避免计算误差来说很重要。由于在门诊患者中，常用的花费不高且无创的身体成分检测方法（人体测量及生物电阻抗分析，biolectrical impedance analysis，BIA）仅部分被双能 X 线法（dual energy x-ray absorptiometry，DEXA）取代，故而仍有其局限性。评估身体成分需要识别"理想体重"，对于确定个体的适宜能量和蛋白质摄入极为重要。

- 虽然在一些"保守的临床模式"中常应用患者的实际体重，但在"标准临床治疗"的减重中，基础代谢率一定要应用"理想体重"来计算。
- "理想体重"基于体脂肪和瘦体重的目标比值，由于肥胖人群二者均会生理性升高，预估超出的体重部分由 75% 体脂肪和 25% 瘦体重组成。
- 瘦体重是影响基础代谢率的重要因素，因此将瘦体重纳入的预测公式具有更高的准确性；为了保持瘦体重，能量摄入不应小于基础代谢率 -10E%。
- 根据既往研究，蛋白质的推荐摄入量约为 1 g/kg 或更好的情况下达到 1.2 g/kg "理想体重"；在计算"理想体重"时，将超出的体重部分的 25% 作为瘦体重计算在内十分重要，这样能够在减重过程中保持这部分瘦体重；同样的，减重过程中瘦体重下降不应超过体重下降总量的 25%[14]。

当无法评估身体成分时，根据多数文献中的公式，"理想体重"约等于 25% 超出的体重（根据瘦体重计算）加上标准体重。

下一步应评估体力活动水平（physical activity level，PAL）。受试者应记录 24 小时内的任何体力活动（睡眠，进食，走路，工作，所有其他运动包括洗澡、体育锻炼、爱好等）。另一种不够准确的方法是根据回忆记录既往的体育锻炼[56,62]。不同的活动都有其特异的能量值，根据所有活动能量值和进行活动的时间分别加权平均，结合各种因素计算出 PAL[63-64]。最后，基础代谢率乘以估算的 PAL 值即可得出 24 h-EE（单位为 kcal/d）（表 21.1）。该流程也可被简化，根据生活方式将平均 PAL 值分为"轻体力""中体力"和"重体力"，也能够获得满意的准确度（图 21.1）[56,62]。

为了达到每周减少 1kg 体脂肪的目的，每日能量负平衡应达到 1000kcal，指南推荐每日能量摄入适当下调。在估测 24 h-EE 或日常能量摄入基础上削减 500 ～ 1000 kcal/d，无论患者体重是否稳定不变，摄入能量应减少其基础代谢率的 10% 以上；目标是逐渐而持续的体重下降：体重下降 3 ～ 5 kg 即视为较好地达到目的，在此情况下瘦体重可保持较好、预防脱水且不增加进食功能障碍的风险。认知行为疗法与运动锻炼项目结合可获得更好和持续的体重减轻[14,65]。

为了确定适宜的每日能量摄入，患者的进食习惯 [进食的种类、数量和质量，进餐计划和可疑的摄食行为异常排查（心理动力学检测）] 也需要考虑在内。进食评估可以是回顾性的，可回忆 24/48 小时内的进食频率、饮食经历，也可以前瞻性的记录即将进食的食物种类和数量。

通常来说，所有信息都应记录在进食频率问卷、进食经历和进食日记中。此后

表21.1 饮食计划制定原则

指标	决定因素		
理想体重	身体成分：瘦体重 / 体脂肪		
基础代谢率（BMR）	性别		
	年龄	传统治疗方案	标准治疗方案
	身高	应用实际体重计	应用理想体重计
		算基础代谢率	算基础代谢率
	体重		
	瘦体重		
体力活动水平（PAL）	24 小时内不同活动的频率、强度和时间，包括睡眠时间	体力活动的能量消耗与实际体重有关	
每日能量消耗（24h-EE）	BMR × PAL		

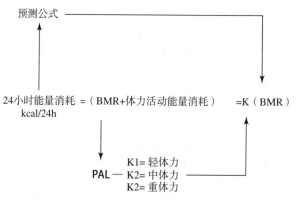

图 21.1 计算 24 小时每日能量消耗流程图

将计算的 24 h-EE 与实际的根据体重变化计算的每日能量消耗互相比较。能量平衡是指摄入食物能量和能量消耗之间的差（24 h-EE=BMR+ 食物介导的热效应 + 体力活动）。在逐渐增加体重的肥胖人群中能量为正平衡；而当体重稳定时，每日摄入能量等于 24 h-EE，即每日能量摄入没有出现升高时即个体能量平衡。

为了获得健康的体重下降，需要确定适宜的能量摄入，应根据上述设定蛋白质摄入量（1 ~ 1.2 g/kg"理想体重"），同时蛋白质供能必须和非蛋白质供能相区分，非蛋白质供能还需分为碳水化合物供能和脂肪供能（碳水化合物提供 4 kcal/g 卡路里而脂肪提供 9 kcal/g）。摄入蛋白质的 50% 应由动物蛋白提供，50% 由植物蛋白提供，以避免动物脂肪的过多摄入，并保证摄入适宜的植物保护因子（植物化学成分）。一般来说蛋白质中氮元素（N）的含量平均为 16%，很容易得出 6.25 g 蛋白质等于 1 g 氮元素。需要强调的是，为了获得足够的蛋白质合成，每摄入 1 g 氮元素或 6.25 g 蛋白质则需要摄入 100 ~ 150 kcal 非蛋白质能量（NP-kcal）。饮食计划中为了满足实际能量消耗，蛋白质总量不能高于每日能量摄入的 13% ~ 15%，但在设计低热量饮食方案时，蛋白质需要量必须用 g/kg "理想体重" 来计算以满足蛋白质需要[66]。

当蛋白质足量后，非蛋白质能量（NP-kcal）应被分为碳水化合物（占 65% ~ 70E%）和脂肪（占 30% ~ 35E%）供能。NP-kcal 的组成需在完整的并发症评估后做出决定：饮食模式对代谢的影响应及时被评估，以避免出现不良反应的可能，探究其代谢效应。碳水化合物总量应由 80% 复合糖类和 20% 单纯糖类组成。脂肪应由 1/3 饱和脂肪酸、1/2 单不饱和脂肪酸和 1/6 多不饱和脂肪酸组成，并保证摄入推荐量的必需脂肪酸（essential fatty acids，EFA）和脂溶性维生素（维生素 E、β- 胡萝卜素和维生素 D）；因此以 30% 动物脂肪和 70% 的植物来源脂肪的摄入配比以满足上述营养比例。动物类食物提供的脂肪由 2/3 饱和脂肪酸、1/3 单不饱和脂肪酸和少量的多不饱和脂肪酸组成，而植物来源的脂肪由 1/3 饱和脂肪酸、2/3 单不饱和脂肪酸及多不饱和脂肪酸组成[67]（图 21.2）。碳水化合物摄入应提供每日能量摄入（TDEI）的 45% ~ 60%，其中单糖最多占 15%，而脂肪需提供每日能量摄入的 20% ~ 35%[67]。而以上推荐的范围仅在低碳水化合物饮食模式时考虑给予每日推荐的最大量。在其他情况下，脂肪摄入总量应 ≤ 30%TDEI，饱和脂肪酸占 7% ~ 10% TDEI，而反式脂肪酸 ≤ 1%TDEI[26-67]。另一方面，脂肪含量过低的饮食口味不佳、淡而无味。由于橄榄油富含单不饱和脂肪酸，能够维持适宜的 HDL-C 水平，食物中不应完全去除橄榄油的摄入。每周 2 次 150 g 鱼类的摄入能提供足够的 ω-3 脂肪酸，如果选择凤尾鱼、沙丁鱼、马鲛鱼等效果更佳。最后，根据指南制定平衡饮食方案需包括每日至少 5 次的水果、蔬菜摄入，强调全谷类食物的应用，同时每日摄入 35 g 以上的纤维素。剔除了一种或多种食物、摄入低于推荐量的宏量营养素的减重饮食方案可能导致营养缺乏，增加健康危害的风险。微量营养素的摄入水平应每周评估一次，脂溶性维生素和 β- 胡萝卜素可延长评估时间；在中等程度的低热量饮食中，根据指南制定的健康食谱应满足不同种类食物的每周推荐摄入量[67]。必需脂肪酸、矿物质、维生素和纤维素的提供应根据 DRV 确定（表 21.2）。

21.6 营养咨询和总结

世界卫生组织将肥胖定义为一种可以通过生活方式干预能很大程度上预防的严重慢性疾病[75]。也就是说，减重能够降低肥胖相关并发症的风险和死亡率。获得健康的生活方式应是整个治疗干预过程中的主要目标。饮食治疗能调节患者的食谱，

表21.2 肥胖人群平衡饮食制定标准

标准			评估指标
1	能量摄入	能量摄入：从日常能量摄入中减少 500 ～ 1000 kcal，不要使其＜ BMR-10%	估测基础代谢率（BMR）
			估测 24 小时能量消耗（24h-EE）
		目标：体重下降 3 ～ 5 kg/ 月	评估营养习惯（日常能量摄入）
			近 1 月来的体重改变（稳定或动态改变）
2	蛋白质摄入	1 g 蛋白质 /kg 理想体重	理想体重
		100 ～ 150 kcal 非蛋白质 / 氮元素摄入	代谢异常和（或）并发疾病，如肾衰竭、肾病综合征、微量白蛋白尿等
3	非蛋白质能量配比（碳水化合物和脂肪）	脂肪总量：总能量的 20% ～ 35%	饮食推荐量
		饱和脂肪酸：≤总能量的 7% ～ 10%；反式脂肪酸≤总能量的 1%	营养状态评估
		单不饱和脂肪酸≤总能量的 15%	代谢异常情况（脂代谢紊乱、糖尿病等）
		多不饱和脂肪酸≤总能量的 10%；基础脂肪酸：ω-6=2%，ω-3=0.5%	
		胆固醇：≤ 300 mg/d	
		碳水化合物：≥总能量的 45%；≥ 100 g/d	
		单糖：≤总热量的 15%	
		钙：1000 ～ 1500 mg/d	
		氯化钠：≤ 6 g 或钠元素 2.4 g/d	
4	确定纤维素和微量营养素摄取（矿物质和维生素）	评估营养补充剂的需要	食物推荐摄入量
		纤维素：35 g	营养状态评估
			饮食能量摄入
5	制定进餐计划	根据指南中推荐要求选择进食频率	日常计划制定
			食物制作方法
		食物选择多样性	饮食习惯
		日常饮食	限制性（家庭、社会、工作、食物偏好等）

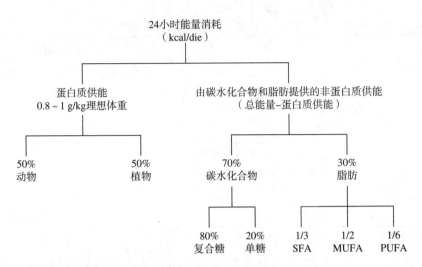

图 21.2　平衡饮食中宏量营养素计算流程表

以减少能量摄入，使体重缓慢而持续的下降，降低心血管疾病和其他并发症风险。在一项自由进食、男性和女性人群基础上的研究发现，不考虑其他可能的混杂因素时，长期地中海饮食与肥胖的发生率呈负相关[68]；多项研究发现地中海饮食相类似的饮食习惯是肥胖治疗的一种安全有效的策略[69]。Bach-Faig A 等研究者近期总结改进了地中海饮食的特点[72]：富含植物类食物（谷类、水果、蔬菜、豆类、坚果、种子类和橄榄），以橄榄油作为添加油类的主要来源，中等量甚至大量进食鱼类和海鲜；适量进食鸡蛋、家禽肉和奶制品（奶酪和酸奶）；较少摄入红肉；适量的酒精摄入（主要为随餐的红酒）[70]。

Corbalán MD 等认为[69]，尽管在治疗肥胖和代谢综合征上没有全面覆盖的饮食方式，地中海饮食模式能够满足大部分临床需要，包括较低的精细碳水化合物摄入，高膳食纤维摄入，适量脂肪（多数为不饱和脂肪酸）和适量至大量的植物蛋白。根据西班牙社区营养学会的推荐，地中海饮食的宏量营养素组成分布为：35% 脂肪（< 10%SFA 和 20%MUFA），50% 碳水化合物和 15% ~ 20% 蛋白质[69]。

根据 NIH 临床指南，患者教育中应强调以下内容[14]。

- 不同食物的能量值
- 食物的组成：脂肪、碳水化合物（包括纤维素）和蛋白质
- 阅读营养成分表，确定热量和食物组成
- 养成选择购买低热量食物的习惯

- 做饭时避免应用添加高热量调料的烹饪方法（例如涂抹酱料和油炸）
- 避免过多进食高热量食物（同时含有高脂肪和高碳水化合物的食物）
- 保持适当的饮水量
- 减少每份食物的量
- 控制酒精摄入量

还有一些健康饮食指导、膳食金字塔、显示每日推荐食物组成比例的均衡饮食"膳食盘"，这些都是上面指导原则的补充。

然而，当饮食模式更符合患者的饮食偏好，适应不同国家、地区、社会经济和文化，并将传统、地域性、环保和生物多样性的饮食模式均考虑在内时，才更有可能获得减重的成功，且会促使形成更好、更能长期坚持的依从。

在传统治疗模式中，患者往往处于全面服从医师安排的情境，这种模式被认为是规范的、具有指导性、家长式和独断的。另一方面，肥胖患者与食物的关系是分裂的，既是朋友也是敌人，他们认为食物不是一种改善健康状态的方法，而是证明他们意志力的手段。在这种观念下，当患者违背了饮食方案时，他会感到挫败感而降低自我评价。营养咨询的目的是使患者具有对自身选择食物作出决定的能力。营养咨询的流程强调了自我认知、决定力和自我控制的重要性，形成一种最终需要回归自主性的治疗关系，更强调患者自尊和自我评价[70]。在所有慢性疾病中，治疗目的并不是完全治愈，以肥胖为例，其目的是提供一种方法让患者减重的同时具有处理各种情况的能力，形成积极活跃的生活方式，知晓对他们的生活来说什么才是重要的、该如何选择，进而提高其生活质量。在治疗中不但要增加患者对疾病的认知，尤其需要培养他们的技能，使其知道如何处理急性事件。营养咨询的基本手段和认知行为疗法类似：联合治疗，依从性治疗，促进动机，问题解决，赋能和口头指导。近期临床经验认为认知行为疗法是一种改善生活方式的重要工具，可以促进长期、稳定的体重减轻。行为疗法主要影响行为，强化良性行为的正反馈，而认知疗法主要是情绪和行为的调节，二者相结合用于改善饮食和运动治疗的依从性[71]。

总之，饮食干预应遵从生理和代谢规律。所有代谢异常的情况均应考虑在内，治疗应被临床证据支持。饮食治疗的有效性评价不是仅关注体重减轻的程度，而是通过是否能够降低死亡率和患病率以及保持体重的减轻的能力。饮食治疗一定要遵循多学科干预模式，包括生物学（营养状态）、心理学、影响体重的社会因素和不健康的进食习惯。饮食治疗的中途放弃率在应用 12 个月时达到 40%[72]，而成功保持长期饮食控制的人仅 ≤ 15%[73]，因此需要鼓励患者的参与感，提供切实可行的方案和可完成的目标，避免不切实际的过高目标。尽管均衡饮食配方是严格遵循临床证据的，但在实践中灵活掌握才能达到较好的依从性[74-75]。专业指导人员拥有较好的经验和知识才能够将营养处方转化为"再教育"的饮食干预指导方案。

参考文献

引言

1. Wing RR, Phelan S (2005) Long-term weight loss maintenance. Am J Clin Nutr 82(1 Suppl):222S–225S. Review. PubMed PMID: 16002825
2. Elte JW, Castro Cabezas M, Vrijland WW, Ruseler CH, Groen M, Mannaerts GH (2008) Proposal for a multidisciplinary approach to the patient with morbid obesity: the St. Franciscus Hospital morbid obesity program. Eur J Intern Med 19(2):92–98. doi:10.1016/j.ejim.2007.06.015. Epub 2008 Jan 11. Review. PubMed PMID: 18249303
3. World Health Organisation (2004) Global strategy on diet, physical activity and health. WHO, Geneva, 700
4. Veerman JL, Barendregt JJ, van Beeck EF, Seidell JC, Mackenbach JP (2007) Stemming the obesity epidemic: a tantalizing prospect. Obesity (Silver Spring) 15(9):2365–2370. PubMed PMID: 17890506
5. Waters E, de Silva-Sanigorski A, Hall BJ, Brown T, Campbell KJ, Gao Y, Armstrong R, Prosser L, Summerbell CD (2011) Interventions for preventing obesity in children. Cochrane Database Syst Rev (12):CD001871. doi:10.1002/14651858.CD001871.pub3. Review. PubMed PMID: 22161367
6. Clifton PM (2008) Dietary treatment for obesity. Nat Clin Pract Gastroenterol Hepatol 5(12): 672–681. doi:10.1038/ncpgasthep1283. Epub 2008 Oct 14. Review. PubMed PMID: 18852729
7. Freedman MR, King J, Kennedy E (2001) Popular diets: a scientific review. Obes Res 9(Suppl 1):1S–40S. Review. PubMed PMID: 11374180

高蛋白质饮食和标准蛋白质饮食在减重中的作用：关于合理的蛋白质摄入

8. Wycherley TP, Moran LJ, Clifton PM, Noakes M, Brinkworth GD (2012) Effects of energy-restricted high-protein, low-fat compared with standard-protein, low-fat diets: a meta-analysis of randomized controlled trials. Am J Clin Nutr 96(6):1281–1298. doi:10.3945/ajcn.112.044321. Epub 2012 Oct 24. Review. PubMed PMID: 23097268
9. Santesso N, Akl EA, Bianchi M, Mente A, Mustafa R, Heels-Ansdell D, Schünemann HJ (2012) Effects of higher- versus lower-protein diets on health outcomes: a systematic review and meta-analysis. Eur J Clin Nutr 66(7):780–788. doi:10.1038/ejcn.2012.37. Epub 2012 Apr 18. Review. PubMed PMID: 22510792; PubMed Central PMCID: PMC3392894
10. EFSA Panel on Dietetic Products, Nutrition and Allergies (NDA)(2012) Scientific opinion on dietary reference values for protein. EFSA Journal 10(2):2557 [66 pp.]. doi:10.2903/j.efsa.2012. 2557. Available online: www.efsa.europa.eu/efsajournal
11. Weigle DS, Breen PA, Matthys CC, Callahan HS, Meeuws KE, Burden VR, Purnell JQ (2005) A high-protein diet induces sustained reductions in appetite, ad libitum caloric intake, and body weight despite compensatory changes in diurnal plasma leptin and ghrelin concentrations. Am J Clin Nutr 82(1):41–48. PubMed PMID: 16002798
12. Paddon-Jones D, Westman E, Mattes RD, Wolfe RR, Astrup A, Westerterp-Plantenga M (2008) Protein, weight management, and satiety. Am J Clin Nutr 87(Suppl):S1558–S1561

13. USDA/ARS (United States Department of Agriculture Agricultural Research Service) (2009) USDA National Nutrient Database for Standard Reference, Release 22. Nutrient Data Laboratory Home Page. Available from: http://www.ars.usda.gov/ba/bhnrc/ndl

14. National Heart, Lung, and Blood Institute in cooperation with The National Institute of Diabetes and Digestive and Kidney Diseases (1998) Clinical guidelines on the identification, evaluation, and treatment of overweight and obesity in adults. The evidence report. NIH publication no. 98-4083 National Institutes of Health

15. Krieger JW, Sitren HS, Daniels MJ, Langkamp-Henken B (2006) Effects of variation in protein and carbohydrate intake on body mass and composition during energy restriction: a meta-regression 1. Am J Clin Nutr 83(2):260–274. PubMed PMID: 1646998

16. Martens EA, Westerterp-Plantenga MS (2014) Protein diets, body weight loss and weight maintenance. Curr Opin Clin Nutr Metab Care 17(1):75–79. doi:10.1097/MCO.0000000000000006. PubMed PMID: 24310056

17. WHO/FAO/UNU (World Health Organization/Food and Agriculture Organization of the United Nations/United Nations University) (2007) Protein and amino acid requirements in human nutrition. Report of a joint WHO/FAO/UNU expert consultation. WHO technical report series, no 935, 284 pp

18. Smith WJ, Underwood LE, Clemmons DR (1995) Effects of caloric or protein restriction on insulin-like growth factor-I (IGF-I) and IGF-binding proteins in children and adults. J Clin Endocrinol Metab 80(2):443–449. PubMed PMID: 7531712

19. Pellett PL, Young VR (1992) The effects of different levels of energy intake on protein metabolism and of different levels of protein intake on energy metabolism: a statistical evaluation from the published literature. In: Scrimshaw NS, Schürch B (eds) Protein energy interactions. International Dietary Energy Consultancy Group Switzerland, Lausanne, pp 81–136

20. Guillet C, Masgrau A, Walrand S, Boirie Y (2012) Impaired protein metabolism: interlinks between obesity, insulin resistance and inflammation. Obes Rev 13(Suppl 2):51–57. doi:10.1111/j.1467-789X.2012.01037.x

21. Westerterp-Plantenga MS, Lemmens SG, Westerterp KR (2012) Dietary protein – its role in satiety, energetics, weight loss and health. Br J Nutr 108(Suppl 2):S105–S112. doi:10.1017/S0007114512002589. Review. PubMed PMID: 23107521

22. Pasiakos SM, Cao JJ, Margolis LM, Sauter ER, Whigham LD, McClung JP, Rood JC, Carbone JW, Combs GF Jr, Young AJ (2013) Effects of high-protein diets on fat-free mass and muscle protein synthesis following weight loss: a randomized controlled trial. FASEB J 27(9):3837–3847. doi:10.1096/fj.13-230227. Epub 5. PubMed PMID: 23739654

23. Tang M, Armstrong CL, Leidy HJ, Campbell WW (2013) Normal vs. high-protein weight loss diets in men: effects on body composition and indices of metabolic syndrome. Obesity (Silver Spring) 21(3):E204–E210. doi:10.1002/oby.20078. PubMed PMID: 23592676

24. Soenen S, Martens EA, Hochstenbach-Waelen A, Lemmens SG, Westerterp-Plantenga MS (2013) Normal protein intake is required for body weight loss and weight maintenance, and elevated protein intake for additional preservation of resting energy expenditure and fat free mass. J Nutr 143(5):591–596. doi:10.3945/jn.112.167593. Epub 2013 Feb 27. PubMed PMID: 23446962

减重中低碳水化合物饮食和标准碳水化合物饮食比较：升糖指数和血糖负荷在体重控制中的应用

25. Sumithran P, Proietto J (2007) Ketogenic diets for weight loss: a review of their principles, safety and efficacy. Obes Res Clin Pract. 2008;2(1):I–II. doi: 10.1016/j.orcp.11.003. PubMed PMID: 24351673

26. Fitch A, Everling L, Fox C, Goldberg J, Heim C, Johnson K, Kaufman T, Kennedy E, Kestenbaun C, Lano M, Leslie D, Newell T, O'Connor P, Slusarek B, Spaniol A, Stovitz S, Webb B (2013) Institute for Clinical Systems Improvement. Prevention and management of obesity for adults. Updated. https://www.healthpartners.com/ucm/groups/public/@hp/@public/documents/documents/cntrb_037112.pdf

27. Tian H, Mills KT, Yao L, Demanelis K, Eloustaz M, Yancy WS, Jr TN, Kelly JH, Bazzano LA (2012) Effects of low-carbohydrate diets versus low-fat diets on metabolic risk factors: a meta-analysis of randomized controlled clinical trials. Am J Epidemiol 176(Suppl):S44–S54

28. Focster GD, Wyatt HR, Hill JO, McGuckin BG, Brill C, Mohammed BS, Szapary PO, Rader DJ, Edman JS, Klein S (2003) A randomized trial of a low-carbohydrate diet for obesity. N Engl J Med 348(21):2082–2090. PubMed PMID: 12761365

29. Stern L, Iqbal N, Seshadri P, Chicano KL, Daily DA, McGrory J, Williams M, Gracely EJ, Samaha FF (2004) The effects of low-carbohydrate versus conventional weight loss diets in severely obese adults: one-year follow-up of a randomized trial. Ann Intern Med 140(10):778–785. PubMed PMID: 15148064

30. Clifton PM, Condo D, Keogh JB (2014) Long term weight maintenance after advice to consume low carbohydrate, higher protein diets – a systematic review and metaanalysis. Nutr Metab Cardiovasc Dis 24(3):224–235. doi:10.1016/j.numecd.2013.11.006. Epub 20. PubMed PMID: 24472635

31. Saris WH (2003) Sugars, energy metabolism, and body weight control. Am J Clin Nutr 78(4):850S–857S. Review. PubMed PMID: 14522749

32. Astrup A, Meinert Larsen T, Harper A (2004) Atkins and other low-carbohydrate diets: hoax or an effective tool for weight loss? Lancet 364(9437):897–899. Review. PubMed PMID: 15351198

33. Mobbs CV, Mastaitis J, Yen K, Schwartz J, Mohan V, Poplawski M, Isoda F (2007) Low-carbohydrate diets cause obesity, low-carbohydrate diets reverse obesity: a metabolic mechanism resolving the paradox. Appetite 48(2):135–138. Epub 2006 Dec 1. Review. PubMed PMID: 17141367; PubMed Central PMCID: PMC2714161

34. Schröder H, Marrugat J, Vila J, Covas MI, Elosua R (2004) Adherence to the traditional mediterranean diet is inversely associated with body mass index and obesity in a spanish population. J Nutr 134(12):3355–3361. PubMed PMID: 15570037

35. Thomas DE, Elliott EJ, Baur L (2007) Low glycaemic index or low glycaemic load diets for overweight and obesity. Cochrane Database Syst Rev (3):CD005105. Review. PubMed PMID: 17636786

36. McMillan-Price J, Brand-Miller J (2006) Low-glycaemic index diets and body weight regulation. Int J Obes 30(Suppl 3):S40–S46

37. Schwingshackl L, Hoffmann G (2013) Long-term effects of low glycemic index/load vs. high glycemic index/load diets on parameters of obesity and obesity-associated risks: a systematic review and meta-analysis. Nutr Metab Cardiovasc Dis 23(8):699–706. doi:10.1016/j.numecd.2013.04.008. Epub 2013 Jun 17. Review. PubMed PMID: 23786819

38. Layman DK, Boileau RA, Erickson DJ, Painter JE, Shiue H, Sather C, Christou DD (2003) A reduced ratio of dietary carbohydrate to protein improves body composition and blood lipid profiles during weight loss in adult women. J Nutr 133(2):411–417. PubMed PMID: 12566476

39. Campbell DD, Meckling KA (2012) Effect of the protein: carbohydrate ratio in hypoenergetic diets on metabolic syndrome risk factors in exercising overweight and obese women. Br J Nutr 108(9):1658–1671. doi:10.1017/S0007114511007215. PubMed PMID: 22243943

低脂饮食或正常脂肪饮食：一种更推荐的减重饮食模式？

40. Schwingshackl L, Hoffmann G (2013) Comparison of effects of long-term low-fat vs high-fat diets on blood lipid levels in overweight or obese patients: a systematic review and meta-analysis. J Acad Nutr Diet 113:1640–1661 (B)
41. Dattilo AM, Kris-Etherton PM (1992) Effects of weight reduction on blood lipids and lipoproteins: a meta-analysis. Am J Clin Nutr 56(2):320–328. PubMed PMID:1386186
42. Shai I, Schwarzfuchs D, Henkin Y, Shahar DR, Witkow S, Greenberg I, Golan R, Fraser D, Bolotin A, Vardi H, Tangi-Rozental O, Zuk-Ramot R, Sarusi B, Brickner D, Schwartz Z, Sheiner E, Marko R, Katorza E, Thiery J, Fiedler GM, Blüher M, Stumvoll M, Stampfer MJ, Dietary Intervention Randomized Controlled Trial (DIRECT) Group (2009) Weight loss with a low-carbohydrate, Mediterranean, or low-fat diet. N Engl J Med 359(3):229–241. doi:10.1056/NEJMoa0708681; Erratum in: N Engl J Med. 31;361(27):2681. PubMed PMID: 18635428
43. Due A, Larsen TM, Hermansen K, Stender S, Holst JJ, Toubro S, Martinussen T, Astrup A (2008) Comparison of the effects on insulin resistance and glucose tolerance of 6-mo high-monounsaturated-fat, low-fat, and control diets. Am J Clin Nutr 87(4):855–862. PubMed PMID: 18400707

极低热量饮食和生酮饮食

44. Tsai AG, Wadden TA (2006) The evolution of very-low-calorie diets: an update and meta-analysis. Obesity (Silver Spring) 14(8):1283–1293. Review. PubMed PMID: 1698807
45. U.S. Department of Health and Human Services (August 2008 Updated December 2012) Very low-calorie diets. WIN Weight-control Information Network. NIH publication no. 03–3894
46. Mulholland Y, Nicokavoura E, Broom J, Rolland C (2012) Very-low-energy diets and morbidity: a systematic review of longer-term evidence. Br J Nutr 108(5):832–851. doi:10.1017/S0007114512001924. Epub 2012 Jul 17. Review. PubMed PMID: 22800763
47. Fricker J, Rozen R, Melchior JC, Apfelbaum M (1991) Energy-metabolism adaptation in obese adults on a very-low-calorie diet. Am J Clin Nutr 53(4):826–830. PubMed PMID: 2008860
48. Yang MU, Van Itallie TB (1976) Composition of weight lost during short-term weight reduction. Metabolic responses of obese subjects to starvation and low-calorie ketogenic and nonketogenic diets. J Clin Invest 58(3):722–730. PubMed PMID: 956398; PubMed Central PMCID: PMC333231
49. Bistrian BR (1978) Recent developments in the treatment of obesity with particular reference to semistarvation ketogenic regimens. Diabetes Care 1(6):379–384. PubMed PMID: 729452
50. Paoli A, Rubini A, Volek JS, Grimaldi KA (2013) Beyond weight loss: a review of the therapeutic uses of very-low-carbohydrate (ketogenic) diets. Eur J Clin Nutr 67(8):789–796. doi:10.1038/ejcn.2013.116. Epub 2013 Jun 26. Review. PubMed PMID: 23801097, PubMed Central PMCID: PMC3826507
51. Stock AL, Yudkin J (1970) Nutrient intake of subjects on low carbohydrate diet used in treatment of obesity. Am J Clin Nutr 23(7):948–952. PubMed PMID: 5455557
52. Laffel L (1999) Ketone bodies: a review of physiology, pathophysiology and application of monitoring to diabetes. Diabetes Metab Res Rev 15(6):412–426. Review. PubMed PMID: 10634967

53. Clarke K, Tchabanenko K, Pawlosky R, Carter E, Todd King M, Musa-Veloso K, Ho M, Roberts A, Robertson J, Vanitallie TB, Veech RL (2012) Kinetics, safety and tolerability of (R)-3-hydroxybutyl (R)-3-hydroxybutyrate in healthy adult subjects. Regul Toxicol Pharmacol 63(3):401–408. doi:10.1016/j.yrtph.2012.04.008. Epub 2012

54. Bergqvist AG, Schall JI, Stallings VA, Zemel BS (2008) Progressive bone mineral content loss in children with intractable epilepsy treated with the ketogenic diet. Am J Clin Nutr 88(6):1678–1684. doi:10.3945/ajcn.2008.26099. PubMed PMID: 19064531

55. McPherson PA, McEneny J (2012) The biochemistry of ketogenesis and its role in weight management, neurological disease and oxidative stress. J Physiol Biochem 68(1):141–151. doi:10.1007/s13105-011-0112-4. Epub 2011 Oct 8. Review.PubMed PMID: 21983804

肥胖人群均衡饮食的处方原则

56. Società Italiana di Nutrizione Umana (S.I.N.U.) (2000) Livelli di assunzione raccomandati di energia e nutrienti per la popolazione italiana. LARN. Revisione 1996. Ed. EDRA, Milano

57. Elia M (1992) Organ and tissue contribution to metabolic rate. In: Kinney JM, Tucker HN (eds) Energy metabolism. Tissue determinants and cellular corollarie. Raven Press, New York, pp 61–79

58. Mifflin MD, St Jeor ST, Hill LA, Scott BJ, Daugherty SA, Koh YO (1990) A new predictive equation for resting expenditure in healthy individuals. Am J Clin Nutr 51:241–247

59. Frankenfield D, Roth-Yousey L, Compher C (2005) Comparison of predictive equations for resting metabolic rate in healthy nonobese and obese adults: a systematic review. J Am Diet Assoc 105(5):775–789. Review. PubMed PMID: 15883556

60. Frankenfield DC (2013) Bias and accuracy of resting metabolic rate equations in non-obese and obese adults. Clin Nutr 32(6):976–982. doi:10.1016/j.clnu.2013.03.022. Epub. PubMed PMID: 23631843

61. Cunningham J (1980) A reanalysis of the factor influencing basal metabolism rate in normal adults. Am J Clin Nutr 33:2372–2374

62. Polito A, Ferro Luzzi A (2006) Energia: misura e bisogni. In: Costantini MA, Cannella C, Tomassi G. Il Pensiero scientifico editore, Rome (2nd eds): pp 215–250

63. Report of a Joint FAO/WHO/UNU expert consultation on energy and protein requirements. WHO technical report series 724, Geneva 1985 – ISBN 92 4 120724 8, Reprinted 1987, 1991

64. Ainsworth BE, Haskell WL, Herrmann SD, Meckes N, Bassett DR Jr, Tudor-Locke C, Greer JL, Vezina J, Whitt-Glover MC, Leon AS (2011) Compendium of physical activities: a second update of codes and MET values. Med Sci Sports Exerc 43(8):1575–1581. doi:10.1249/MSS.0b013e31821ece12. PubMed PMID: 21681120

65. Committee to develop criteria for evaluating the outcomes of approaches to prevent and treat obesity, food and nutrition board, institute of medicine, National Academy of Sciences. Weighting the options: criteria for evaluating weight-management programs. Edizione italiana a cura della Task Force Obesità Italia (TFOI). ed. Pendragon, 1998

66. Donini LM, Pinto A, Cannella C (2004) Diete iperproteiche ed obesità. Ann Ital Med Int 19:36–42

67. Società Italiana di Nutrizione Umana (S.I.N.U.) (2012) LARN – Livelli di Assunzione di Riferimento di Nutrienti ed energia per la popolazione italiana. Revisione 2012. http://www.sinu.it/documenti/20121016_LARN_bologna_sintesi_prefinale.pdf

营养咨询和总结

68. Panagiotakos DB, Chrysohoou C, Pitsavos C, Stefanadis C (2006) Association between the prevalence of obesity and adherence to the Mediterranean diet: the ATTICA study. Nutrition 22(5):449–456. Epub 2006 Feb 2. PubMed PMID: 16457990
69. Corbalán MD, Morales EM, Canteras M, Espallardo A, Hernández T, Garaulet M (2009) Effectiveness of cognitive-behavioral therapy based on the Mediterranean diet for the treatment of obesity. Nutrition 25(7–8):861–869. doi:10.1016/j.nut.2009.02.013. PubMed PMID: 19539176
70. Mucchielli R. Apprendere il counseling (2001) Manuale di autoformazione al colloquio d'aiuto. Erickson, Trento. ISBN: 88-7946-053-6
71. Società Italiana dell'obesità (SIO)– Associazione Italiana di Dietetica e Nutrizione Clinica (ADI) (2012/2013) Standard Italiani per la cura dell'obesità. http://www.sio-obesita.org/Standard.pdf
72. Bach-Faig A, Berry EM, Lairon D, Reguant J, Trichopoulou A, Dernini S, Medina FX, Battino M, Belahsen R, Miranda G, Serra-Majem L, Mediterranean Diet Foundation Expert Group (2011) Mediterranean diet pyramid today. Science and cultural updates. Public Health Nutr 14(12A):2274–2284. doi:10.1017/S1368980011002515. Review. PubMed PMID: 22166184
73. Dansinger ML, Gleason JA, Griffith JL, Selker HP, Schaefer EJ (2005) Comparison of the atkins, ornish, weight watchers, and zone diets for weight loss and heart disease risk reduction: a randomized trial. JAMA 293:43–53
74. Ayyad C, Andersen T (2000) Long-term efficacy of dietary treatment of obesity: a systematic review of studies published between 1931 and 1999. Obes Rev 1:113–119
75. World Health Organization (WHO) (2000) Obesity: preventing and managing the global epidemic, WHO technical report series, no 894. Consultation on obesity, Geneva, 3–5 June 1997 (Switzerland), 252 p. ISBN 9241208945. Languages: English (reprinted 2004), French (2003)

22 运动锻炼和训练处方

Cosme F. Buzzachera · Marco Meucci · Carlo Baldari

　　超重和肥胖的定义分别为体重指数（body mass index，BMI）在 $25 \sim 29.9 \ kg/m^2$ 和 $30 \ kg/m^2$ 以上。无论是发达国家还是发展中国家，成人超重和肥胖的发病率逐年升高[1]。由于过量的体重增加与许多慢性疾病如心血管疾病、2 型糖尿病、骨关节病、哮喘和某些肿瘤有关，超重和肥胖发病率增高已引起重视。对肥胖的有效治疗和对肥胖相关远期并发症的控制已成为重要的公共安全问题[2]。在美国的超重和肥胖人群中，报道接近 74% 女性和 60% 男性在应用一种或多种方式进行控制体重治疗[3]。然而人们发现，即使他们用减重治疗的方法获得成功，大多数人随着时间推移会出现体重反弹[4]。而生活方式干预方法治疗超重肥胖成功率低是对公共卫生的极大挑战。

　　本章讲述日常体育活动、运动锻炼和饮食方案之间的相互作用，以及一份全面的运动处方对成人肥胖治疗的多方面获益。首先，讨论运动锻炼对于预防体重增加的重要作用。其次，探究如何应用适量的锻炼和（或）饮食方案达到体重控制最大化。再次，谈谈运动改善健康，发现在超重成人中运动能够独立于体重减少作用而改善健康状况。本章中，体力活动的定义是由骨骼肌产生的任何身体运动，与静止期相比，可增加能量的大量消耗。日常生活中的体力活动包括职业活动、健身训练、运动项目、家务和其他活动种类。而运动锻炼指的是体力活动的一种亚型，即有计划、结构性、有间歇或最终以改善或保持身体健康为目的的重复运动。

22.1　能量平衡与体力活动的作用

　　Hill 及其同事指出，肥胖是能量摄入过多但得不到足够运动后的结果[5]。关于体力活动和（或）饮食治疗的作用仍在许多研究中存在争议[6-7]；然而这些争议尚未得出有效和创新性的结论。理论上说，控制体重的关键是能量平衡。在特定时间内，如果能量摄入和能量消耗相等则体重保持稳定。这种能量平衡的目标是预防体重增长或反弹。相反，当能量摄入不等于能量消耗时，一段时间后体重就会发生改变。超重或肥胖人群中的能量不平衡可以促进体重减轻[5]。体力活动定义为可以造成能量消耗的骨骼肌活动，是减重治疗中产生能量赤字状态的重要手段。应当注意到，每日体力活动是能量消耗最容易变化的组成部分，是不同体力活动的量乘以每种活动单位时间的能量消耗的总和，其他能量消耗还包括静息代谢率和食物的热效应。尽管结构化锻炼的体力活动是减重治疗中的基础组成部分，但从事减重的临床工作者一定要了解成人肥胖人群不同体力活动的不同能量消耗量[8]。

既往研究强调了以结构化锻炼为主的体力活动在预防肥胖和减重中的重要性[5,8]，尽管这些数据来源于一些特殊人群，但也应用于普通人群的临床指南。事实上，体力活动是各种卫生组织、科研机构的指南中推荐的减重治疗的重要部分，包括疾病预防控制中心（Centers for Disease Control，CDC）[9]、美国心脏协会[10]和美国运动医学会[11]。然而以往研究发现体重变化更多是由能量摄入的减少造成的（例如控制饮食）[7,12]。举例来说，Hagan等观察发现经过3个月饮食控制，肥胖女性每日摄入945 kcal、男性摄入1705 kcal，体重分别下降了5.5 kg和8.4 kg。相反，每周5天的30分钟步行或慢跑活动的运动锻炼项目在肥胖女性中消耗190 kcal/次、男性消耗255 kcal/次，项目结束时女性体重仅下降0.6 kg、男性0.3 kg。其他研究者对通过锻炼增加能量消耗的结构化减重运动有不同的研究结果。将短期运动干预延长至6个月，研究者发现锻炼在减重中和限制能量摄入一样有效[6,13-14]。Ross等在52名肥胖男性中进行了研究，发现经过为期3个月的减重治疗，每日能量限制至700 kcal或通过运动加强能量消耗，研究结束时受试者体重下降7.5 kg（3%）。这些结果证明了造成能量赤字无论是由控制饮食或饮食联合运动引起，相同的能量负平衡导致的体重下降程度和百分比是相等的。然而，多数超重和肥胖成人无法完成限制热量方案相同量的能量消耗运动量[8]。例如一个90 kg的人每天需要完成约115 min的快步走以消耗700 kcal热量才能达到减重所需，但这个运动量对于肥胖成人来说显然是不可能完成的。

22.2 提高身体控制力的体力活动

22.2.1 锻炼的模式

为了预防和治疗肥胖，体力活动的运动锻炼模式应当着重于持久性耐力运动（或心血管/有氧运动）。这类运动锻炼尤其能够使个体在短期内消耗大量能量，进而促进达成每周消耗 2000kcal 的目标。总的来说，耐力运动训练分为负重运动和非负重运动两类。例如走路是一种负重运动，由于其在所有人群中的广泛性和安全性，目前认为它是最好的运动方式之一。大多数人都能够以步行作为运动方式，且不需要额外器械[15]。然而需要指出的是，既往存在骨骼肌损伤的人不能完成某些负重运动，常与腰部、臀部、膝关节和踝关节慢性疼痛有关。在这些情况下应选择包括原地动感单车、卧式自行车、上半身肌力训练、水下运动等非负重运动。任何情况下均可选择上述运动，尤其适用于关节损伤和疼痛的人群。总之，在超重和肥胖成人的运动锻炼项目中，健康工作者应鼓励他们完成耐力训练运动。

近期运动减重指南提出抗阻训练也是运动处方的重要组成部分。然而，研究者发现在超重和肥胖成人中，单独应用抗阻训练在促进减重和保持体重方面无效，但在结合耐力训练时能够显著降低体重和体脂肪[16-18]。进一步的研究发现饮食控制结合抗阻训练与饮食控制结合其他形式的运动相比，在减重方面没有优势[17]。然而和单纯应用耐力训练相比，抗阻训练和耐力联合抗阻训练均能增加瘦体重。这些结果提示，尽管抗阻训练带来的能量消耗不大，但它能够增加肌肉容量以增加 24 小时能量消耗。在超重和肥胖成人中抗阻训练对肌肉结构和功能的益处可以促使其改善日常活动能力，进而改善生活质量。因此，加强抗阻训练对成人的获益不仅局限在减重这一方面。

22.2.2   运动持续时间

为了在减重运动项目中获益，人们应参与适量运动训练活动。指南对需要控制体重的久坐人群推荐了一定量的体力活动[10-11]，研究表明大多数超重人群均需要较大量的运动，事实上，许多横断面研究指出体重或 BMI 与体力活动量之间存在负相关，强调了体重或 BMI 与体力活动量之间的量效关系[19-20]。例如 Mctiernan 等研究者发现在为期 12 个月、包含每周 300 min 中等强度体力活动的锻炼项目后，一群 40 ~ 75 岁的男性和女性受试者与静息生活方式组相比体重分别减轻 1.8 kg和 1.4 kg，其体脂肪分别下降 3.0% 和 1.9%[21]。更为重要的是，当体力活动大于每周 250 min 时，体重减少与体力活动量存在显著的量效关系。这些数据与其他既往研究相符合，提示更大量的体力活动会导致更多的体重减轻。例如 Jakicic 等的研究发现，每周增加 200 ~ 300 min 体力活动能够促进超重和肥胖女性获得长期减重。综上，以上研究强调了每周 150 ~ 200 min 中到高强度体力活动，相当于每周运动额外消耗能量 1200 ~ 2000 kcal，对于多数成人来说这足以预防体重增长超过 3%。

22.2.3 运动强度

制定运动处方时，应当用绝对或相对的描述规定运动强度。相对强度与个体运动能力有关，而绝对强度仅考虑运动锻炼需要[24]。低强度、长时间（尤其是有氧运动）的运动锻炼形式或短期高强度（尤其是无氧运动）的运动形式均能增加健康获益。运动强度和时间应经过调整，使运动强度能充分适合足量的运动时间，达到推荐的能量消耗。对于多数参加运动锻炼的超重成人来说，由于运动的首要目的是减重和维持逐渐增多的能量消耗，如果运动强度不足就不能改善心肺功能[11]。随着运动项目的不断推广发展，人们对运动的耐力增加，医师可处方超过心率储备（最大心率减去静息心率）60% 的更高强度的运动。心率储备达到40% ~ 59%的运动强度可推荐用于初始开始运动锻炼者，更低强度的运动可应用于某些特殊情况的患者[25]。应当注意的是，运动强度与运动依从性存在负相关[26]；因此，临床工作者应注意要及时鼓励超重患者，以避免提前退出和放弃。考虑到运动的依从性，久坐生活方式的超重成人应给予比舒适的运动强度更大一些的运动处方[27-28]。还应反复强调，临床工作者应鼓励个人选择适合自己的运动强度和自我调节的运动方案，以保证训练中更积极有效的反馈，从而避免放弃和退出[29-30]。综上所述，这些数据表明，健康专业人员不仅应该关注"生理"处方，还应该关注"行为"处方，以确保后续的运动参与。

22.3 超重成人的体重控制和获益

研究强调，无论是否减重，甚至体重增加，体力活动仍能够带来健康获益[31-32]。因此，超重或肥胖人群与健康预后相关的改善可能独立于体重减轻。纵向研究如CARDIA研究结果提示，维持稳定BMI的成人，随着年龄增长其心血管疾病风险增长速度较低[31]。类似的，Wei等发现心肺健康指数（cardiorespiratory fitness）与体力活动直接相关，无论BMI的变化，心肺健康指数都是成人心血管疾病的重要独立危险因素和全因死亡的危险因素[33]。更重要的是，即使体重减轻小于3%，慢性疾病风险仍有下降[34]。综上，这些研究均支持和强调了成人超重和肥胖体力活动和锻炼的重要性。

参考文献

1. World Health Organization Western Pacific Region (2000) Redefining obesity and its treatment. Health communications Australia, Melbourne
2. Ness-Abramof R, Apovian CM (2006) Diet modification for treatment and prevention of obesity. Endocrine 29:5–9
3. Yaemsiri S, Slining MM, Agarwal SK (2010) Perceived weight status, overweight diagnosis, and weight control among US adults: the NHANES 2003–2008 Study. Int J Obes 35:1063–1070
4. Tsai AG, Wadden TA (2005) Systematic review: an evaluation of major commercial weight loss programs in the United States. Ann Intern Med 142:56–66
5. Hill JO, Wyatt HR, Peters JC (2012) Energy balance and obesity. Circulation 126:126–132
6. Donini LM, Cuzzolaro M, Gnessi L et al (2014) Obesity treatment: results after 4 years of a nutritional and psycho-physical rehabilitation program in an outpatient setting. Eat Weight Disord. doi:10.1007/s40519-014-0107-6
7. Hagan RD, Upon SJ, Wong L et al (1986) The effects of aerobic conditioning and/or calorie restriction in overweight men and women. Med Sci Sports Exerc 18:87–94
8. Jakicic JM, Otto AD (2005) Physical activity considerations for the treatment and prevention of obesity. Am J Clin Nutr 82:226S–229S
9. Expert Panel on the Identification, Evaluation, and Treatment of Overweight in Adults (1998) Clinical guidelines on the identification, evaluation, and treatment of overweight and obesity in adults: executive summary (1-3). Am J Clin Nutr 68:899–917
10. Haskell WL, Lee IM, Pate RR et al (2007) Physical activity and health: updated recommendation for adults from the American College of Sports Medicine and the American Heart Association. Med Sci Sports Exerc 39:1423–1434
11. Donnelly JE, Blair SN, Jakicic JM et al (2009) Appropriate physical activity intervention strategies for weight loss and prevention of weight regain for adults. Med Sci Sport Exerc 41:459–471
12. Garrow JS, Summerbell CD (1995) Meta-analysis: effect of exercise, with or without dieting, on the body composition of overweight subjects. Eur J Clin Nutr 49:1–10
13. Ross R, Dagnone D, Jones PJH et al (2000) Reduction in obesity and related comorbid conditions after diet-induced weight loss or exercise-induced weight loss in men and women. Ann Inter Med 133:92–103
14. Wood PD, Stephanick ML, Dreon DM et al (1988) Changes in plasma lipids and lipoproteins in overweight men during weight loss through dieting as compared with exercise. N Engl J Med 319:1173–1179
15. Lee C, Ory MG, Yoon J et al (2013) Neighborhood walking among overweight and obese adults: age variations in barriers and motivators. J Community Health 38:12–22
16. Fencki S, Sarsan A, Rota S et al (2006) Effects of resistance or aerobic exercises on metabolic parameters in obese women who are not on a diet. Adv Ther 23:404–413
17. Wadden TA, Vogt RA, Andersen RE (1997) Exercise in the treatment of obesity: effects of four interventions on body composition, resting energy expenditure, appetite, and mood. J Consult Clin Psychol 65(269–277):1831–1837
18. Willis LH, Slentz CA, Baterman LA et al (2012) Effects of aerobic and/or resistance training on body mass and fat mass in overweight or obese adults. J Appl Physiol 12:1381–1387
19. Ball K, Owen N, Salmon J et al (2001) Associations of physical activity with body weight and fat in men and women. Int J Obes 25:914–919
20. Martinez JA, Kearney JM, Kafatos A et al (1999) Variables independently associated with self-reported obesity in the European Union. Public Health Nutr 2:125–133

21. McTiernan A, Sorensen B, Irwin ML et al (1997) Exercise effect on weight and body fat in men and women. Obesity 15:1496–1512
22. Jakicic JM, Marcus BH, Gallagher KL et al (2003) Effect of exercise duration and intensity on weight loss in overweight, sedentary women. JAMA 290:1323–1330
23. Jakicic JM, Marcus BH, Lang W et al (2008) Effect of exercise on 24-month weight loss maintenance in overweight women. Arch Intern Med 168:1550–1559
24. Emerenziani GP, Migliaccio S, Gallotta MC et al (2013) Physical exercise intensity prescription to improve health and fitness in overweight and obese subjects: a review of the literature. Health 5:113–121
25. Pinet GM, Prud'Homme D, Gallant CA et al (2008) Exercise intensity prescription in obese individuals. Obesity 16:2088–2095
26. Williams DM, Dunsiger S, Ciccolo JT et al (2008) Acute affective response to a moderate-intensity exercise stimulus predicts physical activity participation 6 and 12 months later. Psychol Sport Exerc 9:231–245
27. Ekkekakis P, Lind E (2006) Exercise does not feel the same when you are overweight: the impact of self-selected and imposed intensity on affect and exertion. Int J Obes 30:652–660
28. Parfitt G, Rose EA, Burgess WM (2006) The psychological and physiological responses of sedentary individuals to prescribed and preferred intensity exercise. Br J Health Psychol 11:39–53
29. DaSilva SG, Guidetti L, Buzzachera CF et al (2011) Psychophysiological responses to self-paced treadmill and overground exercise. Med Sci Sports Exerc 43:1114–1124
30. DaSilva SG, Guidetti L, Buzzachera CF et al (2009) The influence of adiposity on physiological, perceptual, and affective responses during walking at a self-selected pace. Percept Mot Skills 109:41–60
31. Lloyd-Jones DM, Liu K, Colangelo LA et al (2007) Consistently stable or decreased body mass index in young adulthood and longitudinal changes in metabolic syndrome components: the Coronary Artery Risk Development in Young Adults Study. Circulation 115:1004–1011
32. Norman JE, Bild D, Liu K et al (2003) The impact of weight change on cardiovascular disease risk factors in young black and white adults: the CARDIA study. Int J Obes 27:369–376
33. Wei M, Kampert J, Barlow CE et al (1999) Relationship between low cardiorespiratory fitness and mortality in normal weight, overweight, and obese men. JAMA 282:1547–1553
34. Donnelly JE, Jacobsen DJ, Snyder Heelan KA et al (2000) The effects of 18 month of intermittent vs continuous exercise on aerobic capacity, body weight and composition, and metabolic fitness in previously sedentary, moderately obese females. Int J Obes 24:566–572

23 肥胖治疗中的药物

Valentina Lo Preiato · Elena Daniela Serban ·
Renato Pasquali · Uberto Pagotto

23.1 引言

　　生活方式干预是有效改善肥胖最重要的手段，但大多数肥胖患者减重成功率低，需要持续干预，而不断攀升的治疗费用有时会导致无法持续干预，这些因素都限制了生活方式干预的有效性。另一方面，减重手术作为减重治疗的另一种选择，减重成功率显著提高而减重稳定，进而改善了心血管代谢指标。由于减重手术的费用高、手术存在风险，且在一些患者中出现术后依从性降低、难以适应，应用于较大范围人群非常困难[1]。

　　生活方式干预和减重手术均有其局限性，因而药物治疗肥胖就存在一定空间。然而近30年来，治疗肥胖及其并发症的药物研发在减重和避免其主要不良反应方面取得的成功极为有限，结果不佳，制药公司进而减少了在该领域的研发投入。

23.2 治疗指南中和监管机构下的肥胖药物治疗

　　美国近期更新了成人超重与肥胖治疗指南[1]。指南强调了所有需要减重的患者都建议给予全面的生活方式干预。指南认为，对于 BMI ≥ 30 kg/m^2 或 ≥ 27 kg/m^2 且存在并发症的患者无法通过生活方式干预减重或无法坚持，可以加用药物治疗以达到减重目标，预防并发症。然而，指南明确要求减重药物需经相关监管机构批准，且临床医师应当了解处方药物的获益和风险。药物治疗能够促进生活方式干预，且只能在联合生活方式干预的基础上应用[1]。虽然生活方式干预的应用是必需的，减重药物的研发公司在设计临床研究以获得批准时并不常将这一点考虑在内。除了较少一些例外，大部分2期和3期临床研究和绝大多数非经费支持的研究都在研究期间只有较低程度上生活方式干预的介入。

关于减重药物监管的观点，美国和欧洲持不同意见。根据美国食品药品监督管理局（Food and Drug Administration，FDA）起草的指南，减重药物治疗1年的有效性应满足以下两点之一：①体重较基线下降程度在治疗组与安慰剂组之差为5%；②治疗组中达到这一体重改变的人数≥35%，治疗组入选人数约为安慰剂组人数的2倍。而欧洲药管局（European Medicines Agency，EMA）要求减重药物满足以下2条标准：①体重较基线下降≥10%，②体重减轻的程度和生活方式干预的安慰剂组相比存在显著统计学差异。而当内分泌代谢药物顾问委员会在2008年对减重药物作出立场声明后，2012年3月FDA顾问委员会提出减重药物的有效性评估应在其心血管风险获益评估之后。总之，所有减重药物确定心血管安全性需经过两步，即获批前的中心随机化的心血管事件临床研究和获批后的长期、大样本的心血管事件临床研究。而且，为了确保这些研究结果的安全性，需要在高风险人群中进行初步临床研究。

23.3 批准短期应用的减重药物

安非他明及其类似物（芬特明、苄非他明、苯二甲吗啉和安非他酮）在较长时间以前即获得FDA批准。

1999年9月，EMA发现了这类药物风险/获益比增加，而撤出市场。然而美国FDA仍允许这类药物的销售，仅将其适应证改为可短期应用（＜12周），以避免生活方式干预无效的肥胖患者的药物滥用风险[2]。

在安非他明类似物中，芬特明是美国处方量最大的减重药物，多项随机对照临床研究（randomized control trial，RCT）的meta分析显示芬特明治疗的患者较安慰剂组体重下降3.6 kg[3]。近期FDA批准了与托吡酯联用的合剂，其使用量再次达到高峰。芬特明在美国可处方不同制剂（盐酸、树脂和崩解片），对于口服崩解片其每日推荐最大剂量为30 mg。

此类药物最明显的不良反应是失眠、口干和焦虑。这些不良反应多为一过性，即使持续使用或间断使用，不良反应是一样的。长期应用时较严重的不良反应是原发性肺高压、心血管或脑血管事件、甲状腺功能亢进和青光眼，但比较少见。根据其药理机制，显然这类药物在精神心理疾病患者（包括厌食症、抑郁症和存在药物依赖风险的人群）中禁忌使用[2]。

23.4 批准长期应用的减重药物

23.4.1 奥利司他

奥利司他是一种胃肠道脂肪酶抑制剂，被批准应用于成人和 12 ～ 16 岁的青少年。它对食欲无直接作用，可减少大约 30% 的脂肪吸收。

多项 2 ～ 4 年的 RCT 证实了奥利司他的长期有效性（120 mg 每日 3 次）[4]。这些研究结果类似：奥利司他较安慰剂减轻体重约 2.9%，较基线体重减重达到 5% 以上的人群约 21%。XENDOS 研究是一项为期 4 年，纳入 3305 例非糖尿病的肥胖患者研究，显示奥利司他相比单纯生活方式干预组降低 2 型糖尿病发生率 37.3%[5]。奥利司他在糖尿病患者中也显示了有效性：在一项 57 周的多中心 RCT 中，纳入 391 例肥胖 2 型糖尿病患者，随机应用奥利司他 120 mg 或安慰剂，奥利司他组较安慰剂组体重减轻 2 kg，且使体重下降 ≥ 基线体重 5% 的人群百分比达到安慰剂组的 2 倍。应用奥利司他与代谢指标改善存在相关性，包括 HbA1c、空腹血糖、总胆固醇、LDL-C、LDL/HDL-C 比值和甘油三酯水平。奥利司他常见的不良反应主要是由其药理机制所引起，消化道不良反应如腹泻、排便失禁、腹胀和腹痛[5]。近期 FDA 回顾了奥利司他的安全性，其中报道了严重肝损伤共计 13 例[2]。

23.4.2 氯卡色林 *

氯卡色林是一种选择性 5 羟色胺 -2C 受体激动剂，与芬氟拉明的特点相似。氯卡色林在肥胖治疗的耐受性和有效性经 3 项大型 RCT 评估，为 2012 年获得 FDA 批准提供了重要证据。

BLOSSOM 研究纳入了 4008 例存在肥胖相关并发症的超重或肥胖患者，随机分配氯卡色林 10 mg 每天 1 次（QD）、10 mg 每天 2 次（BID）或安慰剂治疗共 52 周。3 组体重下降分别为 4.7 kg、5.8 kg 和 2.9 kg，男性和女性受试者减重无差异，但在高加索人群中相较美国非洲裔和西班牙裔人群，前者减重更明显。达到 ≥ 5% 体重减轻的人数占比在氯卡色林 BID、QD 和安慰剂组中分别为 47.2%、40.2% 和 25%[6]。

BLOOM 研究对 3182 例患者进行了为期 2 年的研究，得出了相似结果[7]。BLOOM-DM 研究评估了 604 例 2 型糖尿病人群氯卡色林的安全性和有效性。氯卡色林组和安慰剂组体重下降分别约为 5 kg 和 1.6 kg。研究中氯卡色林 QD 组达到 ≥ 5% 体重减轻的人群为 45%（安慰剂组为 16%）。氯卡色林组中约一半患者达到 HbA1c < 7%，约为安慰剂组的两倍[8]。氯卡色林总体上耐受性较好，最常见的不良反应

---

* 译者注：2020 年 2 月美国 FDA 对氯卡色林发出安全性通告，氯卡色林虽然没有增加心血管风险，却可能增加肿瘤风险，包括胰腺癌、结直肠癌和肺癌。

为头痛、头晕和恶心。观察 2 年的结果显示氯卡色林不升高心脏瓣膜病的风险[6-8]。根据其药理机制，对于应用选择性 5 羟色胺再摄取抑制剂或 5 羟色胺去甲肾上腺素再摄取抑制剂的患者，处方氯卡色林时应警惕 5 羟色胺综合征发生的风险[6-8]。氯卡色林经 FDA 批准作为减重药物（Belviq®），而在几个月后欧洲市场入市申请被 EMA 驳回；氯卡色林的制药公司随后在欧洲市场撤回了其批准申请[9]。

23.4.3 托吡酯和芬特明合剂

托吡酯是一种获批适用于癫痫部分发作和全身强直 - 阵挛发作的抗癫痫药。其作用机制尚未被完全了解：它对钠通道电活动存在阻断作用，抑制谷氨酸受体、高压门控的钙通道和碳酸酐酶，促进 γ 氨基丁酸激活电流[10]。多年来，单用托吡酯显示出其减重作用。一项 meta 分析总结了 10 项 RCT（共纳入 3320 例受试者），结果提示患者应用托吡酯与安慰剂相比体重减轻平均 5.34 kg[10]。托吡酯耐受性较好，尤其是剂量在 ≤ 192 mg/d 时。患者常出现的不良反应为感觉异常，其他不良反应包括乏力、抑郁和记忆力障碍[10]。由于其致畸作用，托吡酯在孕期是禁用的[10]。

芬特明与托吡酯合剂（Qsymia®）在 2012 年经美国 FDA 批准用于肥胖的长期治疗[11]。然而由于该合剂缺乏心血管安全性的长期研究数据，它在欧洲两个不同的药物市场批准申请均未被通过[11]。如期间取得心血管预后临床研究数据时，制药公司应该会再次申请欧洲市场批准。

一系列 3 期临床研究评估了该药物的耐受性和安全性，包括 EQUATE、EQUIP 和 CONQUER 研究。

EQUATE 纳入 756 例受试者，为期 28 周，期间分别应用两种剂量的芬特明（7.5 mg 或 15 mg）、两种剂量的托吡酯（46 mg 或 92 mg）、两种剂量的芬特明 / 托吡酯合剂（PHEN/TPM）（7.5/46 mg 或 15/92 mg）或安慰剂。PHEN/TPM 15/92 mg 组体重减轻 9.2%，PHEN/TPM 7.5/46 mg 组为 8.5%，TPM 92 mg 组为 6.4%，TPM 46 mg 组为 5.1%，PHEN 15 mg 组为 6.1%，PHEN 7.5 mg 组为 5.5%，而安慰剂组为 1.7%。在应用合剂组，体重减轻达到 ≥ 10% 的患者占比是安慰剂组的近 6 倍[12]。

EQUIP 研究纳入 1267 例非 2 型糖尿病、BMI ≥ 35 kg/m^2 的受试者。他们随机分配应用 PHEN/TPM 15 mg/92 mg，PHEN/TPM 3.75 mg/23 mg 或安慰剂共 52 周。大剂量 PHEN/TPM 组体重减轻的百分比为 10.9%（−12.6 kg），小剂量 PHEN/TPM 组为 5.1%（−6 kg），而安慰剂组为 1.6%（−1.8 kg）。体重减轻 ≥ 5% 的患者占比分别为 70%、62% 和 21%[14]。随后 SEQUEL 研究作为该研究延长 1 年而进行了进一步观察：在第 2 年的治疗中体重减轻仍在继续，PHEN/TPM 15 mg/92 mg 组体重下降 10.5%，PHEN/TPM 3.75 mg/23 mg 组为 9.3%，而安慰剂组为 1.8%[15]。所有

研究中，15 mg/92 mg 组与安慰剂组相比均在腰围、收缩压和舒张压、空腹血糖、HbA1c、甘油三酯、LDL-C 和 HDL-C 出现显著改善。近期一项临床研究在糖尿病前期和（或）代谢综合征患者中评估了 PHEN/TPM 治疗对 2 型糖尿病和（或）心血管疾病进展的效果。受试者随机分配入安慰剂组、PHEN/TPM 7.5 mg/46 mg 组或 PHEN/TPM 15 mg/92 mg 组，为期 108 周。治疗周期后结果显示，2 型糖尿病的年发病率在 7.5/46 mg 组和 15/92 mg 组与安慰剂组相比分别下降了 70.5% 和 78.7%[16]。PHEN/TPM 治疗最常见的不良反应包括感觉异常、眩晕、味觉异常、失眠、便秘和口干。这些不良反应常见于应用大剂量和中等剂量时。既往诊断为严重抑郁症或有自杀意念的患者禁止应用 PHEN/TPM。然而这些临床研究中抑郁相关不良反应的发生率在 15/92 mg 组和安慰剂组中无显著差异[12-16]。大剂量 PHEN/TPM 组（56.1%）和安慰剂组（42.1%）相比可见静息心率轻度升高。该现象引起研究者对其心血管事件的长期影响的担忧。因此 PHEN/TPM 虽获批，但要求完成上市后研究以评估长期心血管安全性[17]。要求不能对近期或不稳定的心脑血管疾病患者处方该药物，并要求定期监测静息心率[17]。

综上，3 种减重药物目前经过批准用于肥胖的长期治疗：FDA 批准了奥利司他、Belviq 和 Qsymia，而欧洲仅批准了奥利司他。

23.5　非适应证的药物
23.5.1　氟西汀

氟西汀是一种选择性 5 羟色胺再摄取抑制剂，可作为减重的一种非适应证用药。在 6 项双盲安慰剂对照研究中，应用 12 ～ 20 周时体重下降最大约为 5 kg。许多研究显示氟西汀在肥胖 2 型糖尿病患者中能够改善血糖控制。然而多数 RCT 并未在 52 周时显示出氟西汀与安慰剂相比对体重的差异。氟西汀具有较好的安全性，已报道的不良反应均比较轻微且为一过性，主要包括头痛、无力、恶心、腹泻和嗜睡[18]。

23.5.2　二甲双胍

二甲双胍是一种降糖药物，在适应证外用于糖尿病前期和其他胰岛素抵抗状态，与安慰剂相比减轻体重约 2%。二甲双胍仅能导致较小的体重减轻，故很少单独用于肥胖的治疗，但由于其安全性极佳，当其他药物存在禁忌时二甲双胍是一个好的选择。二甲双胍也用于预防和阻止非典型抗精神病药物和情绪稳定剂应用期间的体重增加。一项 meta 分析评估了抗精神病药的体重增加作用，发现二甲双胍与安慰剂相比体重减轻约 3 kg[19]。

23.5.3 胰高血糖素样肽 1 类似物：利拉鲁肽和艾塞那肽

利拉鲁肽和艾塞那肽是胰高血糖素样肽 1 类似物（glucagon-like peptide-1，GLP-1），获批应用于 2 型糖尿病的治疗。

一项 meta 分析纳入了 21 项研究，共 6411 例受试者，发现在所有研究中 GLP-1 类似物均较对照组出现显著体重减轻（平均差异为 −2.9 kg）。利拉鲁肽可导致收缩压、舒张压和血清胆固醇水平下降，改善血糖控制和糖尿病前期的发病率（不同研究中为 84% ~ 96%）[20]。两项在肥胖非糖尿病患者中进行的 3 期临床研究，利拉鲁肽均取得了有前景的研究结果 [21-22]。利拉鲁肽最常见的不良反应为恶心和腹泻，多为轻微和一过性 [23]。

23.5.4 安非他酮

安非他酮被批准应用于抑郁症和戒烟的治疗。它能够抑制多巴胺和去甲肾上腺素的再摄取，以抑制食欲、造成轻度的体重减轻。一项包含 5 项临床研究的 meta 分析指出安非他酮平均减轻体重 2.8 kg[2]。其主要不良反应包括口干、失眠、焦虑和心悸，多数为轻微和一过性的 [2]。

23.5.5 纳曲酮

纳曲酮是一种高选择性的长效阿片受体拮抗剂，起初用于阿片类药物和酒精依赖的治疗。在既往毒品成瘾的治疗中，受试者在应用纳曲酮后出现了显著的减轻体重效果，但 RCT 中体重未见显著统计学差异 [2]。

23.5.6 唑尼沙胺

唑尼沙胺是一种抗癫痫药，也能导致体重减轻。一项为期 12 个月的 RCT 发现唑尼沙胺 400 mg 剂量与安慰剂相比可出现显著体重减轻（6.8% vs 3.7%），应用唑尼沙胺 400 mg 组中 54.7% 出现 ≥ 5% 的体重减轻 [24]。常见不良反应包括胃肠道反应、头痛、眩晕、嗜睡和乏力。

23.6 等待 FDA 再次评估的药物

23.6.1 安非他酮和纳曲酮合剂（Contrave）*

COR-I 研究纳入了 1742 例非糖尿病受试者，对安非他酮联合纳曲酮进行了为

---

* 译者注：利拉鲁肽和安非他酮 / 纳曲酮合剂（Contrave）在 2014 年获得 FDA 批准，2015 年获得欧洲 EMA 批准治疗肥胖。目前 2020 年在中国仍仅有奥利司他获准用于超重肥胖的药物治疗。

期 56 周的有效性评价。受试者随机分为：①纳曲酮缓释剂（sustained-release，SR）32 mg 联合安非他酮 SR 360 mg（SR32）；②纳曲酮 SR 16 mg 联合安非他酮 SR 360 mg（SR16）；③安慰剂。体重改变的平均值为安慰剂组 −1.3%，SR32 组 −6.1% 和 SR16 组 −5.0%[25]。随机、平行设计、安慰剂对照的 COR-Ⅱ 研究证明了该药物对肥胖相关心脏代谢危险因素的改善[26]。COR-Diabetes 是一项 56 周的纳入 505 例超重 / 肥胖 2 型糖尿病患者的 RCT，随机分配 SR32 或安慰剂治疗。SR32 组获得 ≥ 5% 的体重减轻的占比为 44.5%，而安慰剂组为 18.9%。血糖控制在治疗组也得到改善，平均 HbA1c 在治疗组较基线值下降了 0.6%，而安慰剂组下降 0.1%[27]。该合剂的常见不良反应为恶心、便秘、呕吐、眩晕、头痛和口干[27-28]。

纳曲酮和安非他酮合剂在等待 FDA 的批准。2010 年 12 月，FDA 顾问委员会投票支持该合剂的批准，但在 2011 年初又驳回了申请，要求进一步对心血管系统安全性的研究[17]。因此，一项 3 期 RCT（Light 研究）于 2012 年 7 月展开，目前仍在进行。该研究旨在评估纳曲酮 / 安非他酮在超重或肥胖、具有心血管疾病危险因素的患者中心血管预后，预计在 2017 年结束[17]*。

总结

鉴于既往不成功的研发经历，新型减重药物的研究近期已趋于减少。不同市场批准部门意见的不统一，无助于激励制药公司的研究。此外，一些肥胖患者临床研究设计方面的方法学问题限制着研究结果的统一和实际应用的转化，加剧了该方面研究的公共卫生问题。单药治疗常常出现较小的体重方面获益，而联合治疗的结果虽然在肥胖及其并发症中显示出更好的前景，但增加了严重不良反应的风险[28]。综上，长远来看应用药物治疗肥胖的理念似乎并不悲观；然而不懈坚持了解中枢及外周机制，了解能量稳态调控和大脑享乐通路调控，为将来开发出减重获益更持久且不良反应更少的药物，需要一直努力前行。

---

*译者注：在本书翻译期间至 2020 年 1 月，纳曲酮 / 安非他酮复合剂 3 期研究的心血管预后分析还没有最终结果发表，部分结果显示纳曲酮 / 安非他酮减重后再改善空腹血糖、甘油三酯、LDL 和减少腰围等心血管危险因素上有获益，但也明显增加腹痛、便秘、口干、头晕和头疼等副作用。

参考文献

1. Jensen MD, Ryan DH, Apovian CM et al (2013) AHA/ACC/TOS guideline for the management of overweight and obesity in adults. JACC. doi:10.1016/j.jacc.2013.11.004
2. Ioannides-Demos LL, Piccenna L, McNeill JJ et al (2011) Pharmacotherapies for obesity: past, current, and future therapies. J Obes 2011:179674. doi:10.1155/2011/179674, Epub 2010 Dec 12
3. Haddock CK, Poston WS, Dill PL et al (2002) Pharmacotherapy for obesity: a quantitative analysis of four decades of published randomized clinical trials. Int J Obes Relat Metab Disord 26:262–267
4. Hutton B, Fergusson D (2004) Changes in body weight and serum lipid profile in obese patients treated with orlistat in addition to a hypocaloric diet: a systematic review of randomized clinical trials. Am J Clin Nutr 80:1461–1468
5. Torgerson JSJ, Hauptman J, Boldrin MN et al (2004) XENical in the prevention of diabetes in obese subjects (XENDOS) study: a randomized study of orlistat as an adjunct to lifestyle changes for the prevention of type 2 diabetes in obese patients. Diabetes Care 27: 155–161
6. Fidler MC, Sánchez M, Raether B et al (2011) A one-year randomized trial of lorcaserin for weight loss in obese and overweight adults: the BLOSSOM trial. J Clin Endocrinol Metab 96:3067–3077
7. Smith SR, Weissman NJ, Anderson CM et al (2010) Behavioral Modification and Lorcaserin for Overweight and Obesity Management (BLOOM) Study Group, Multicenter, placebo-controlled trial of lorcaserin for weight management. N Engl J Med 363:245–256
8. O'Neil PM, Smith SR, Weissman NJ et al (2012) Randomized placebo controlled clinical trial of lorcaserin for weight loss in type 2 diabetes mellitus: the BLOOM-DM study. Obesity 20:1426–1436
9. Withdrawal of the marketing authorisation application for Belviq (lorcaserin). 2013. http://www.ema.europa.eu/docs/en_GB/document_library/Medicine_QA/2013/05/WC500143811.pdf
10. Kramer CK, Leitão CB, Pinto LC et al (2011) Efficacy and safety of topiramate on weight loss: a meta-analysis of randomized controlled trials. Obes Rev 12:338–347
11. European Medicine Agency (EMA), Questions and answers on the refusal of the marketing authorisation for Qsiva (phentermine/topiramate). 2012. EMA website, http://www.ema.europa.eu/docs/en_GB/document_library/Summary_of_opinion_Initial_authorisation/human/002350/WC500134085.pdf
12. Aronne LJ, Wadden TA, Peterson C et al (2013) Evaluation of phentermine and topiramate versus phentermine/topiramate extended-release in obese adults. Obesity 21:2163–2171
13. Allison DB, Gadde KM et al (2012) Controlled-release phentermine/topiramate in severely obese adults: a randomized controlled trial (EQUIP). Obesity 20:330–342
14. Gadde KM, Allison DB et al (2011) Effects of low-dose, controlled-release, phentermine plus topiramate combination on weight and associated comorbidities in overweight and obese adults (CONQUER): a randomised, placebo-controlled, phase 3 trial. Lancet 377:1341–1352
15. Garvey WT, Ryan DH, Look M et al (2012) Two-year sustained weight loss and metabolic benefits with controlled-release phentermine/topiramate in obese and overweight adults (SEQUEL): a randomized, placebo-controlled, phase 3 extension study. Am J Clin Nutr 95:297–308
16. Garvey WT, Ryan DH et al (2014) Prevention of type 2 diabetes in subjects with prediabetes and metabolic syndrome treated with phentermine and topiramate extended release. Diabetes Care 37:912–921
17. Di Dalmazi G, Vicennati V, Pasquali R et al (2013) The unrelenting fall of the pharmacological treatment of obesity. Endocrine 44:598–609

18. Li Z, Maglione M, Tu W et al (2005) Meta-analysis: pharmacologic treatment of obesity. Ann Intern Med 142:532–546
19. Mizuno Y, Suzuki T, Nakagawa A et al (2014) Pharmacological Strategies to Counteract Antipsychotic-Induced Weight Gain and Metabolic Adverse Effects in Schizophrenia: A Systematic Review and Meta-analysis. Schizophr Bull. Mar 17. [Epub ahead of print]
20. Visboll T, Christensen M et al (2012) Effects of glucagon-like peptide-1 receptor agonists on weight loss: systematic review and meta-analyses of randomised controlled trials. BJM 344:d7771. doi:10.1136/bmj.d7771
21. Astrup A, Rossner S, Van Gaal L et al (2009) NN8022-1807 Study Group, Effects of liraglutide in the treatment of obesity: a randomised, double-blind, placebo-controlled study. Lancet 374:1606–1616
22. Astrup A, Carraro R, Finer N et al (2012) Safety, tolerability and sustained weight loss over 2 years with the once-daily human GLP-1 analog, liraglutide. Int J Obes (Lond) 36:843–854
23. Lean ME, Carraro R, Finer N et al (2014) Tolerability of nausea and vomiting and associations with weight loss in a randomized trial of liraglutide in obese, non-diabetic adults. Int J Obes (Lond) 38:689–697
24. Gadde KM, Franciscy DM, Wagner HR et al (2003) Zonisamide for weight loss in obese adults: a randomized controlled trial. JAMA 289:1820–1825
25. Greenway FL, Fujioka K, Plodkowski RA et al (2010) Effect of naltrexone plus bupropion on weight loss in overweight and obese adults (COR-I): a multicentre, randomised, double-blind, placebo-controlled, phase 3 trial. Lancet 376:595–605
26. Apovian CM, Aronne L, Rubino D et al (2013) A randomized, phase 3 trial of naltrexone SR/bupropion SR on weight and obesity-related risk factors (COR-II). Obesity 21:935–943
27. Hollander P, Gupta AK, Plodkowski R et al (2013) Effects of naltrexone sustained-release/bupropion sustained-release combination therapy on body weight and glycemic parameters in overweight and obese patients with type 2 diabetes. Diabetes Care 36:4022–4029
28. Yanovski SZ, Yanovski JA (2014) Long-term drug treatment for obesity: a systematic and clinical review. JAMA 311:74–86

减重手术

Nicola Basso · Emanuele Soricelli · Giovanni
Casella · Alfredo Genco · Adriano Redler

24

24.1 引言

几十年来，肥胖已成为热门话题，占据世界各媒体的扉页。各种不同的原因导致发达国家和发展中国家都出现了肥胖的问题。美国因其富裕处在肥胖大国地位，而中国作为向西方化生活方式（骑车减少、汽车增多）快速转型的国家，总体人群中肥胖发病率迅速增加[1]。

肥胖显著降低预期寿命，体重与寿命呈负相关关系，对死亡率的影响相当于结肠癌和乳腺癌死亡率总和的 3 倍。肥胖与多种恶性疾病的风险增加相关；在美国和意大利，肥胖女性中乳腺癌风险和肥胖男性中前列腺癌风险为瘦体型人群的近 2 倍[2-3]。

饮食控制、心理疗法和药物等非手术治疗肥胖长期成功率不到 5%[4]，许多人会出现体重上下波动的"悠悠球现象"。在目前，减重手术是最有效的减重手段，可获得持续的多余体重减轻（excess weight loss，EWL），平均下降 61.2%，并显著改善并发症和延长寿命[5-6]。

24.2 腹腔镜与减重手术

20 世纪 80 年代末腹腔镜外科手术诞生。1991 年实现了第一例应用腹腔镜的减重手术[7]。此后，腹腔镜空前流行而持续地在全球推广开来，在患者和医师中均具有越来越强的依从性。目前，腹腔镜手术是外科减重手术的金标准，超过 90% 的减重手术均应用这一技术。

腹腔镜技术以疼痛轻，住院时间短和可见的疤痕小，康复时间短，广受患者推崇。对高危的肥胖患者来说术后早期恢复活动，早期恢复胃肠道功能，减少切口疝发生极为重要[8]。腹腔镜极大促进了减重手术的推广：在美国，应用腹腔镜之前手术量约 10000 例 / 年，近期应用腹腔镜后迅速超过 200000 例 / 年。

24.3 适应证

减重手术的适应证在全国[9]和国际学会[10-13]中均作出了规范。当 BMI > 40 kg/m^{2}或 > 35 kg/m^2 且存在并发症时定义为严重肥胖，如患者年龄在 18 ~ 55 岁则可建议应用减重手术治疗[14]。和其他代谢指标相比，BMI 仍是主要手术标准，而腰围在肥胖人群中也与死亡风险显著相关[15]。

禁忌证包括：

1．尝试药物等非手术治疗失败 < 5 年

2．严重精神心理疾病：抑郁症、进食障碍等

3．术后不能加入医疗随访

4．酒精和（或）药物依赖

5．严重内分泌疾病

6．患者不切实际的预期

7．患者无法接受手术的不良反应

8．肝硬化患者存在营养吸收不良的情况

将手术指征定在 BMI35 kg/m^2 和年龄 18 ~ 55 岁的标准，建立于 1991 年，截至目前出现的一些新的干预因素提示该指征可能需要更新。

24.3.1 I 级肥胖（BMI 30 ~ 34.9 kg/m^2）

越来越多的证据表明，肥胖相关并发症如 2 型糖尿病（type 2 diabetes mellitus，T2DM）、心血管疾病和肿瘤在 I 级肥胖的患者中风险增加[14]。多项随机对照临床研究（RCT）显示，非手术治疗（饮食控制、运动、药物治疗和行为疗法）对于 BMI 在 30 ~ 35 kg/m^2 范围的肥胖患者无法取得持续稳定的减重效果[17]。相反的是，一系列已发表的 RCT 和观察性研究发现 BMI < 35 kg/m^2 的患者进行减重手术，可获得与严重肥胖患者相似的预后改善，包括体重减轻、长期生活质量改善、医疗花费下降和并发症好转[18]。尤其是 2 型糖尿病在减重手术后出现显著改善，同样与非手术治疗相比心血管疾病花费也显著下降[19-20]。

24.3.2 青少年 / 老年人

减重手术的年龄限制（18 ～ 55 岁）无法满足越来越多的青少年肥胖人群和超过 60 岁的老年肥胖人群（占总人口的 10%，其中肥胖占 35%）的需要。

儿童和青少年肥胖患病率与心血管和代谢性疾病及认知功能障碍风险升高存在相关性[21]。手术治疗儿童青少年肥胖最主要担心的是如何处理好由复杂的手术干预引起的相关心理问题，以及术后长期代谢问题和术后的生长发育，这方面经验目前是缺乏的[22]。但既往文献证据显示支持经严格筛选的重度肥胖的青少年选择减重手术治疗。在该群体患者中，由于手术改善了肥胖相关并发症，因而提出早期干预的概念也适用减重手术治疗[23]。

老年人群中减重手术的可能获益仍在反复考量中。大量文献表明肥胖手术治疗与年轻人群相比，不仅安全性 / 并发症发生率和死亡率相似，而且也能长期改善肥胖相关并发症、生活质量和延长寿命[24]。

另一项支持减重手术适应证的观点是，越来越多的证据表明减重手术的代谢疾病方面获益不仅依赖于体重减轻和限制食物摄入。

"代谢手术"被认为似乎是治疗糖尿病的一种有效方法，目前学术界正在讨论是否需要把手术指征拓展放宽到单纯性肥胖（BMI 30 ～ 35 kg/m²）或超重（BMI < 30 kg/m²）的 2 型糖尿病患者中[25]。

24.4 术前准备

所有手术都有其并发症和死亡的风险，肥胖患者相关麻醉和手术风险更高。由于超重肥胖患者的特殊性，术前、术中和术后应由外科医师和包括内分泌科医师、内镜师、呼吸科医师、营养师、心理治疗师、麻醉科医师等组成的具有专业训练经验的团队对肥胖患者综合管理治疗，这一点至关重要。外科医师在团队中起核心作用，对总体预后负主要责任[27-28]。

术前准备，减重团队首先需评估患者手术适应证；评估治疗并发症；评估营养状况和心理状态。常规术前检查包括血液检查，心血管和呼吸功能评估，必要时进行睡眠监测，上消化道内镜检查和肝胆系统超声。术前准备中必需、重要的一环是知情同意书，麻醉和手术相关风险、短期和长期不良反应以及手术后的预期效果应非常明确地告知患者。

术后营养师将担负起患者饮食教育的主要责任，在糖尿病患者中内分泌科医师应根据患者的新变化及时调整药物治疗。

24.5　手术治疗

许多共识意见推荐 4 种标准术式，可调节胃束带术（adjustable gastric banding，AGB）、Roux-en-Y 胃旁路术（Roux-en-Y gastric bypass，RYGBP）、袖状胃成形术（sleeve gastrectomy，SG）和胆胰分流术（biliopancreatic diversion，BPD）[9-10,26]。由于还缺乏以证据为基础的数据，目前尚无适用于特殊患者的特殊术式；影响术式选择的因素可总结为如下三方面。

- BMI 和期望和（或）建议减轻的 EWL：不同术式对 EWL 减重强度不同，AGB 最弱，BPD 最强。
- 不同术式可能出现的并发症不同。
- 心理治疗师根据经验评估患者心理状况对随访和术后饮食方案可能的依从性。

另外，外科医师的手术经验是一项重要的考虑因素。

24.5.1　胃内球囊

介绍

胃石患者主要的不适是餐后饱胀感，因此早在 1921 年就提出应用胃内球囊（intragastric balloon，IB）技术减重。但到 1987 年当球囊器械技术进步后，该技术才用于某些超重 / 肥胖患者的治疗，并在全球范围推广[29]。IB 须通过内镜放置。目前存在多种类型的 IB，包括水填充式、空气填充式[30]，或通过内镜 - 手术联合技术将 IB 附着在腹壁上[31]。近期发展出一种吞咽式自主置入的球囊，无须经内镜置入，目前正在进一步研究其有效性[32]。

手术指征

IB 仅适合短期使用，应用于 BMI < 35 kg/m^2 且有肥胖相关并发症（例如心血管、整形或代谢性疾病等）患者，或 BMI > 35 kg/m^2 且拒绝进行减重手术的患者，或作为 BMI > 50 kg/m^2 患者为施行其他减重手术的前期减重治疗工具，IB 也可作为腹腔镜下可调节胃束带术前预测效果的一个手段。IB 术后需要在医师的直接指导下遵从特殊的饮食控制[33]。任何胃肠道手术史和严重精神心理疾病都是该手术的绝对禁忌证。

手术技术

生物肠溶膜胃内球囊（bioenterics intragastric balloon，BIB）由柔软透明的硅胶

球囊通过活瓣（放射线不能透过）连接至一个"位置"导管。在 BIB 置入前，须完善食管胃十二指肠内镜以除外食管裂孔疝（> 5 cm）、严重食管炎和（或）其他食管、胃和十二指肠疾病。在全麻或清醒镇静下，球囊被放置在贲门瓣膜下，然后注入 500 ～ 700 ml 生理溶液和重要的 10 ml 染色液（亚甲蓝）以利于早期发现是否存在球囊破裂或瓣周漏（表现为突然出现的蓝色尿液）。BIB 应在经内镜置入 180 天之内放气后取出。

作用机制

BIB 通过几种不同机制起到减重作用。

- 通过刺激胃壁压力感受器促进脑肠轴的饱腹感形成。这种作用在最初 2 ～ 3 个月尤其明显。
- 胃的电活动被抑制，导致胃窦口的机械性狭窄，进而延缓胃排空。
- 减少胃容积约 750 ml。
- 当患者不能依从饮食控制方案时会出现不适症状（恶心、呕吐、上腹痛）。

并发症

死亡率：0.1%

主要并发症

- 胃窦的球囊压力导致胃梗阻（0.5%）。可以对其进行保守治疗（置入鼻胃管）或取出球囊。
- 肠梗阻（0.1%）：球囊泄漏变扁从胃进入小肠后出现肠梗阻。这种情况需要手术取出球囊。
- 胃溃疡：建议取出 BIB。
- 胃穿孔（0.15%）：是最严重、可能出现危及生命的并发症。可发生于 BIB 放置早期或放置数月以后，以突发急性腹痛为主要表现。胃显著扩张、未发现的胃溃疡或既往胃手术史均为导致该并发症发生的原因。治疗方面需要手术干预。

少见并发症

- 不耐受（0.4%）：置入球囊后的不适感
- 食管炎（1.2%）：多为停用质子泵抑制剂导致

预后

体重减轻和并发症

　　意大利协作研究组的胃可调束带术和 BIB 的数据统计了 2515 例平均 BMI 为 44.4 kg/m² 的患者，在置入 BIB 6 个月后其 EWL 为 33±18.7%，BMI 下降 4.9± 12.7 kg/m²。并发症治疗和改善率分别为 44.3% 和 44.8%[34]。在超重人群（BMI 25～30 kg/m²）中，近期欧洲一项多中心研究 261 例受试者随访 6 个月和 3 年时，平均 EWL 分别为 55.6% 和 29.1%。随访 3 年时，合并高血压的百分比从基线时的 29% 下降至 16%，合并糖尿病者从 15% 降至 10%，脂代谢紊乱者从 20% 降至 18%，而高胆固醇血症者从 32% 降至 21%[35]。

失败率

　　50% 的 BIB 患者可能不会出现体重减轻，甚至还出现体重反弹。慎重选择适应证，排查贪食症者、嗜爱甜食者和合并重要心理问题的患者可降低治疗失败率。

优势

- 安全、非创伤性：内镜置入过程仅需约 12 分钟，可在门诊或一日住院完成。
- 多种适应证：胃内球囊既可用于单纯的减重治疗，也可作为严重肥胖患者手术干预之前的前序治疗（序贯治疗）。它也可检测患者对饮食干预治疗的依从性（BIB 试验）[33]。在初始治疗体重减轻 ≥ 15% 的患者、拒绝手术的或无法改善进食习惯（例如喜食甜食）的患者，可在取出第 1 个 BIB 后 30 天置入第 2 个 BIB。

24.5.2　可调节胃束带术

介绍

　　1986 年 Kuzmack 首次应用 AGB，将其作为减重手术的一种术式在世界范围内推广[36]。到 2008 年，腹腔镜下 AGB（laparoscopic AGB，LAGB）是仅次于 RYGBP 而位列第二常用的减重手术术式，尤其在欧洲和亚洲应用广泛，手术量约 150000 次 / 年。近期 LAGB 手术量已趋下降，主要由于腹腔镜下 SG（laparoscopic SG，LSG）术式的推广[37]（图 24.1）。

作用机制

　　LAGB 是一种单纯的限制性术式，通过增加束带管腔内囊压力，食物从近端胃小囊到胃远端的传输路径上增加传输难度。该术式通过刺激胃壁压力感受器而产生

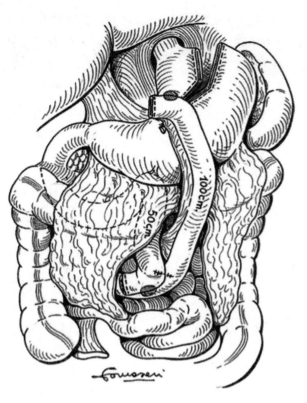

图 24.1 手术过程中首先在胃上端放置硅胶制的束带，以分隔出一个近端胃小囊（20 ~ 30 ml），胃小囊通过一个狭窄的孔与远端胃连接，束带内侧附有可调节的水囊。皮下注射泵通过腹内导管与束带相连，经皮下注射泵注入或抽出盐水，束带内容积可被增大或减小

早期、持续的饱腹感[38]。外科医师根据临床效果和患者感受的舒适度，通过皮下注射泵注入液体的量来调节束带内容积和食物限制的程度。意味着患者需在后续随访中具有较好的依从性，严格遵守饮食建议，这也是 LAGB 成功所必需的。术后首选固体食物，因为流食和半流食往往能量密度更高，且更容易通过束带而不增加囊内压。

并发症
- 死亡率：0.1% ~ 0.2%

主要并发症
- 滑脱（0.2% ~ 12.5%）：指的是胃壁近端通过束带滑脱。滑脱相关症状包括吞咽困难、呕吐、胃食管反流病（gastroesophageal reflux disease，GERD）。滑脱可经上消化道造影诊断，造影显示束带位置异常、胃小囊扩张。治疗方面可选择保守治疗（减小束带容积、禁食或流食、鼻胃管置入进行胃减压）。保守治疗不成功时须将束带取出。

- 糜烂（0 ~ 3.7%）：慢性糜烂时，束带会逐层穿透胃壁，直到胃小囊穿孔。临床表现较为多变，包括上腹痛、吞咽困难、体重反弹和皮下注射泵感染。治疗可选择腹腔镜下或腹腔镜联合内镜将束带取出。
- 束带并发症（高达 11%）：最常见的束带并发症为皮下注射泵感染、导管断裂或破裂。皮下注射泵感染可采取保守治疗或替换皮下注射泵；导管断裂或破裂可经腹部 X 线诊断，需手术治疗。

预后
减重方面

LAGB 多余体重减轻（EWL）为 40% ~ 50%，平均 BMI 可降低 10 kg/m^2。由于该术式常出现体重下降不足（insufficient weight loss，IWL）、体重反弹（weight regain，WR）或对"异物"的心理不耐受，故其失败率较高，远期预后受到影响。上述情况可能需要再修复手术。预后较好的患者多为 < 45 岁的年轻女性、BMI < 45 kg/m^2、无暴食症或嗜甜食者和随访依从性好的患者[39]。

并发症改善

LAGB 后高血压、阻塞性睡眠呼吸暂停综合征（obstructive sleep apnea syndrome，OSAS）和高脂血症改善率分别为 38.4%、94.6% 和 71.1%。T2DM 改善率 < 50%[40]。

优势

安全和易行：LAGB 操作简单，手术时间短（在手术量大的中心约 30min 即可完成），住院时间短（1 天或 2 天）。死亡率和术后并发症发生率非常低。

可逆性：该术式不涉及任何部位的切除或吻合，故通过简单的技术即可将胃恢复至原来的解剖结构。

缺点

- 失败率高：一系列研究中，LAGB 术后体重下降不足或反弹的发生率高达 30%。当减重失败，可选择补救措施（束带取出后改为 RYGBP 或 SG）以达到满意的减重。和初次 LAGB 术相比，补救手术的术后并发症发生率较高。
- 患者依从性：随访过程中较好的依从性和低热量饮食是 LAGB 成功的重要因素。因此选择合适的患者和对患者的教育极为重要。

24.5.3 腹腔镜下 Roux-en-Y 胃旁路术

介绍

胃旁路术（gastric bypass，GB）首先在 20 世纪 60 年代作为一种减重手术由 Mason 提出，他观察到 Billroth Ⅱ 手术（胃部分切除及胃空肠吻合术）后的患者均出现显著和持久的体重减轻[41]。此后，外科医师对这种术式进行了多方面调整，胃小囊容量的改变，Roux-en-Y 重建，滋养消化道长度的变化。1994 年 Wittgrove 首次应用腹腔镜进行该术式[42]。时至今日，腹腔镜 RYGBP（laparoscopic RYGBP，LRYGB）已成为世界范围内应用最多的减重手术术式，约占所有术式的 50%[37]（图 24.2）。

作用机制

RYGBP 通过减少能量摄入起到减重作用，其共同机制如下：胃小囊的限制作用（25 ～ 30 ml），减少饥饿感，通过促进神经激素分泌导致饱腹感的早期出现。RYGBP 抑制血清食欲刺激素（ghrelin）水平，升高多肽 YY（peptide YY，PYY）和 GLP-1 水平[43]。食欲刺激素（ghrelin）是一种促进食欲的激素，能够调节进食期

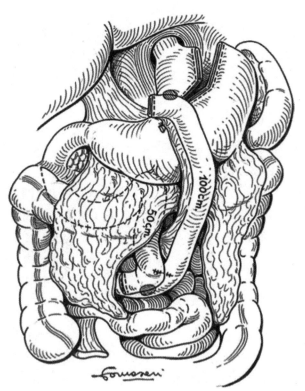

图 24.2 将胃截断后近端形成一个容量 25 ～ 30 ml 的胃小囊。从胃小弯侧的食管胃交接处向下 6 ～ 8 cm 左右截断，水平向胃大弯侧进行，而后垂直指向希氏角。空肠在屈氏韧带以下被截断，近端肠段（胆胰管）在距离胃空肠吻合处远端 75 ～ 150 cm 与滋养肠段相连。对于 BMI > 50 kg/m² 的患者应将滋养肠段延长至 300 cm，以达到一定程度的吸收不良促进减重。胃空肠吻合术既可以应用腹腔镜吻合器（线形或环形），也可以手工缝合

间的饥饿感，并参与体重的长期调节。旁路术通过"超驰抑制"的过程促进食欲刺激素下降。超驰抑制指的是将食物通路中旷置大部分胃后，会产生持续的信号，首先显著刺激食欲刺激素分泌，然后迅速耗竭。当部分消化的食物迅速通过回肠时，可促进小肠 L 细胞释放 GLP-1 和 PYY，进而导致早期出现的饱腹感[44]。

LSG 术后也被报道出现类似的上述神经内分泌激素改变，参与 LRYGB 改善糖尿病的机制。事实上，当食欲刺激素影响胰岛素分泌和胰岛素敏感性时，GLP-1 却促进了胰岛素分泌和胰岛 β 细胞分化，并通过抑制胰高血糖素分泌抑制肝糖输出[45]。

并发症

- 死亡率：0.2% ~ 0.4%

急性并发症（< 30 天）

- 吻合口瘘（2%）：多数情况下发生于胃空肠吻合口或胃小囊吻合边缘处。其发病机制可能与腹内液体积聚、血运缺乏或吻合口异常扩张有关。治疗方法可以选择保守治疗（经皮置管引流、肠外 / 静脉营养、广谱抗生素）。非包裹性积液导致系统性败血症或心血管系统不稳定为手术治疗指征。
- 出血（1.9%）：绝大多数出血来源于胃空肠吻合口处，可发生在胃肠道腔内或腔外。可应用介入治疗（栓塞）或内镜治疗。上述治疗无效时推荐应用手术治疗。

晚期并发症（< 30 天）

- 胃空肠吻合口狭窄（5%）：可经一次或多次内镜下扩张治疗。内镜治疗失败时，某些患者可考虑手术修复吻合口。
- 内疝（3.7%）：是 RYGBP 术后肠梗阻的最常见原因。其发病机制是初次旁路术时肠系膜缺损或不适当闭合，尤其是当滋养肠段跨过横结肠系膜以上时（跨结肠系膜重建）。内镜下疝修补术是可选择的治疗方式之一；然而肠管的粘连和扩张会使开腹手术的可能增加。

预后

体重减轻

已发表的研究显示在 15 年的随访中可减轻 60% ~ 70%EWL[40]。然而高达 20% 的 RYGBP 患者出现晚期减重失败或反弹（EWL < 50%）。

并发症改善

LRYGB 术后患者超过 75% 控制了其肥胖相关并发症。T2DM、高血压、高脂血症和 OSAS 分别改善了 83%、75%、93% 和 86%[40]。

优势

- 有效性和安全性：该术式有极具优势的临床预后，死亡率和并发症出现率低，故美国代谢和减重手术学会认为 LRYGB 是减重手术首选术式。
- GERD 改善：RYGBP 通过减少胃小囊的胃酸分泌、改道胆汁食管反流路径，进而改善食管反流症状。因此，在合并 GERD 和（或）食管裂孔疝的患者中，多数研究者会选择 LRYGB 术式而非 LAGB 或 LSG。此外，研究者认为 LRYGB 可改善 LAGB 或 LSG 术后经药物治疗未控制的患者的反流症状。

缺点

- 复杂性：LRYGB 技术上较难操作；现有文献显示安全和熟练的手术技术需 50 ~ 150 例手术经验积累。
- 治疗失败时尚无标准化的解决方案：LSG 手术失败的患者可考虑行二期 BPD 联合十二指肠转流术（BPD with duodenal switch，BPD-DS）或旁路术。与 LSG 手术失败的患者不同的是，LRYGB 手术后出现体重反弹或减重不足时尚无手术治疗策略的共识。目前已提出了不同种类的补救方案（例如重新测量或进行胃小囊束带，调整滋养肠段的长度），但这些方案均未得到已发表数据的支持。
- 存在一部分胃"盲端"：旁路术后的患者应被明确告知，由于手术后解剖结构的改变，胃的主要部分如胆管一样将难以在内镜下观察到。

24.5.4 腹腔镜下胆胰分流术

介绍

早在 20 世纪 70 年代，Scopinaro 开创性地以科学、系统的研究方法探索了以吸收不良作为治疗肥胖的方法，为一种全新的吸收不良型术式打下了病理生理学基础[46]。1976 年 Scopinaro 对一名严重肥胖患者进行了首例 BPD 手术。至今，从减重程度和改善肥胖相关疾病的角度来说，BPD 仍是最有效的减重手术术式[40]。为了降低 Scopinaro 式 BPD 术后并发症的高发生率，包括吻合口处消化性溃疡和吸收不良相关副作用，Hess 等在 1988 年将原有的 BPD 术式进行改良，成为了 BPD-DS

（见手术技术部分）[47]。根据国际肥胖与代谢疾病手术治疗联盟的调查，在 2011 年 BPD-DS 占世界范围内全部减重手术术式的 2.2%，且 BPD-DS 较 BPD 应用更广泛（5271 例 vs. 2324 例）[37]（图 24.3）。

作用机制

Scopinaro 式 BPD 和 BPD-DS 减轻体重和改善代谢的机制是显著减少小肠对食物的能量吸收。事实上，由于胆汁酸盐和食物仅在 50cm 共同肠段混合，脂肪的吸收仅在这短短的一段肠道完成。与之相反的是，蛋白质与淀粉类食物的吸收主要依靠小肠刷状缘的酶活性，在胃肠道吻合口与回盲瓣之间的全部小肠段均可完成。在胆胰分流术后，这种营养吸收模式的改变导致无论进食种类和数量，患者只吸收固定量的能量（约为男性 1700 kcal，女性 1400 kcal）。唯一的局限性在于单糖和双糖（包含于水果、糖果、牛奶、含糖饮料和酒精中）的吸收不受 BPD 手术的影

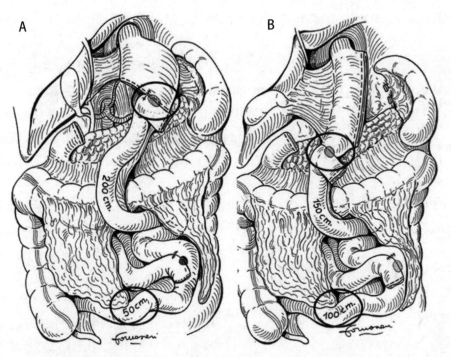

图 24.3 A．Scopinaro 式 BPD 应用线型吻合器将胃进行水平切除，遗留 300 ~ 400 ml 容量的胃。然后从回盲瓣至屈氏韧带方向 250 ~ 300 cm 处进行切开。近端肠管（胆胰肠段）在距离回盲瓣 50 cm 处吻合至回肠（共同肠段），而远端肠管（滋养肠段）吻合于残余胃。有时还同时行胆囊切除术。B．BPD-DS 术中胃切除为垂直状切除（袖状胃切除术）而非水平切除，十二指肠在距离幽门远端 2 ~ 3 cm 处切断，给幽门括约肌留下一定空间行十二指肠 - 空肠吻合术。共同肠段的长度为 100 cm，是 Scopinaro 术式的 2 倍

响[48]。与 Scopinaro 式 BPD 相比，BPD-DS 术式吸收不良效应稍弱，故减重作用和并发症改善率稍低，而其吸收不良相关的副反应发生率也较低。

BPD 具有很强的抗糖尿病作用，其机制不但与减少营养吸收和大量体重减轻相关，也与术后早期、持续的肠道激素分泌改变有关。研究发现 BPD 术后血清 PYY 和 GLP-1 水平显著升高，进而改善胰岛素敏感性和分泌。激素改变与将前肠（十二指肠和空肠）旷置于食物经过通路以外有关，也与半消化的食物快速到达回肠远端、刺激 L 细胞分泌活性有关。血清食欲刺激素水平在 Scopinaro 式 BPD 术后保持不变或升高，而在 BPD-DS 术后由于胃底被切除（袖状胃切除术）而出现显著下降[49]。

并发症
- 死亡率：0 ~ 2.7%

早期并发症（< 30 天）
- 出血和渗漏（2% ~ 4%）：既可出现于残余胃的吻合线处，也可能出现于十二指肠残端或吻合处（胃 - 回肠或十二指肠 - 回肠吻合口）。胃肠腔内和腔外均可能发生出血，但往往是自限性的。渗漏可予经皮置管穿刺引流的保守治疗。当出血量较大时，对栓塞治疗无反应、非包裹性渗漏或患者血流动力学不稳定时可予外科手术治疗。

晚期并发症（< 30 天）
- 消化性溃疡（3%）：常见于 ScopinaroBPD 术中的胃 - 回肠吻合口处。愈合过程中可能出现吻合口的纤维化、狭窄，后者可在内镜下扩张治疗。
- 营养缺乏（4% ~ 6%）：与手术的吸收不良效应有关。可选择的治疗方法是终身口服预防性剂量的铁、钙、维生素合剂。BPD-DS 术式中上述并发症少见。
- 蛋白质营养不良（1%）：是 BPD 术后最严重的晚期并发症。术后随访依从性差、低蛋白饮食和严重的吸收不良是该并发症的常见原因。蛋白质营养不良可经肠外营养和饮食干预改善。严重病例可行共同肠段延长修复手术或抑制吸收不良效应。

预后
体重减轻

BPD 术（Scopinaro 术式和 BPD-DS）有最强的减重效果，在长期随访中（最长达到 15 年）其 EWL 减少为 70%[40]。

并发症改善

BPD 术后，高血压、OSAS 和高脂血症的改善率分别为 83.4%、91.9% 和 99%[40]。

2 型糖尿病改善

几乎所有（97%）糖尿病患者在术后早期即可迅速停用所有降糖药物。病程长的糖尿病患者此术式后糖尿病长期缓解率较低，原因是胰腺 β 细胞功能受损。

优势

- 吸收不良效应可调节：由于 BPD 术的吸收不良效应与滋养肠段和共同肠段的长度有关，吸收不良效应的程度可通过调节滋养肠段、共同肠段或同时调节二者的长度而改变。
- 远期预后好：随访 > 15 年的研究提示 BPD 的临床预后很好，减重和并发症改善率在长期随访中持续存在。
- 可选择两步手术：在高危的极度肥胖患者中，BPD-DS 常分为两步序贯进行。首先行袖状胃切除术，在 6 ～ 12 个月后行 BPD-DS，这与仅一步完成 BPD-DS 相比死亡率和并发症发生率均降低。

缺点

- 复杂性和安全性：腹腔镜下 BPD 需要非常强的专业技术，包括部分胃切除术（水平或垂直）和两处吻合术（胃 - 回肠或十二指肠 - 空肠，以及空 - 回肠）。此外，BPD-DS 中还需在距幽门 2 ～ 3cm 处切开十二指肠。尽管其死亡率和并发症发生率尚可接受，但较其他减重手术术式仍偏高。
- 副反应：BPD 后患者会感受到吸收不良相关症状的出现，包括每日排泄次数高达 10 次的腹泻、排便腐臭味、营养缺乏和腹胀。当副作用过于严重时会影响患者的生活质量，甚至可能需要手术矫正。

24.5.5 袖状胃切除术

介绍

LSG 起初作为 BPD-DS 术式中吸收不良型综合术式的一部分 [47]。在 2000 年代早期，Micheal Gagner 提出了两步术式，首先进行 LSG，然后间隔平均 12 个月后再行 BPD-DS，和一步式 BPD-DS 术式相比能够减少较高的死亡率和并发症发生率 [50]。第一步的 LSG 术可带来减重和并发症改善的较好预后，鼓励了越来越多的外科医师将 LSG 作为一种独立的减重手术术式，在 2009 年美国代谢和减重手术学会 ASMBS

提出了立场声明，将 LSG 作为一种获批准的减重手术术式 [51]。目前 LSG 是手术量增长率最快的减重手术术式，也是世界范围内仅次于 RYGBP 的第二手术量的术式 [37]（图 24.4）。

作用机制

既往认为 LSG 术后的体重减轻仅与能量限制作用有关。然而研究发现胃底切除和胃的快速排空均促进了神经内分泌激素的显著改变。胃底切除显著降低血液循环中的食欲刺激素水平，该激素与食欲相关；同时食物进入小肠，食物介导刺激小肠 L 细胞 GLP-1 和 PYY 释放显著增加，而增加饱腹感。上述改变在术后 1 年持续存在，提示 LSG 不仅是限制型术式，更存在食欲控制机制 [52]。这些神经内分泌激素也叫做肠促胰素（肠降血糖素），与 LSG 的抗糖尿病作用相关。事实上食欲刺激素通过抑制胰岛素敏感的激素（脂联素），阻断肝胰岛素信号传导通路，抑制胰岛素分泌；GLP-1 和 PYY 在改善胰岛素分泌和敏感性的同时抑制胰高血糖素分泌，进而降低肝糖输出。LSG 术后 72 小时，在没有任何体重下降，且没有食物通过滋养肠段的时候，血清 PYY 和 GLP-1 即出现显著升高。这些早期改变与迅速改善的血糖稳态有关，提示该术式存在一种内源性神经内分泌调节机制而形成了"胃源性假

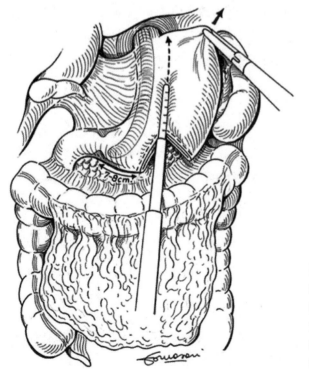

图 24.4 LSG 术式在腹腔镜下应用线型吻合器切除胃体和胃底。用探条支撑，沿着胃小弯切除，确定残余胃容量（60 ~ 100 ml）。吻合口用支撑材料或可吸收缝线加固，以降低出血或渗漏等术后并发症风险

说"。由于泌酸细胞量显著下降，胃酸产生减少，刺激 SG 手术未干预的胃窦黏膜迷走神经反射，进而分泌胃泌素释放肽，刺激 GLP-1 早时相分泌高峰的出现[53]。

并发症

- 死亡率：0.1% ~ 0.5%

术后主要并发症

- 出血（1% ~ 2%）：常在术后 24 ~ 48 小时内发生。可予介入治疗，或在某些情况下开腹或腹腔镜手术探查治疗。
- 胃渗漏（0 ~ 7%）：是最令人担心的并发症。它常发生于术后 7 天以内（急性渗漏）或术后 1 ~ 6 周（早期渗漏）；更迟发的渗漏比较少见。90% 的情况下，渗漏发生于胃吻合线的上部，提示缺血可能参与其发病机制。治疗方面，多为非手术治疗（经皮穿刺引流腹腔内积液，内镜下防治支架治疗和肠外营养治疗）。未包裹、有症状的渗漏积液合并全身感染和血流动力学不稳定是手术治疗指征。
- 狭窄（0.6%）：常发生于袖状胃的胃体 - 胃窦移行处（角切迹）。保守治疗失败时，可选择 RYGBP 重建术。
- GERD（6.5%）：已发表的数据显示，是否将 GERD 和（或）食管裂孔疝作为 LSG 术的禁忌证尚无一致意见。然而在 LSG 术中行食管裂孔疝修补术对 GERD 的预后存在获益：LSG 术中需要常规探查食管裂孔区解剖结构[54]。

预后
体重减轻

近期一项共识峰会统计了 46000 例 LSG 手术数据，在 6 年的随访过程中平均 EWL 下降约 50%。远期的体重反弹数据尚不充足，存在争议[55]。

并发症改善

LSG 术后高血压、OSAS 和高脂血症的缓解率分别为 15% ~ 93%、39% ~ 100% 和 5% ~ 75%[55]。

T2DM 改善

多项研究发现 LSG 术后 T2DM 的长期缓解率为 60% ~ 80%[56-58]。糖尿病病程长（> 10 年）是长期缓解的重要预后不良因素[59]。

优势

- 简便易行：LSG 操作相对简单，不涉及吻合术，学习周期较短（50 例），手术时间和 LRYGBP、BPD 相比较短（约 60min）。然而该术式存在技术方面问题，例如完全的胃底切除和准确的食管裂孔区域探查是成功 LSG、切除适宜部分胃的重要基础。
- 有效性和安全性：LSG 减重和并发症改善的临床预后与 RYGBP 类似，术后主要并发症发生率较 RYGBP 和 BPD 更低，但主要并发症发生率下降无统计学意义。
- 无需假体且没有胃盲区：LSG 不涉及置入假体，且和 RYGBP 不同的是，全部残余胃腔均可在内镜下探查。
- 对减重失败的病例可行标准化处理：和 RYGBP 术后减重失败不同，LSG 术后体重下降不足或反弹的可以再进行标准化治疗，包括二期 BPD-DS 手术或转为 RYGBP 术。

缺点

- 吻合线渗漏：该情况治疗非常复杂，治疗时间长，需要包括介入科医师、内镜医师、营养师和感染科专家的多学科密切合作。治疗时机是预后重要因素；事实上越早诊断，保守治疗的可能性和成功率越大，越能够避免难度大且常不成功的二次手术治疗。
- 长期预后：多数关于 LSG 的临床研究随访时间为 5 ~ 6 年。少数研究随访了更长时间（长达 8 ~ 9 年），虽然样本量小，但其 EWL 和并发症改善方面的结果肯定了其较好的预后[55-56]。

24.6 预后

瑞典肥胖研究（Swedish Obesity Study，SOS）是一项长期、前瞻性对照研究，纳入了超过 2000 例减重手术患者和超过 2000 例匹配的肥胖患者作为对照组。主要终点是两组间死亡率的差异，次级终点是心血管疾病、糖尿病发生率、健康相关生活质量和胆道疾病[60]。

随访 10 年和 20 年时，体重下降在手术组为 25%，对照组为 0。随访 16 年时，SOS 研究发现手术组的全因死亡率（8%）较对照组（12.5%）显著下降。此外，减重手术显著改善了糖尿病、心血管疾病、肿瘤和生活质量。另一项临床研究纳入了更大的样本量（7925 例患者 / 组），平均随访 7.1 年时，手术组（RYGBP）全因死亡率与匹配的严重肥胖对照组患者相比下降 40%[61]。糖尿病（–92%）和癌症

（-60%）的死亡率下降尤为显著。

24.6.1 患者满意程度

患者满意程度是评价减重手术效果的重要指标。生活质量（quality of life，QoL）和心理社会功能的改善是减重手术的重要治疗目的，需积极追求和评估。获得患者满意的很重要的一点是全面和详尽的知情同意。患者需对手术效果、可能出现的副作用进行全面了解，最重要的是对术后预期一定要符合实际，以避免失望和抑郁。

虽然生活方式干预能改善重度肥胖患者的健康相关生活质量（health-related QoL，HRQoL），但是减重手术对这些患者的健康状况有更大的影响。

在减重和心理调节方面，手术治疗结果明显好于那些积极参与减肥项目的人群，这些项目包括大量体力锻炼、行为调整和营养干预[62]。

多项研究应用简明治疗预后评价表 36（Medical Outcomes Survey Short Form 36，SF-36）和代谢预后分析报告系统（Bariatric Analysis and Reporting Outcome System，BAROS）总结分析了 AGB、LSG 和 RYGBP 术后患者的 QoL[63]。无论哪种术式的减重手术与对照组肥胖患者相比，在 HRQoL 的五方面（身体、精神、情感、肥胖相关症状和症状性抑郁）均得到了极为明显的改善。

在一项纳入了 83 例 LSG 术后患者的研究中，90% 患者 BAROS 评分为"好"到"优秀"。SF-36 中，"身体机能"和"总体健康认知"仅在 EWL > 50% 的患者与 EWL < 50% 的患者相比得到了明显改善，提示体重下降并非影响预后的唯一因素[64]。

健康的性生活是患者满意度的组成之一，但较少被评估。近期一项前瞻性队列研究对减重手术患者（85 例 RYGBP 和 21 例 ABG）进行了 2 年随访，女性患者在整体性功能和某些特定方面性功能均有显著改善，同时她们的生活质量、自我体型评价和抑郁症状均得到改善[65]。

24.6.2 糖尿病与"代谢手术"的争论

"代谢手术"的概念由 Rubino 提出，定义为"以治疗糖尿病（糖尿病手术）和代谢异常（包括肥胖）为目的的胃肠道手术"[66]。代谢手术这一名词描述了治疗代谢性疾病的手术操作，尤其是 2 型糖尿病，其作用机制部分独立于体重减轻，综合了传统术式（AGB、RYGBP、SG、BPD）和针对代谢作用的新术式：十二指肠 - 空肠旁路术（duodenojejunal bypass，DJB），小型胃旁路术（mini-gastric bypass，MiniGBP），回肠插补术 +SG 等。

第一届糖尿病手术峰会于 2007 年在罗马举行[67]。2008 年，美国糖尿病协会

（American Diabetes Association，ADA）的声明中提到了糖尿病手术治疗[68]。2011 年，国际糖尿病联盟（International Diabetes Federation，IDF）的声明认为手术是 BMI 30 ~ 35kg/m² 的 T2DM 患者可选择的治疗方法之一[69]。尽管许多国际学会的官方立场证实了他们对手术治疗代谢综合征和 T2DM 潜力的关注，但将手术看成是"特殊的糖尿病治疗方法"是否合适，以及减重手术代谢方面的"体重减轻以外"获益机制仍在讨论中[70]。

对照研究对比了肥胖糖尿病患者中 4 种标准手术术式（AGB、RYGBP、SG、BPD）和传统或强化药物治疗的效果[71-75]。在手术组中，体重减轻和血糖控制与药物治疗对照组相比得到了显著改善。长期随访的非对照研究中，T2DM 缓解率在 AGB 术后 5 年达到 36.5%[76]，BPD 术后 10 年为 97%[77]，RYGBP 术后 6 年为 65%[78]，而 SG 术后 5 年可达 75%[79]。

表 24.1 总结了 RCT 中手术对代谢综合征的作用。

因此，2011 年 IDF 声明中总结认可："减重手术是 2 型糖尿病和肥胖有效且成本效益佳的治疗方法，安全性也值得肯定。减重手术应加入 2 型糖尿病治疗的路径中。"[69]

24.6.3　终极"战役"

肥胖，通常与高血压、糖尿病、脂代谢紊乱、睡眠障碍和轻度炎症反应相关，是重要的心血管危险因素，能够预测心脏不良事件和早期死亡[80-82]。

心血管疾病和恶性肿瘤是重度肥胖患者的主要死亡原因[83]。

肥胖可导致心脏结构和功能改变，尤其是左室壁增厚、左室体积和内径扩大，即"肥胖相关性心肌病"[84-87]。

许多研究者发现减重手术无论哪种术式，均在随访 2 ~ 10 年时明显改善心血管危险因素[88-89]。

Torquati 观察到，手术组和对照组相比 10 年 Framingham 冠心病事件风险评分显著下降，手术组为 2.7%，对照组 5.4%[90]。Heneghan 回顾了 52 项研究，共 16 867 例患者，发现手术组患者 Framingham 风险评分下降了 40%[91]。

心血管风险评分下降与减重手术对肥胖并发症的改善作用有关，包括高血压和糖尿病等；而一些研究者发现其中存在独立于改善并发症的机制[92]。

心脏结构，尤其是左室结构受到减重手术影响，出现心室重构并改善心功能。超声心动图是一种无创、可重复、可靠的监测左心室结构改变的检查，可用于减重手术后心室重构的评估。明确的结果表明左心室体积的下降和扩张与体重下降呈线性关系[93-96]。

表24.1 对比手术和药物治疗对T2DM和心血管危险因素的影响的随机对照临床研究

作者	年份	术式	患者例数（手术 vs. 药物）	平均 BMI	研究时间（年）	随访后 T2DM 缓解率 (%)		随访后平均血糖 (mg/dl)		随访后平均 HbA1c (%)		随访后平均 HDL (mg/dl)		随访后平均甘油三酯 (mg/dl)		手术组停用降压药 (%)
						手术	药物	手术	药物	手术	药物	手术	药物	手术	药物	
Dixon[71]	2008	AGB	30 vs.30	37	2	73	13	105	139	6.0	7.2	59	50	118	186	70%
Mingrone[72]	2012	GBP+BPD	40 vs.20	45	2	75（GBP）95（BPD）	0	86	141	5.6	7.7	42（GBP）57（BPD）	41	102（GBP）85（BPD）	169	80%（GBP）85%（BPD）
Ikramuddin[73]	2013	GBP	60 vs.60	34.5	1	44[a]	9[a]	111	153	6.3	7.8	50	42	104	182	–
Liang[74]	2013	GBP	31 vs.36	30.5	1	99	0	–	–	6.0	8.1	47	32	142	310	药物种类 −2.8天/人
Schauer[75]	2014	GBP+SG	100 vs.50	36	3	38（GBP）[b] 24（SG）[b]	5[b]	103	132	6.8	8.4	60	49	103	121	42%

AGB, 可调节胃束带术; SG, 袖状胃切除术; GBP, 胃旁路术; BPD, 胆胰分流术
a. HbA1c < 6.0%; b. 血糖控制（无论是否应用药物治疗，HbA1c ≤ 6.0%）

心血管风险下降和心室重构可能使心血管疾病死亡率显著下降。一项大规模队列研究比较了 7925 例 RYGBP 手术患者和匹配的对照组患者，Adams 证明了在手术后随访 10 年心血管死亡率下降 56%[61]。

Christou 对比了 1035 例手术患者和 5746 例匹配的肥胖对照组患者。手术队列在随访 5 年时死亡率为 0.68%，而对照组为 6.17%[97]。

SOS 研究中，平均随访时间为 10.9 年，手术组与非手术对照组相比，其全因死亡率的风险比是 0.71。心血管死亡率同样也降低了，手术组心血管死亡率为 1.4%，而对照组为 2.4%[98]。

总之，在超过 10 年的随访中，肥胖患者行减重手术可降低心血管疾病风险，改善心脏结构，进而使死亡率下降[99]。

尽管目前尚缺乏死亡率作为终点的 RCT，进行了这方面大量文献的系统性综述的研究者认为"减重手术对远期心血管疾病风险存在显著获益"[100]。

目前看来，减重手术有能力在对抗肥胖流行的"终极战役"中获胜。

多项研究总结的大量数据显示减重手术对大多数肥胖相关并发症显著获益，降低死亡率、改善生活质量和减少并发症是主要目标，而达到 EWL 甚至被认为是一种"额外获益"。

24.7　肠道菌群

肥胖及其并发症的发病机制中，肠道菌群的参与近期得到了广泛研究。

我们知道胃肠道是一个复杂而微妙平衡的生态系统，其中定居着 10^4 个、重达 1 ~ 1.5kg 的细菌（肠道菌群），包含超过 300 万种基因（微生物组），是人类基因组的 100 倍，即形成微生物群器官[101]。正常状态下，肠道菌群和人类宿主处于和谐的共生关系中。当平衡被打破（菌群失调），不良反应随之出现[102]。

近期研究强调了肠道菌群在肥胖和代谢综合征发病机制中的作用。相关讨论包括：糖尿病和肥胖患者与瘦体型人群相比易出现菌群失调；肠道菌群中的某些成分（例如脂多糖）在糖尿病和肥胖中起到有害作用；肥胖和代谢综合征患者中，饮食参与调节肠道微生物组、菌群成分和功能[103-108]。实验室和临床研究发现肥胖人群和瘦体型人群相比，肠道菌群中厚壁菌门占比增多，拟杆菌门占比减少[105,107]。肥胖人群的肠道菌群能通过发酵作用吸收食物中的剩余能量，将无法消化的碳水化合物转化为单糖和短链脂肪酸（short-chain fatty acids，SCFA），进而促进脂肪贮积[109]。此外，肠道菌群能够升高肠壁对脂多糖的通透性，介导低度炎症反应（代谢性内毒素血症），降低胰岛素敏感性，最终导致代谢综合征。代谢综合征的两种驱动因素即能量过剩和肠道通透性增加，均与肠道菌群失调有关[110]。

抗生素或益生元能够升高双歧杆菌种的占比，降低小肠壁通透性，减少内毒素血症，从而改变小肠菌群，抑制肥胖和糖代谢异常的发展[111]。益生元能够减轻小鼠体重和减少脂肪组织，在大鼠中显示出延缓糖尿病进展的作用[112]。

近些年越来越多的证据表明减重手术介导的肠道菌群改变在其减重机制中起重要作用。

减重手术可使体重快速下降，减少脂肪组织形成，改善糖代谢。这些效应不仅与手术减少能量摄入或吸收有关，也可能影响消化道的重建，参与代谢相关预后，但具体机制仍不明确。

初步资料提示减重手术（RYGBP）能够影响肠道菌群的组成。上述效应可能由解剖结构改变导致，也可能与环境和系统因素有关（应用抗生素、饮食改变、咀嚼时间延长、通过消化道时间改变、胃酸分泌减少、肠道 pH 改变和肠肝循环）[113-114]。

一个很重要的疑问：减重手术后肠道菌群发生变化在代谢改善中是作为一个重要始动因素还仅仅是一个附加现象。

Liou 等近期一篇文章显示小鼠经减重手术（RYGBP）后肠道菌群改变，通过灌胃或灌肠将肠道菌群转输到其他未手术的小鼠，观察到类似宿主的表现，模拟出手术后代谢改变效应，出现体重下降和代谢综合征指标的改善，进一步证明了肠道菌群直接参与减重手术作用机制[115]。

Vrieze 等发现将健康瘦体型人群的肠道菌群转移至非病态肥胖的代谢综合征患者中，可观察到改善肝脏和外周组织胰岛素抵抗，降低空腹血脂水平[116]。

上述发现提示肠道菌群可能在减重手术后糖脂代谢的改变中发挥作用，为肥胖和肥胖相关并发症提供了一种极具前景的新治疗可能，以对抗糖尿病肥胖的流行。

需要说明的，是虽然肠道菌群的功能已在小鼠和大鼠试验中得到了充分研究和证明，目前在临床实践中仍亟须进一步研究证实。

总结

目前我们这一代人面临着新的流行病种类："全球肥胖症"和"糖胖病"。如今，手术被认为是最有效、成功率最高、获益时间最长的治疗方法。在所有 RCT 中，随访时间 1～5 年，减重手术患者在 EWL 方面较非手术药物治疗对照组获益明确。这些结果在一些随访时间更长，长达 15～20 年的非对照研究中也得到了确认。减重手术对肥胖并发症尤其 T2DM 的作用也得到同样的结论。减重手术后血糖迅速改善，这种现象引起了全世界外科医师和糖尿病医师的重视，在世界范围内掀起了研究新热潮：代谢手术治疗。

我们需要范围更广、病例数更多、随访时间更长的研究；目前减重手术是更有前景的治疗手段。

21世纪的一代人，在历史上首次面临着空前的健康威胁，我们的预期寿命与上代人比更短。里程碑式的 SOS 研究提示减重手术与非手术患者相比能够带来死亡率的显著下降，提出了一种避免这种健康威胁、探究新治疗方法的可能性。

参考文献

1. Stevens GA, Singh GM, Lu Y et al (2012) National, regional, and global trends in adult overweight and obesity prevalences. Popul Health Metr 10(1):22
2. Calle EE, Rodriguez C, Walker-Thurmond K, Thun MJ (2003) Overweight, obesity, and mortality from cancer in a prospectively studied cohort of U.S. adults. N Engl J Med 348(17): 1625–1638
3. Boru C, Silecchia G, Pecchia A et al (2005) Prevalence of cancer in Italian obese patients referred for bariatric surgery. Obes Surg 15(8):1171–1176
4. Stamler R, Stamler J, Grimm R et al (1987) Nutritional therapy for high blood pressure. Final report of a 4-year randomized controlled trial-the hypertension control program. JAMA 257:1484–1491
5. Sjostrom L, Lendroos A, Peltonen M et al (2004) Lifestyle, diabetes, and cardiovascular risk factors 10 years after bariatric surgery. N Engl J Med 351(26):2683–2693
6. Maggard MA, Shugarman LR, Suttorp M et al (2005) Meta-analysis: surgical treatment of obesity. Ann Intern Med 142(7):547–559
7. Broadbent R, Tracey M, Harrington P (1993) Laparoscopic gastric banding: a preliminary report. Obes Surg 3(1):63–67
8. Reoch J, Mottillo S, Shimony A et al (2011) Safety of laparoscopic vs open bariatric surgery: a systematic review and meta-analysis. Arch Surg 146(11):1314–1322
9. Società Italiana di Chirurgia dell'Obesità e delle malattie metaboliche (2008) Linee guida e stato dell'arte in Chirurgia bariatrica e metabolica in Italia. www.sicob.org/00_materiali/attivita_linee_guida.pdf
10. Sauerland S, Angrisani L, Belachew M et al (2005) Obesity surgery: evidence-based guidelines of the European Association for Endoscopic Surgery (EAES). Surg Endosc 19(2):200–221
11. SAGES Guidelines Committee (2009) SAGES guideline for clinical application of laparoscopic bariatric surgery. Surg Obes Relat Dis 5(3):387–405
12. International Federation for the Surgery of Obesity (1997) Statement on patient selection for bariatric surgery. Obes Surg 7(1):41
13. American Society for Bariatric Surgery. Society of American Gastrointestinal Endoscopic Surgeons (2000) Guidelines for laparoscopic and open surgical treatment of morbid obesity. Obes Surg 10(4):378–379
14. Hubbard VS, Hall WH (1991) Gastrointestinal surgery for severe obesity. Obes Surg 1(3):257–265
15. Cerhan JR, Moore SC, Jacobs EJ et al (2014) A pooled analysis of waist circumference and mortality in 650,000 adults. Mayo Clin Proc 89(3):335–345
16. Guh DP, Zhang W, Bansback N, Amarsi Z, Birmingham CL, Anis AH (2009) The incidence of co-morbidities related to obesity and over-weight: a systematic review and meta-analysis. BMC Public Health 9:88

17. Avenell A, Brown TJ, McGee MA et al (2004) What interventions should we add to weight reducing diets in adults with obesity? A systematic review of randomized controlled trials of adding drug therapy, exercise, behaviour therapy or combinations of these interventions. J Hum Nutr Diet 17:293–316

18. ASMBS Clinical Issues Committee (2013) Bariatric surgery in class I obesity (body mass index 30–35 kg/m². Surg Obes Relat Dis 9(1):e1–e10

19. Lee WJ, Chong K, Ser KH et al (2011) Gastric bypass vs sleeve gastrectomy for type 2 diabetes mellitus: a randomized controlled trial. Arch Surg 146:143–148

20. Abbatini F, Capoccia D, Casella G, Coccia F, Leonetti F, Basso N (2012) Type 2 diabetes in obese patients with body mass index of 30–35 kg/m²: sleeve gastrectomy versus medical treatment. Surg Obes Relat Dis 8:20–24

21. Zhang Z, Kris-Etherton PM, Hartman TJ (2014) Birth weight and risk factors for cardiovascular disease and Type 2 diabetes in US children and adolescents: 10 year results from NHANES. Matern Child Health J 18:1423–32

22. Iqbal CW, Kumar S, Iqbal AD, Ishitani MB (2009) Perspectives on pediatric bariatric surgery: identifying barriers to referral. Surg Obes Relat Dis 5:88–93

23. Inge TH (2006) Bariatric surgery for morbidly obese adolescents: is there a rationale for early intervention? Growth Horm IGF Res 16(Suppl A):S15–S911

24. Dorman RB, Abraham AA, Al-Refaie WB, Parsons HM, Ikramuddin S, Habermann EB (2012) Bariatric surgery outcomes in the elderly: an ACS NSQIP study. J Gastrointest Surg 16(1):35–44

25. Cohen R, Pinheiro JC, Schiavon CA, Salles JE, Wajchenberg BL, Cummings DE (2012) Effects of gastric bypass surgery in patients with type 2 diabetes and only mild obesity. Diabetes Care 35:1420–1428

26. Buchwald H, Consensus Conference Panel (2005) Bariatric surgery for morbid obesity: health implications for patients, health professionals, and third-party payers. J Am Coll Surg 200(4):593–604

27. Statement by the American College of Surgeons (2000) Recommendations for facilities performing bariatric surgery. Bull Am Coll Surg 85(9):20–23

28. Collazo-Clavell ML, Clark MM, McAlpine DE et al (2006) Assessment and preparation of patients for bariatric surgery. Mayo Clin Proc 81(10 suppl):S11–S17

29. Yang Y, Kuwano H, Okudaira Y, Kholoussy AM, Matsumoto T (1987) Use of intragastric balloons for weight reduction. An experimental study. Am J Surg 153(3):265–269

30. Lecumberri E, Krekshi W, Matía P et al (2011) Effectiveness and safety of air-filled balloon Heliosphere BAG® in 82 consecutive obese patients. Obes Surg 21(10):1508–1512

31. Gaggiotti G, Tack J, Garrido AB Jr, Palau M, Cappelluti G, Di Matteo F (2007) Adjustable totally implantable intragastric prosthesis (ATIIP)-Endogast for treatment of morbid obesity: one-year follow-up of a multicenter prospective clinical survey. Obes Surg 17(7):949–956

32. Mion F, Ibrahim M, Marjoux S et al (2013) Swallowable Obalon® gastric balloons as an aid for weight loss: a pilot feasibility study. Obes Surg 23(5):730–733

33. Genco A, Lorenzo M, Baglio G et al (2014) Does the intragastric balloon have a predictive role in subsequent LAP-BAND® surgery? Italian multicenter study results at 5-year follow-up. Surg Obes Relat Dis 10:474–8

34. Genco A, Bruni T, Doldi SB et al (2005) BioEnterics Intragastric Balloon: the Italian experience with 2,515 patients. Obes Surg 15(8):1161–1164

35. Genco A, López-Nava G, Wahlen C et al (2013) Multi-centre European experience with intragastric balloon in overweight populations: 13 years of experience. Obes Surg 23(4):515–521

36. Kuzmak LI, Yap IS, McGuire L, Dixon JS, Young MP (1990) Surgery for morbid obesity. Using an inflatable gastric band. AORN J 51(5):1307–1324

37. Buchwald H, Oien DM (2013) Metabolic/bariatric surgery worldwide 2011. Obes Surg 23(4):427–436

38. O'Brien PE, Dixon JB (2003) Laparoscopic adjustable gastric banding in the treatment of morbid obesity. Arch Surg 138(4):376–382

39. Angrisani L, Di Lorenzo N, Favretti F et al (2004) The Italian group for LAP-BAND: predictive value of initial body mass index for weight loss after 5 years of follow-up. Surg Endosc 18(10):1524–1527

40. Buchwald H, Avidor Y, Braunwald E et al (2004) Bariatric surgery: a systematic review and meta-analysis. JAMA 292(14):1724–1737

41. Mason EE, Ito C (1969) Gastric bypass. Ann Surg 170(3):329–339

42. Wittgrove AC, Clark GW, Tremblay LJ (1994) Laparoscopic gastric bypass, Roux-en-Y: preliminary report of five cases. Obes Surg 4(4):353–357

43. Beckman LM, Beckman TR, Earthman CP (2010) Changes in gastrointestinal hormones and leptin after Roux-en-Y gastric bypass procedure: a review. J Am Diet Assoc 110(4):571–584

44. Cummings DE, Weigle DS, Frayo RS et al (2002) Plasma ghrelin levels after diet-induced weight loss or gastric bypass surgery. N Engl J Med 346(21):1623–1630

45. Romero F, Nicolau J, Flores L et al (2012) Comparable early changes in gastrointestinal hormones after sleeve gastrectomy and Roux-En-Y gastric bypass surgery for morbidly obese type 2 diabetic subjects. Surg Endosc 26(8):2231–2239

46. Scopinaro N, Adami GF, Marinari GM et al (1998) Biliopancreatic diversion. World J Surg 22(9):936–946

47. Hess DS, Hess DW (1998) Biliopancreatic diversion with a duodenal switch. Obes Surg 8(3):267–282

48. Scopinaro N (2006) Biliopancreatic diversion: mechanisms of action and long-term results. Obes Surg 16(6):683–689

49. Tsoli M, Chronaiou A, Kehagias I, Kalfarentzos F, Alexandrides TK (2013) Hormone changes and diabetes resolution after biliopancreatic diversion and laparoscopic sleeve gastrectomy: a comparative prospective study. Surg Obes Relat Dis 9(5):667–677

50. Regan JP, Inabnet WB, Gagner M, Pomp A (2003) Early experience with two-stage laparoscopic Roux-en-Y gastric bypass as an alternative in the super-super obese patient. Obes Surg 13(6):861–864

51. Clinical Issues Committee of the American Society for Metabolic and Bariatric Surgery (2010) Updated position statement on sleeve gastrectomy as a bariatric procedure. Surg Obes Relat Dis 6(1):1–5

52. Karamanakos SN, Vagenas K, Kalfarentzos F, Alexandrides TK (2008) Weight loss, appetite suppression, and changes in fasting and postprandial ghrelin and peptide-YY levels after Roux-en-Y gastric bypass and sleeve gastrectomy: a prospective, double blind study. Ann Surg 247(3):401–407

53. Basso N, Capoccia D, Rizzello M et al (2011) First-phase insulin secretion, insulin sensitivity, ghrelin, GLP-1, and PYY changes 72 h after sleeve gastrectomy in obese diabetic patients: the gastric hypothesis. Surg Endosc 25(11):3540–3550

54. Soricelli E, Iossa A, Casella G, Abbatini F, Calì B, Basso N (2013) Sleeve gastrectomy and crural repair in obese patients with gastroesophageal reflux disease and/or hiatal hernia. Surg Obes Relat Dis 9(3):356–361

55. Gagner M, Deitel M, Erickson AL, Crosby RD (2013) Survey on Laparoscopic Sleeve Gastrectomy (LSG) at the fourth international consensus summit on sleeve gastrectomy. Obes Surg 23(12):2013–2017

56. Abbatini F, Rizzello M, Casella G et al (2010) Long-term effects of laparoscopic sleeve gastrectomy, gastric bypass, and adjustable gastric banding on type 2 diabetes. Surg Endosc 24(5):1005–1010

57. Cottam D, Qureshi FG, Mattar SG et al (2006) Laparoscopic sleeve gastrectomy as an initial weight-loss procedure for high-risk patients with morbid obesity. Surg Endosc 20(6):859–863

58. Vidal J, Ibarzabal A, Romero F et al (2008) Type 2 diabetes mellitus and the metabolic syndrome following sleeve gastrectomy in severely obese subjects. Obes Surg 18(9):1077–1082

59. Casella G, Abbatini F, Calì B, Capoccia D, Leonetti F, Basso N (2011) Ten-year duration of type 2 diabetes as prognostic factor for remission after sleeve gastrectomy. Surg Obes Relat Dis 7(6):697–702

60. Sjöström L (2013) Review of the key results from the Swedish Obese Subjects (SOS) trial – a prospective controlled intervention study of bariatric surgery. J Intern Med 273(3):219–234

61. Adams TD, Gress RE, Smith SC et al (2007) Long-term mortality after gastric bypass surgery. N Engl J Med 357(8):753–761

62. Canetti L, Elizur Y, Karni Y, Berry E (2013) Health-related quality of life changes and weight reduction after bariatric surgery vs. a weight-loss program. Isr J Psychiatry Relat Sci 50(3): 194–200

63. Oria HE, Moorehead MK (1988) Bariatric Analysis and Reporting Outcome System (BAROS). Obes Surg 8:487–499

64. D'Hondt M, Vanneste S, Pottel H, Devriendt D, Van Rooy F, Vansteenkiste F (2011) Laparoscopic sleeve gastrectomy as a single-stage procedure for the treatment of morbid obesity and the resulting quality of life, resolution of comorbidities, food tolerance, and 6-year weight loss. Surg Endosc 25(8):2498–2504

65. Sarwer DB, Spitzer JC, Wadden TA et al (2014) Changes in sexual functioning and sex hormone levels in women following bariatric surgery. JAMA Surg 149(1):26–33

66. Rubino F, R'bibo SL, del Genio F, Mazumdar M, McGraw TE (2010) Metabolic surgery: the role of the gastrointestinal tract in diabetes mellitus. Nat Rev Endocrinol 6(2):102–109

67. Rubino F, Kaplan LM, Schauer PR, Cummings DE, Diabetes Surgery Summit Delegates (2010) The Diabetes Surgery Summit consensus conference: recommendations for the evaluation and use of gastrointestinal surgery to treat type 2 diabetes mellitus. Ann Surg 251(3): 399–405

68. American Diabetes Association, Bantle JP, Wylie-Rosett J et al (2009) Nutrition recommendations and interventions for diabetes: a position statement of the American Diabetes Association. Diabetes Care 31(Suppl 1):S61–S78

69. Dixon JB, Zimmet P, Alberti KG, Rubino F, International Diabetes Federation Taskforce on Epidemiology and Prevention (2011) Bariatric surgery: an IDF statement for obese Type 2 diabetes. Surg Obes Relat Dis 7(4):433–447

70. Arterburn DE, Bogart A, Sherwood NE et al (2013) A multisite study of long-term remission and relapse of type 2 diabetes mellitus following gastric bypass. Obes Surg 23(1):93–102

71. Dixon JB, O'Brien PE, Playfair J et al (2008) Adjustable gastric banding and conventional therapy for type 2 diabetes: a randomized controlled trial. JAMA 299:316–323

72. Mingrone G, Panunzi S, De Gaetano A et al (2012) Bariatric surgery versus conventional medical therapy for type 2 diabetes. N Engl J Med 366(17):1577–1585

73. Ikramuddin S, Korner J, Lee WJ et al (2013) Roux-en-Y gastric bypass vs intensive medical management for the control of type 2 diabetes, hypertension, and hyperlipidemia: the diabetes surgery study randomized clinical trial. JAMA 309(21):2240–2249

74. Liang Z, Wu Q, Chen B, Yu P, Zhao H, Ouyang X (2013) Effect of laparoscopic Roux-en-Y gastric bypass surgery on type 2 diabetes mellitus with hypertension: a randomized controlled trial. Diabetes Res Clin Pract. Epub ahead of print

75. Schauer PR, Kashyap SR, Wolski K et al (2012) Bariatric surgery versus intensive medical therapy in obese patients with diabetes. N Engl J Med 366(17):1567–1576

76. Segato G, Busetto L, De Luca M et al (2010) Weight loss and changes in use of antidiabetic medication in obese type 2 diabetics after laparoscopic gastric banding. Surg Obes Relat Dis 6(2):132–137

77. Scopinaro N, Papadia F, Camerini G, Marinari G, Civalleri D, Gian Franco A (2008) A comparison of a personal series of biliopancreatic diversion and literature data on gastric bypass help to explain the mechanisms of resolution of type 2 diabetes by the two operations. Obes Surg 18(8):1035–1038

78. Adams TD, Davidson LE, Litwin SE et al (2012) Health benefits of gastric bypass surgery after 6 years. JAMA 308(11):1122–1131

79. Abbatini F, Capoccia D, Casella G, Soricelli E, Leonetti F, Basso N (2013) Long-term remission of type 2 diabetes in morbidly obese patients after sleeve gastrectomy. Surg Obes Relat Dis 9(4):498–502

80. Madala MC, Franklin BA, Chen AY et al (2008) Obesity and age of first non-ST segment elevation myocardial infarction. J Am Coll Cardiol 52:979–985

81. Wolk R, Berger P, Lennon RJ et al (2003) Body mass index: a risk factor for unstable angina and myocardial infarction in patients with angiographically confirmed coronary artery disease. Circulation 108:2206–2211

82. Duflou J, Virmani R, Rabin I et al (1995) Sudden death as a result of heart disease in morbid obesity. Am Heart J 130:306–313

83. Poirier P, Giles TD, Bray GA et al (2006) Obesity and cardiovascular disease: pathophysiology, evaluation, and effect of weight loss: an update of the 1997 American Heart Association Scientific Statement on Obesity and Heart Disease from the Obesity Committee of the Council on Nutrition, Physical Activity, and Metabolism. Circulation 113:898–918

84. de las Fuentes L, Waggoner AD, Mohammed BS et al (2009) Effect of moderate diet-induced weight loss and weight regain on cardiovascular structure and function. J Am Coll Cardiol 54:2376–2381

85. Lakhani M, Fein S (2011) Effects of obesity and subsequent weight reduction on left ventricular function. Cardiol Rev 19:1–4

86. Wong CY, O'Moore-Sullivan T, Leano R et al (2004) Alterations of left ventricular myocardial characteristics associated with obesity. Circulation 110:3081–3087

87. Turkbey EB, McClelland RL, Kronmal RA et al (2010) The impact of obesity on the left ventricle: the Multi-Ethnic Study of Atherosclerosis (MESA). JACC Cardiovasc Imaging 3:266–274

88. Batsis JA, Sarr MG, Collazo-Clavell ML et al (2008) Cardiovascular risk after bariatric surgery for obesity. Am J Cardiol 102(7):930–937

89. Vogel JA, Franklin BA, Zalesin KC et al (2007) Reduction in predicted coronary heart disease risk after substantial weight reduction after bariatric surgery. Am J Cardiol 99(2):222–226

90. Torquati A, Wright K, Melvin W, Richards W (2007) Effect of gastric bypass operation on Framingham and actual risk of cardiovascular events in class II to III obesity. J Am Coll Surg 204(5):776–782

91. Heneghan HM, Meron-Eldar S, Brethauer SA, Schauer PR, Young JB (2011) Effect of bariatric surgery on cardiovascular risk profile. Am J Cardiol 108(10):1499–1507

92. See R, Abdullah SM, McGuire DK et al (2007) The association of differing measures of overweight and obesity with prevalent atherosclerosis: the Dallas heart study. J Am Coll Cardiol 50(8):752–759

93. Grapsa J, Tan TC, Paschou SA et al (2013) The effect of bariatric surgery on echocardiographic indices: a review of the literature. Eur J Clin Invest 43(11):1224–1230

94. Garza CA, Pellikka PA, Somers VK et al (2010) Structural and functional changes in left and right ventricles after major weight loss following bariatric surgery for morbid obesity. Am J Cardiol 105:550–556

95. Owan T, Avelar E, Morley K et al (2011) Favorable changes in cardiac geometry and function following gastric bypass surgery: 2-year follow-up in the Utah obesity study. J Am Coll Cardiol 57:732–739

96. Cavarretta E, Casella G, Calì B et al (2013) Cardiac remodeling in obese patients after lapa roscopic sleeve gastrectomy. World J Surg 37(3):565–572
97. Christou NV, Sampalis JS, Liberman M et al (2004) Surgery decreases long-term mortality morbidity, and health care use in morbidly obese patients. Ann Surg 240(3):416–423
98. Sjostrom L, Narbro K, Sjostrom CD et al (2007) Effects of bariatric surgery on mortality in Swedish obese subjects. N Engl J Med 357:741–752
99. Benraouane F, Litwin SE (2011) Reductions in cardiovascular risk after bariatric surgery Curr Opin Cardiol 26(6):555–561
100. Vest AR, Heneghan HM, Agarwal S, Schauer PR, Young JB (2012) Bariatric surgery and cardiovascular outcomes: a systematic review. Heart 98(24):1763–1777
101. Ley RE (2010) Obesity and the human microbiome. Curr Opin Gastroenterol 26(1):5–11
102. Geurts L, Neyrinck AM, Delzenne NM, Knauf C, Cani PD (2014) Gut microbiota control adipose tissue expansion, gut barrier and glucose metabolism: novel insights into molecula targets and interventions using prebiotics. Benef Microbes 5(1):3–17
103. Schwiertz A, Taras D, Schäfer K, Beijer S, Bos NA, Donus C, Hardt PD (2010) Microbiota and SCFA in lean and overweight healthy subjects. Obesity (Silver Spring) 18(1):190–195
104. Larsen N, Vogensen FK, van den Berg FW, Nielsen DS, Andreasen AS, Pedersen BK Al-Soud WA, Sørensen SJ, Hansen LH, Jakobsen M (2010) Gut microbiota in human adult with type 2 diabetes differs from non-diabetic adults. PLoS One 5(2):e9085
105. Cox LM, Blaser MJ (2013) Pathways in microbe-induced obesity. Cell Metab 17(6):883–894
106. Tremaroli V, Bäckhed F (2012) Functional interactions between the gut microbiota and hos metabolism. Nature 489(7415):242–249
107. Tilg H, Kaser A (2011) Gut microbiome, obesity, and metabolic dysfunction. J Clin Inves 121(6):2126–2132
108. Ley RE, Bäckhed F, Turnbaugh P, Lozupone CA, Knight RD, Gordon JI (2005) Obesity alter gut microbial ecology. Proc Natl Acad Sci U S A 102(31):11070–11075
109. Tremaroli V, Kovatcheva-Datchary P, Bäckhed F (2010) A role for the gut microbiota in energy harvesting? Gut 59(12):1589–1590
110. Turnbaugh PJ, Ley RE, Mahowald MA, Magrini V, Mardis ER, Gordon JI (2006) An obesity associated gut microbiome with increased capacity for energy harvest. Nature 444(7122) 1027–1031
111. Cani PD, Bibiloni R, Knauf C et al (2008) Changes in gut microbiota control metaboli endotoxemia-induced inflammation in high-fat diet-induced obesity and diabetes in mice Diabetes 57:1470–1481
112. Lee HY, Park JH, Seok SH et al (2006) Human originated bacteria, Lactobacillus rhamnosu PL60, produce conjugated linoleic acid and show antiobesity effects in diet-induced obese mice. Biochim Biophys Acta 1761:736–744
113. Osto M, Abegg K, Bueter M, le Roux CW, Cani PD, Lutz TA (2013) Roux-en-Y gastric bypas surgery in rats alters gut microbiota profile along the intestine. Physiol Behav 119:92–96
114. Aron-Wisnewsky J, Doré J, Clement K (2012) The importance of the gut microbiota afte bariatric surgery. Nat Rev Gastroenterol Hepatol 9(10):590–598
115. Liou AP, Paziuk M, Luevano JM Jr, Machineni S, Turnbaugh PJ, Kaplan LM (2013 Conserved shifts in the gut microbiota due to gastric bypass reduce host weight and adiposity Sci Transl Med 5(178):178ra41
116. Vrieze A, Van Nood E, Holleman F et al (2012) Transfer of intestinal microbiota from lean donors increases insulin sensitivity in individuals with metabolic syndrome. Gastroenterolog 143(4):913–916.e7

重建整形手术

25

Paolo Persichetti · Stefania Tenna ·
Pierfranco Simone

25.1 引言

随着减重手术的出现，一种新兴的整形手术方式经匹兹堡减重体型异常量表评估划分为一种新的亚专业，旨在改善较大量体重减轻后堆积的皮肤和脂肪的异常外形[1-2]（表25.1）。

事实上，患者常出现广泛的身体形态异常，对生活质量和身体功能造成影响。

根据Balagué等的研究，对于严重肥胖患者，行减重手术获得长期体重减轻后，一定会需要进行身体整形治疗[3-4]。

原则上，整形手术需在减重完成后进行，对于仍在减重中的患者进行整形手术容易出现切口并发症。

整形科医师将身体哪部分先做整形手术进行排序，腰/腹常为最优先处理的部位（46.2%），然后为上臂部（23.3%）、胸部/乳房（12.3%）和臀部（18.2%）[5]。

当患者需要多部位整形处理时，建议进行两阶段以上的分次手术。分次手术的好处包括减少麻醉时间、失血、术者疲劳，避免提拉皮肤局部的阻力，也给后续的异常以矫正的机会[6-10]。

在此，笔者提供个人的一些临床手术路径和常用手术方案，如表25.1。

25.2 腹壁成形术

虽然腹壁成形术是整形手术的一个常用术式，体重减轻较多后的腹部整形是一个更复杂的问题[1-2]。治疗目标是重塑腹壁，将皮肤和皮下组织组合切除，以及加

表25.1　匹兹堡减重体型异常量表

部位	评分	建议手术方案
手臂	0 正常	无需手术
	1 脂肪沉积，皮肤弹性好	超声引导下吸脂术（ultrasound assisted lipoplasty，UAL）和（或）标准吸脂术（standard assisted lipoplasty，SAL）
	2 松弛悬垂的皮肤，脂肪沉积不重	手臂提升术
	3 松弛悬垂的皮肤，脂肪沉积严重	手臂提升术 ±UAL 和（或）SAL
胸部	0 正常	无需手术
	1 Ⅰ/Ⅱ度下垂或严重巨乳症	传统乳房固定术、缩乳术或丰隆术
	2 Ⅰ/Ⅱ度下垂或中度容积损失或乳腺收缩	传统乳房固定术 ± 丰隆术
	3 严重侧向卷曲和（或）严重容积损失伴皮肤松弛	薄壁成形术 + 皮肤悬挂；可考虑丰隆术
背部	0 正常	无需手术
	1 单纯卷状脂肪形成或脂肪沉积	UAL 和（或）SAL
	2 多重卷状皮肤和脂肪形成	提升切除术
	3 卷状下垂	提升切除术
腹部	0 正常	无需手术
	1 过多的皱缩皮肤或不伴下垂的中度脂肪沉积	微小腹壁成形术，UAL 和（或）SAL
	2 皮襞悬垂	完全腹壁成形术
	3 多重卷状形成或上腹胀满	改良的腹壁成形术，包括百合术式和（或）躯干上身提升术
侧腹	0 正常	无需手术
	1 脂肪沉积	UAL 和（或）SAL
	2 卷状堆积	UAL 和（或）SAL
	3 卷状下垂	提升切除术
后臀	0 正常	无需手术
	1 轻中度脂肪沉积和（或）脂肪团块	UAL 和（或）SAL
	2 严重脂肪沉积和（或）脂肪团块	UAL 和（或）SAL± 提升切除术
	3 皮褶堆积	提升切除术

续表

部位	评分	建议手术方案
阴阜	0 正常	无需手术
	1 过多脂肪沉积	UAL 和（或）SAL
	2 下垂	阴阜成形术
	3 严重下垂至耻骨联合以下	阴阜成形术
股部/大腿外侧	0 正常	无需手术
	1 轻中度脂肪沉积和（或）脂肪团块	UAL 和（或）SAL
	2 严重脂肪沉积和（或）脂肪团块	UAL 和（或）SAL± 提升切除术
	3 皮褶堆积	提升切除术
大腿内侧	0 正常	无需手术
	1 多余脂肪沉积	UAL 和 SAL± 提升切除术
	2 严重脂肪沉积和（或）严重脂肪团块	UAL 和 SAL± 提升切除术
	3 皮褶堆积	提升切除术
大腿下部/膝	0 正常	无需手术
	1 脂肪沉积	UAL 和 SAL± 提升切除术
	2 严重脂肪沉积	UAL 和 SAL± 提升切除术
	3 皮褶堆积	提升切除术

强肌腱膜。传统的横向切除是首选，但伤疤多且较长，可能导致患者转向其他的选择。由于术后会出现正中和近中部位脐上的伤疤，所以减重手术后是否要行整形术应认真考虑。上腹部的垂直伤疤可能会影响血流、限制上层皮肤伸展，进而影响一些运动动作的完成[11]。一些情况下，横向切除可能限制身体完成某些动作，故优选"锚线式"腹壁成形术[12]。

25.2.1 手术技术

术前一天需应用通便药进行肠道准备。术前用气囊导管进行导尿。应用弹力袜预防静脉血流淤滞，加用小剂量肝素以预防深静脉血栓形成。患者站立位时，从剑突至耻骨联合正中标定手术切口位置。患者仰卧后，虚线标记出更低位置的水平线和正中高位的垂直三角形，即为脐上伤疤处。虚线标记的上面斜向脐下进行，这一点与传统术式不同。最后的水平伤疤尽量在较低位置，即在天然的耻骨上皱褶处。

患者平卧位时，上面三角形的宽度由钳夹手法决定，以确定新的腹部轮廓。钳夹多余皮褶后不应有任何张力，以避免耻骨区毛发际线的抬高。

根据术前画线进行切开，而将画线内全部皮肤和皮下组织切除。脐部周围按三角形切除，将其底部提高、分离和保留茎部，保持脐的茎部和腹部筋膜相连。

通过筋膜外层面锐性分离外侧皮瓣，使其游离，分离外侧肌皮穿支，小心不要损伤血供。

然后通过反向非可吸收缝线进行腹直肌鞘折叠，缝线如 Prolene 1-0；多数情况下为垂直折叠，有时候为垂直和水平折叠，折叠方式取决于肌腱膜松弛程度。

如出现腹部复发性切口疝或腹股沟疝，应在腹膜外放置 Prolene 补片。之前经三角形切除的脐部及其提高的底部被固定于筋膜上，通过 Y 形切口定位于腹部皮瓣处。在游离提高腹部皮瓣进行缝合之前，应将手术床弯曲 30° 以放松缝线局部。用可吸收聚乙醇酸缝线将皮下组织移近，后应用连续皮内缝合固定。应置入两处负压引流，一处置于脐上，一处在较低位置，多为脐下。腹部经医用棉绷带包裹，手术区表面全部包裹弹力绷带（图 25.1 和图 25.2）。

25.2.2　并发症

对腹壁手术来说，一项多因素分析显示手术前体重与并发症发生率存在极高的

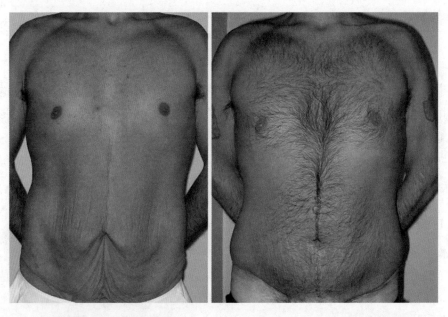

图 25.1　减重后整形术前的腹壁形态异常

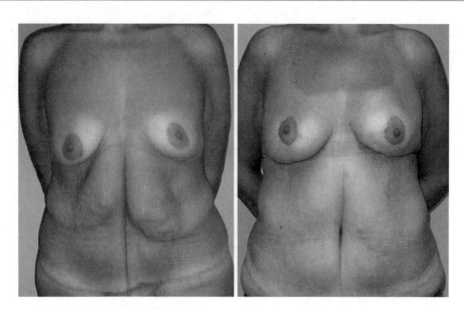

图 25.2 "锚线式"腹壁成形术后腹部外形

统计学相关性，而既往减重手术史与之无关 [13]。

BMI 超过 $35 \, kg/m^2$ 的患者，血肿、伤口裂开、感染和血栓形成的风险显著升高 [14]。

术后最重要的是避免肺栓塞。在不同情况下均鼓励患者早期恢复活动和早期低分子肝素的应用。术后血肿风险也较高，而多种技术已被应用于控制血肿形成：褥式缝合法，组织密封剂，以及引流管内应用多西环素 [15-16]。

组织坏死较为少见，其他术后并发症包括上腹部赘皮组织再发和不美观的疤痕形成，这些并发症的出现均与手术方案和技术相关 [17]。

25.3 乳房固定术

由于减重手术后会遗留大量冗余的皮肤和皮下组织，较大程度体重减轻后的乳房成形术仍是一项具有挑战性的操作 [18-19]。在这种情况下，乳房容量减少，进行性下垂的皮肤 / 乳头 - 乳晕复合体（nipple-areola complex，NAC）导致乳房严重变形，而标准乳房固定术往往不适用于此种情况下的乳房重建。由于皮肤松弛和软组织覆盖难以实现，这类患者不推荐置入外源性填充物以填充至原乳房。此种情况推荐应用自体组织填充至理想乳房容量 [20]。

25.3.1 手术技术

根据 Pitanguy 式反 T 形蒂上乳房固定术要求在床旁为患者进行术前标记。术前平卧位，用皮褶捏起试验以确定上腹部腹壁皮肤松弛的程度。全麻下根据术前标记的反 T 形分离皮肤。分离后的皮瓣与肋间前动脉的穿支动脉连接，其作用是通过简单的一步操作提高乳房容量、改善腹壁皮肤松弛度。该皮瓣包括其上的软组织，下至乳房下皱襞，根据皮肤松弛程度向头侧延伸至皱襞以上 5 ~ 6 cm、足侧延伸至肋弓以下。"自体假体"用可吸收缝线固定于胸大肌筋膜上，以防止和对抗穿支动脉上的剪切力。然后在坐位检查乳房形状，进而确定下面的腹部皮下组织切取的位置，缝合腹部皮肤供应自体假体的切口，类似反向的腹壁成形术。新的乳房下皱襞经非可吸收缝线固定至肋骨骨膜，以防止其尾部移位。

25.3.2 并发症

术后 3 ~ 5 天需在伤口表面加盖轻度压力弹力绷带，后续 2 月应穿着运动内衣。有时需加用负压引流，并保持引流 48 小时以上。并发症发生率较低，血肿可能发生于乳房外侧部分。轻度伤口裂开可发生于乳房下皱襞伤口的汇合处。乳房下皱襞移位偶可发生，并需要手术干预 [21-22]。

乳房固定术联合前肋间动脉穿支（anterior intercostal artery perforator，AICAP）皮瓣是传统乳房成形术的一项革新；它是一种满足多种需要的术式，且在临床应用中证明是减重术后患者重新获得较好乳房外形和突出度的选择。

这种术式易被标准化，操作简单，提高乳房容量和突出度，改善上腹部皮肤松弛情况，而上腹部皮肤松弛较难通过传统的腹壁成形术式改善（图 25.3 和图 25.4）。

25.4 大腿内侧提升术

减重术后大腿内侧区域多余皮肤皱褶、持续脂肪堆积可导致大腿内侧皮肤之间的严重摩擦，进而影响功能、降低患者活动度、出现摩擦性皮损甚至慢性炎症 [23]。

矫正这些形态异常需要切除和再固定多余的大腿内侧皮肤，同时切除仍在堆积的脂肪。

大腿内侧提升术在 50 多年前首次被提出 [24]，但由于术后并发症发生率高而未得到广泛认可，包括伤口末端移位和增宽、外阴变形、淋巴回流受损和早期复发的局部下垂 [25-26]。

根据笔者的经验，下述手术技术可达到较好的预后，降低并发症发生率。

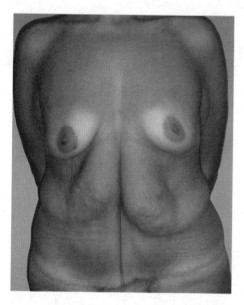

图 25.3　减重手术后整形术前患者乳房下垂、容量减少

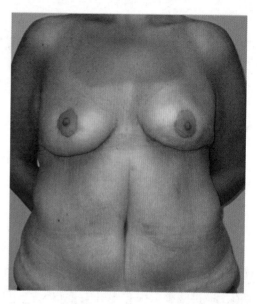

图 25.4　乳房固定术联合 AICAP 皮瓣术后外观

25.4.1　手术技术

患者立位、绑定双腿后进行术前标记。捏起皮褶以确定皮肤多余程度。多余皮褶的标记由一部分半月形和一部分垂直形线组成。半月形部分向前延伸至腹股沟皮褶的内 1/3 处，向后延伸至臀肌下皮褶的内 1/3 处。半月形部分的上界定位于皮褶上 1cm。垂直的三角形区域标记于大腿内侧垂直中线处，底部标记于半月形部分的下界和大腿内侧垂直中线的下极，且在最远的皮肤皱褶以下。

手术在全麻下进行。预防性抗生素应予头孢唑林 2g 静脉输注。手术前需留置尿管。手术过程包括两个阶段，第一阶段为吸脂术：在大腿内侧区域画线范围内的皮下组织进行大面积吸脂术，以减少画线范围内皮下组织容量。在大腿前侧区域和臀肌下皱褶以下区域需进行吸脂术，以去除脂肪沉积、改善局部轮廓。

手术第二阶段为皮肤切除，包括薄层皮下组织，保护表面的筋膜和隔膜，以保证淋巴管的分离、防止术后淋巴水肿和淤滞。切除皮肤后，向内侧和上侧移植皮瓣，应用聚二氧酮（polydioxone，PDS）缝线固定于 Colles 筋膜处。术后遗留 T 形伤疤，水平部分位于腹股沟区和臀肌下皱褶处，垂直部分沿大腿内侧垂直中线分布。

一旦最后的缝合完成，伤口包裹敷料，需捆绑半加压绷带。无须放置引流管，缝合时应用可吸收缝线。平均手术时间为 3 小时。

术后第一天可拔除尿管，移除手术敷料，进行伤口换药和消毒。患者穿着加压服装，可解除制动。

常规来说，患者可在术后第一天出院，每日多次应用聚维酮碘冲洗伤口。

术后 12 小时内开始加用低分子肝素，共应用 5 天以预防深静脉血栓形成。广谱抗生素建议术后应用 7 天。术后 2 个月须日夜穿着弹力连裤袜。

25.4.2 并发症

根据笔者经验，术后并发症可能性较小：浅表的皮肤脂肪切除术能够保证淋巴管不受损伤，减少术后淋巴水肿和淋巴囊肿（既往文献报道发生率为 30%）的风险 [26]；细致多层缝合能够关闭无效腔，以避免皮下积液（一些研究报道发生率为 15%）和血肿形成，甚至继发伤口愈合延迟；术后管理，包括早期恢复活动、低分子肝素注射和抗生素治疗，能够分别显著降低血栓事件和伤口感染的发生率。

两步法大腿提升术（吸脂术和皮肤脂肪切除术）能够去除脂肪沉积和多余的皮褶，通过减少腿围和提升来重塑大腿外形。手术后患者的活动性得到显著改善，慢性严重感染相关症状明显减轻（图 25.5 和图 25.6）。

25.5 手臂提升术

大量体重减轻后手臂局部外形会出现明显改变，皮肤皱褶堆积而导致"蝙蝠翼"状形态异常。因此，减重手术后患者会出现局部功能异常和活动受限。此外，腋下和手臂组织的持续摩擦会导致慢性炎症，常合并感染。心理社会因素对这些患

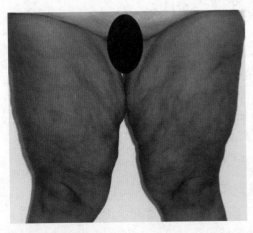

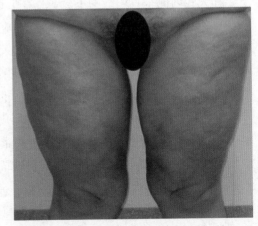

图 25.5 整形术前大腿内侧多余皮肤堆积和持续脂肪沉积表现

图 25.6 大腿内侧提升术后外观

者来说至关重要[27]。上述所有因素使手臂提升术成为减重术后人群最常追求的一种干预方式：在 2012 年，仅在美国就有 15457 例患者进行了上臂提升术，较 2000 年手术率升高 4.4%[28]。该手术目的是解决局部功能障碍、改善慢性炎症，同时重塑良好的手臂外形。通过局部皮肤和皮下组织切除能够有效达到上述目标。既往文献描述了多种手术技术，而术后疤痕的位置、切除范围、腋下区域的治疗和术中吸脂的应用仍在讨论中[29-30]。根据笔者经验，下列手术技术可获得较好的预后，降低术后并发症发生率。

25.5.1　手术技术

手术前应立位、手臂捆绑状态进行手术区域画线。沿手臂后中位画线，作为术后瘢痕的位置。捏起皮褶以确定皮肤多余程度。这种手法能够确定手术切除区域的上缘和下缘。在手臂后中侧画虚线，和之前画的线形成手术长轴。腋下区域进行 Z 形成形术。手术在全麻下操作，预防性抗生素予头孢唑林 2g 静脉输注。本术式分为三个阶段。第一阶段，局部浸润甲哌卡因和肾上腺素溶液，进行画线区域下的皮下组织及局部脂肪沉积处的脂肪抽吸，有时须加用环周脂肪抽吸。第一阶段使脂肪压缩，保护血管和淋巴管。第二阶段，手术切除术前标记的区域，循序渐进的缝纫收拢技术达到适宜的皮肤切除范围。在皮肤切除时可见吸脂术后分离的皮下隔膜。这些隔膜一定不能在皮肤切除时被损伤，以分离淋巴管、防止术后的淋巴水肿。第三阶段是针对腋下区域的治疗。进行 Z 形成形术以防止上臂抬高时腋窝挛缩，并通过重塑内侧凸起度来改善腋部外形。术中无须放置引流管，只须用可吸收缝线。术后加压绷带包扎。平均手术时间为 3 小时。术后第一天患者即可出院，须嘱咐患者限制手臂活动、每日多次进行腋部伤口消毒。术后 7 天内均需应用广谱抗生素。术后 2 个月患者需穿着弹力服装。

25.5.2　并发症

多项研究显示手臂整形术后并发症发生率较高（25% ~ 40%），其中 3% ~ 25% 需行手术干预[31-33]。可能的并发症包括感染、血肿、皮下积液、伤口不愈合和增生性瘢痕。其中最常见的是伤口不愈合和增生性瘢痕，据报道发生率分别为 7.3% 和 24%[33]。根据笔者经验，切除皮肤前进行脂肪抽吸和紧压手臂局部能够显著降低伤口不愈合的发生率，而将术后瘢痕定位于手臂中后位能够显著降低增生性瘢痕可能。

两步法手臂整形术（吸脂术和皮肤脂肪切除术）能够去除沉积的脂肪和多余皮褶，全面重塑手臂外形。患者术后活动和术前症状得到显著改善（图 25.7 和图 25.8）。

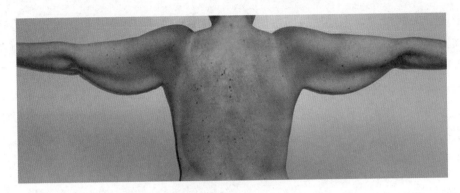

图 25.7　整形术前的严重蝙蝠翼样形态异常

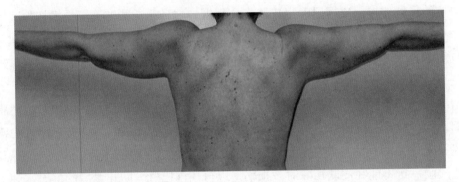

图 25.8　手臂提升术后外形

参考文献

1. Rubin JP, Matarasso A (2007) Aesthetic surgery after massive weight loss. Elsevier –Saunders. Philadelphia ISBN -13: 978-1-4160-2952-6
2. Ay S, Jean RD, Hurwitz DJ et al (2005) A classification of contour deformities after bariatric weight loss: the Pittsburgh rating scale. Plast Reconstr Surg 116:1535–1544
3. Jabir S (2013) Assessing improvement in quality of life and patient satisfaction following body contouring surgery in patients with massive weight loss: a critical review of outcome measures employed. Plast Surg Int 2013:515737
4. Balagué N, Combesure C, Huber O, Pittet-Cuénod B, Modarressi A (2013) A plastic surgery improves long-term weight control after bariatric surgery. Plast Reconstr Surg 132(4):826–833
5. Giordano S, Victorzon M, Stormi T, Suominen E (2014) Desire for body contouring surgery after bariatric surgery: do body mass index and weight loss matter? Aesthet Surg J 34(1): 96–105
6. Aldaqal SM, Makhdoum AM, Turki AM, Awan BA, Samargandi OA, Jamjom H (2013) Post-bariatric surgery satisfaction and body-contouring consideration after massive weight loss. N Am J Med Sci 5(4):301–305

7. Singh D, Zahiri HR, Janes LE, Sabino J, Matthews JA, Bell RL, Thomson JG (2012) Mental and physical impact of body contouring procedures on post-bariatric surgery patients. Eplasty 12:e47, Epub 2012 Sep 12

8. Song AY, Rubin JP, Thomas V, Dudas JR, Marra KG, Fernstrom MH (2006) Body image and quality of life in post massive weight loss body contouring patients. Obesity (Silver Spring) 14(9):1626–1636

9. Torio-Padron N, Stark GB (2009) Body contouring after massive weight loss. Zentralbl Chir 134(1):57–65

10. Colwell AS (2010) Current concepts in post-bariatric body contouring. Obes Surg 20(8): 1178–1182

11. Matarasso A, Swift RW, Rankin M (2006) Abdominoplasty and abdominal contour surgery: a national plastic surgery survey. Plast Reconstr Surg 117(6):1797–1808

12. Persichetti P, Simone P, Scuderi N (2005) Anchor-line abdominoplasty: a comprehensive approach to abdominal wall reconstruction and body contouring. Plast Reconstr Surg 116(1):289–294

13. Kim J, Stevenson TR (2006) Abdominoplasty, liposuction of the flanks, and obesity: analyzing risk factors for seroma formation. Plast Reconstr Surg 117(3):773–779; discussion 780–1

14. Le Lourne C, Pascal JF (2000) High superior tension abdominoplasty. Anesth Plast Surg 24:375–381

15. Vastine VI, Morgan RF, WilliAms GS et al (1999) Wound complications of abdominoplasty in obese patients. Ann Plast Surg 42(1):34–39

16. Pollock H, Pollock T (2000) Progressive tension sutures: a technique to reduce local complications in abdominoplasty. Plast Reconstr Surg 105(7):2583–2586

17. Matarasso A, Schneider LF, Barr J (2014) The incidence and management of secondary abdominoplasty and secondary abdominal contour surgery. Plast Reconstr Surg 133(1):40–50

18. Colwell AS, Driscoll D, Breuing KH (2009) Mastopexy techniques after massive weight loss: an algorithmic approach and review of the literature. Ann Plast Surg 63(1):28–33

19. Rubin JP (2006) Mastopexy after massive weight loss: dermal suspension and total parenchymal reshaping. Aesthet Surg J 26(2):214–222

20. Persichetti P, Tenna S, Brunetti B et al (2012) Anterior intercostal artery perforator flap autologous augmentation in bariatric mastopexy. Plast Reconstr Surg 130(4):917–925

21. Rubin JP, Khachi G (2008) Mastopexy after massive weight loss: dermal suspension and selective auto-augmentation. Clin Plast Surg 35(1):123–129

22. Losken A, Holtz DJ (2007) Versatility of the superomedial pedicle in managing the massive weight loss breast: the rotation-advancement technique. Plast Reconstr Surg 120(4):1060–1068

23. Bossert RP, Rubin JP (2012) Evaluation of the weight loss patient presenting for plastic surgery consultation. Plast Reconstr Surg 130:1361–1369

24. Lewis JR Jr (1957) The thigh lift. J Int Coll Surg 27:330–334

25. Lockwood TE (1988) Fascial anchoring technique in medial thigh lifts. Plast Reconstr Surg 82:299–304

26. Moreno CH, Neto HJ, Junior AH, Malheiros CA (2008) Thighplasty after bariatric surgery: evaluation of lymphatic drainage in lower extremities. Obes Surg 18:1160–1164

27. Sarwer DB, Fabricatore AN (2008) Psychiatric considerations of the massive weight loss patient. Clin Plast Surg 35(1):1–10

28. American Society of Plastic Surgeons (2012) Plastic surgery statistics report. http://www.plasticsurgery.org/Documents/news-resources/statistics/2012-Plastic-Surgery-Statistics/body-contouring-after-massive-weight-loss.pdf. Accessed 22 Feb 2014

29. Baroudi R (1975) Dermolipectomy of the upper arm. Clin Plast Surg 2:485–494

30. Symbas JD, Losken A (2010) An outcome analysis of brachioplasty techniques following massive weight loss. Ann Plast Surg 64:588–591

31. Gusenoff JA, Coon D, Rubin JP (2008) Brachioplasty and concomitant procedures after massive weight loss: a statistical analysis from a prospective registry. Plast Reconstr Surg 122(2): 595–603
32. Bossert RP, Dreifuss S, Coon D, Wollstein A, Clavijo-Alvarez J, Gusenoff JA, Rubin JP (2013) Liposuction of the arm concurrent with brachioplasty in the massive weight loss patient: is it safe? Plast Reconstr Surg 131(2):357–365
33. Zomerlei TA, Neaman KC, Armstrong SD, Aitken ME, Cullen WT, Ford RD, Renucci JD, VanderWoude DL (2013) Brachioplasty outcomes: a review of a multipractice cohort. Plast Reconstr Surg 131(4):883–889

营养、代谢和心理康复治疗 26

Paolo Capodaglio · Maria Letizia Petroni

肥胖是一种长期慢性病，其并发症对生活质量和生活能力造成严重影响。这些患者的康复治疗需要多方位、多维度的全面治疗，康复治疗强度取决于生活能力障碍的程度和并发症情况，同时由物理疗法、饮食营养支持、心理咨询、适应性运动锻炼和特殊护理技术组成。多维度治疗能够提供前沿评估和预防策略、风险分级以及疾病控制，以此为目标的情况下则需要一个由多学科医疗专家组成的综合团队，专业方面包括临床营养学、内分泌学、心理学、康复医学，医疗专家则包括营养师、心理治疗师、理疗师和护士。这与多个专业机构意见相符，包括意大利肥胖学会[56]、2010年意大利肥胖学会与意大利进食障碍学会专家共识[21]和意大利卫生部，均提出康复治疗是严重肥胖伴并发症患者的一项必需治疗[34]。这些共识强调了根据功能障碍的严重程度制定多方位的康复治疗方案，提出了重视生活质量、功能障碍和社会参与度的多维度评估的必要性。个人康复目标的制定应包括多种不同干预措施和短期、长期目标：①营养干预，②动力/功能性康复治疗，③心理治疗干预，④康复护理。肥胖患者以医院为基础的精细康复治疗常为4周、包括上述所有方面的多学科项目。在肥胖患者的康复项目中，减轻体重是重要目标之一，需通过行为调整、饮食和运动达到目标[2]，尽管这些干预措施的结果往往不能令人满意。此外，除了优化对药物治疗指南的遵从性，长时间的康复计划允许选择对体重有良好影响的药物[6]。康复治疗以患者为中心，强调他们的主观能动性、为其赋能，使其不再依赖医师，在他们后续的治疗中扮演主要角色[3-4]。医患交流应以患者为中心，着眼于患者的认知、社会心理问题、对治疗的共同理解和责任。健康素养的改善是康复治疗的另一目标：在肥胖患者中常见较低的健康素养，可导致对医疗建议依从性下降，不能对改变行为方式持之以恒，而出现较差的预后。生活质量是评价康复治疗效果的一种预后标准，应在疾病相关、患者自我描述等方面进行评

估 [54]。

26.1 营养干预与治疗性教育

营养干预能改变既往不健康的饮食习惯，是重要的持续治疗的基础。因此，频繁的与患者进行专业沟通是必需的，其目的是评价患者对饮食建议的理解程度，评判不良饮食习惯和不正确的"饮食理念"的改正情况，以及确认对饮食计划的满意程度（饮食方案需符合患者需要；最大程度地在尊重民族饮食习惯和口味的基础上鼓励其选择新的健康饮食）[7-8]。

事实上，营养干预应被纳入治疗性教育的过程中。治疗性教育是长期慢性疾病治疗的基础：其目的是提供疾病相关知识和治疗方法，以改变相关行为、改善预后。此外，治疗性教育使患者理解和自我处理疾病中所相关的心理问题。除了为患者提供疾病治疗方面的实用信息以外，治疗性教育还着眼于改善患者的生活质量 [56]。

因此，营养干预的目标是：

- 提供健康饮食和体力活动的信息，强调饥饿和饱腹感这种生理刺激的重要性，重新认识食物的生物学重要性，重新发现体育锻炼带来的舒适感。
- 通过训练来控制饮食和体力活动，即使在压力或焦虑的情况下也能控制自己。
- 通过训练来治疗和控制一些简单的临床指标（例如血糖、血压）。
- 提高对疾病和治疗的责任感（医疗行为）。
- 促进、增强和维持足够的动力进行改变。
- 提高治疗依从性。

肥胖的治疗性教育需保证团队（医师、护士、营养师、社区卫生教育者、心理治疗师、心理学家、运动理疗师）经过专业化训练，能够有资质进行教育活动 [56]。

治疗的动力是治疗依从性和持续减重的基础。因此，治疗性教育大部分干预措施的基础是心理认知，一部分来源于认知行为疗法，例如治疗配合、问题解决和赋能 [56]。

饮食干预着重关注：

体重减轻基线体重 ≥ 10%，同时显著降低体脂率，保持瘦体重

根据地中海饮食标准（www.piramidealimentare.it），重塑长期健康饮食习惯（内容、数量、频率）

获得患者足够的依从性，以达到既定治疗目标

表 26.1 列出的治疗流程符合多数肥胖患者康复治疗的需要。然而，在老年患者中肌肉丢失带来的死亡率升高可能超过减重带来的获益（Miller 2008）[31]，因此，治疗的风险获益比应谨慎评估。这些老年患者治疗中应控制瘦体重丢失，低能量饮食中蛋白质和基础氨基酸的补充限制了瘦体重丢失，可能的话应同时加强抗阻训练。同时，在这些患者开始减重和减重过程中应常规监测肌力指标，以侧面评价肌容量的变化。

低热量饮食（low-calorie diets，LCD），即每日能量摄入为 800 ~ 1200kcal/d（3350 ~ 5200kJ），这种饮食方案应作为肥胖患者出现存在威胁生命并发症时，为使体重尽快尽可能多下降的一线治疗，或可能减少其麻醉和手术风险。LCD 使体脂肪下降更快，与持续的低营养状态相比存在较好的风险/获益比。LCD 可以由日常食材、代餐和营养补充剂组成。LCD 的周期往往持续 15 ~ 21 天，应与同等周期

表26.1 饮食干预的流程

以下是低热量饮食组成指南，近期已发表在意大利肥胖治疗标准中 [56]

低热量饮食应保证能量摄入等于基础代谢率，上下不超过 10%

碳水化合物主要由复合糖类组成（富含纤维素或包含消化吸收慢的淀粉类），应提供 65% ~ 70% 的非蛋白质供能（≥ 150 g/d）；单糖不超过每日能量摄入的 10%（优选富含天然单糖类食物如水果，限制额外添加蔗糖）

优选升糖指数低的食物，尤其是在低热量饮食后的减重维持期间

其余能量由脂肪类提供，最佳为 10% 单不饱和脂肪酸、10% 多不饱和脂肪酸和 10% 饱和脂肪酸

通过每周至少 2 次进食鱼类来保证多不饱和脂肪酸的摄入，尤其是 ω-3 脂肪酸（对心血管风险存在保护作用）

成人每日胆固醇摄入量不超过 300 mg

应杜绝反式脂肪酸的摄入（≤ 2.5 g/d），一些人群基础的研究显示它与体重、腰围和 BMI 的增加有关

推荐蛋白质摄入量为 0.8 ~ 1 g/kg 理想体重（理想体重使 BMI 控制在 22.5 kg/m²）

蛋白质应具有较好的生物学价值，应等量摄入动物蛋白和植物蛋白

理想的纤维素摄入约为 30 g/d，以提供功能效应（例如促进肠道功能）和代谢效应（糖脂代谢）

维生素总体上可以由饮食方案中的水果和蔬菜提供（假设能量摄入为 1000 ~ 1200 kcal/d）

最大钠摄入量应在 3 g/d（等于 7.5 g NaCl）；高血压和有高血压家族史的患者应适当减少钠的摄入

低热量饮食往往难以保证钙的摄入，除非每日摄入奶制品 2 次，以及如果可能的话饮用富含钙元素的水

减重期间不推荐饮酒，因为酒精能够迅速产能（7 kcal/g），没有饱腹感，与其他营养素相比没有其他获益

的标准化轻度低能量饮食相交替。

当然，也有一些难治性患者对于传统低热量饮食方案减重效果不佳，为营养康复治疗师带来挑战，但仍没有可行的证据支持。这些难治患者须除外一些可知的低代谢率因素，包括甲状腺功能减退症、25-OH 维生素 D 水平极度减低或严重减少的非脂肪代谢活性组织含量（肌少症），纠正或排除上述疾病，则可在严密的医疗监护下尝试 15 ~ 21 天为周期的极低热量饮食（very-low-calorie diet，VLCD），其能量摄入 < 800 kcal/d（< 3350 kJ/d），同时补充维生素、矿物质，加用熊去氧胆酸以防止胆结石形成[23]。VLCD 也可以作为 LCD 的另一种选择，或对于严重肥胖的患者，当其拟行减重手术但由于体重过大而推迟、须置入胃内球囊时，VLCD 也是一种可能的选择。上述饮食方案既往曾被认为可能影响肾和肝功能，然而在近期的一项系统综述中再次确定了这些饮食方案在肝脏和肾脏中的安全性[47]。

在一些中期或长期随访研究中，由于 LCD 和 VLCD 与标准化饮食相比存在较大的体重反弹风险，它们常与强化的认知行为疗法共同应用，之后逐渐转变为地中海饮食模式，这也是既往研究强烈推荐的方式[58]。在一段时间的 VLCD/LCD 后，减重药物、代餐和高蛋白饮食可促进减重的维持[28]。

在进行减重手术的患者中，多学科康复治疗代表了肥胖治疗的最前沿。对这类人群有着特殊的治疗流程，如下：

- 术前评估，确定手术适应证，制定手术计划
- 降低手术风险，准备手术
- 术后康复治疗

26.2　代谢性康复治疗：适应性体育锻炼

一个好的运动项目应包括有氧运动、无氧的短期高的强度训练和肌力训练。有氧训练包括功率脚踏车、依靠式脚踏车或手臂功力仪（根据存在的骨科异常问题进行选择），每次肌肉收缩带来的代谢压力和能量要求很大[38]，而与步行相比，骑自行车在消耗同样的代谢能量时用到的肌肉量较少[25]。有证据表明与骑自行车相比，步行是一种更方便的运动模式[26]。步行能够达到需要的能量消耗量，而其平均心率相对较低（或在更短时间内完成），血清乳酸水平更低且促进脂肪氧化。实际上根据一些临床数据，这两种运动形式带来的代谢效应相比，当需要在 25 min 的运动时间内消耗 250 kcal 能量时，骑自行车须达到平均心率在 160 次 /min 的运动强度，而脂肪氧化量为 3 g，而步行仅需达到平均心率为 130 次 /min 的运动强度，在这一过

程中脂肪氧化达到 11 g。从这个角度看，对肥胖人群来说，除了他们固定的工作强度限制以外，选择能够获得大量能量消耗、同时更促进脂肪氧化且需要较少主观努力和运动强度的运动模式，是非常有吸引力的减重方法，而这种运动模式最终能达到更好的耐受性和对运动方案的依从性。

目标运动时间为 ≥ 30 min，以达到脂肪氧化的目的 [1]。

规律有氧运动和抗阻训练对心血管系统和总体健康的获益已在多项研究中明确 [35-37,39]，无论增加运动强度或运动时间均能获得较好效果。能达到 7.9MET 的运动强度的患者存在较低的心血管事件风险。在一项纳入 3728 例肥胖意大利人群的连续性研究中，732 名受试者难以完成蹬车试验；其余 2996 名受试者中绝大部分人的最大运动强度小于 7.9MET，仅有 620 名患者（21%）超过了这一阈值。一些心血管疾病康复项目中，运动治疗具有安全性，心血管事件风险极低 [42-46]。目前指南推荐每周大部分时间运动强度应在 3 ～ 6 MET，每天步行 30 min 或隔天步行 60 min 即可达到这一目标。骑自行车也可作为肥胖人群的合理运动方式，站立时存在骨关节痛的患者或静脉功能不全的患者，骑自行车是首选的运功模式。依靠式蹬车是一种更安全的运动，提供后背支持力并适当减轻膝关节压力。

运动过程中目标心率应基于静息心率，根据症状限制蹬车压力试验下的心率峰值。我们用公式计算目标心率 = 静息心率 +（心率峰值 - 静息心率）× 0.7，也就是达到静息心率 +70% 心率变异储备的运动强度往往可获得一种"舒服的疲劳感"。

患者同时也进行根据其特点决定个体化的抗阻训练。每日进行 45 ～ 60 min 的低强度训练作为基础；运动的主要目的是改善肌肉强度，平衡肌肉紧张度和肌肉量，在伸肌和屈肌间取得平衡，增强关节稳定性和活动性，改善运动协调性、身体和运动状态，同时获得身体和心理上的放松。

无论是否出现体重变化，仅规律运动即可显著改善生活质量，延长预期寿命 [5]。心脏康复训练对于任何 BMI 的人群，无论是否存在体重减轻，均能显著降低心血管风险。Lee 等探究了这种心血管效应是由减重带来还是与健身相关 [27]，他们的研究纳入了 14000 名男性患者，发现无论 BMI 和体脂率如何变化，每增加 1MET 运动强度，心血管死亡率下降 19%。规律运动的肥胖人群代谢性疾病风险和肥胖相关并发症风险降低，表现为所谓"肥胖但健美"的亚型。考虑到肥胖是一种慢性疾病、无法完全治愈，我们可以将治疗其他慢性疾病如高血压或糖尿病时的概念引用到肥胖治疗中，也就是说把"肥胖但健美"的亚型作为肥胖患者的新目标 [55]。

此外，不能无条件、不计后果的追求单纯体重下降，因为肥胖和全因死亡存在复杂的相关性，而在充血性心力衰竭或冠状动脉性心脏病的患者中，肥胖和体重正常的患者相比，与较低的死亡率存在相关性 [24]。尽管肥胖相关心肌病的大多数临床表现都能通过减重改善，但我们的目标应该主要着眼于适应积极的生活方式，这对肥胖患者的预后改善更好。为了获得减重治疗的成功，需要达到能量负平衡；因此体力活动作为能量消耗的形式，是肥胖治疗、减重和降低肥胖相关慢性疾病风险的重要组成部分。既往文献推荐多种运动方案，原则上应以中等强度运动，即运动强度达到最大心率的 55% ~ 70%，每天 30 ~ 60 min、每周 5 ~ 7 天为基础 [29-30,33]。更高强度的运动方案尚无足够研究数据。有研究观察到在有氧运动基础上配合短期高强度的无氧运动，与单纯应用有氧运动比较能够显著促进生长激素（growth hormone，GH）的释放。这种现象部分解释了 GH 是已知的一种降低脂肪 / 非脂肪量比值的活性物质之一 [52]。

此外，单纯有氧运动能够一定程度减少脂肪量，降低循环游离脂肪酸水平，升高循环乳酸水平，糖代谢方面可降低胰岛素抵抗。但有报道有氧运动配合短期高强度无氧运动的方案能显著减少脂肪容量，升高循环游离脂肪酸，降低循环乳酸水平，对胰岛素抵抗无显著改变作用。

有氧运动后循环中游离脂肪酸的降低可能与脂肪酸代谢不平衡有关，运动时脂肪酸从脂肪组织中缓慢释放而被骨骼肌加速摄取，显示出骨骼肌耗氧量明显升高。同时，乳酸的升高可能与胰岛素敏感性提高、进而葡萄糖利用增加有关。有氧加无氧运动后循环游离脂肪酸升高可能与无氧代谢压力下产生的物质（例如 GH、儿茶酚胺等）具有脂肪分解作用有关，它们显著促进脂肪动员，体现出其代谢动力学效应。

这些观察性研究提示，起始应用有氧运动配合短期高强度无氧运动的方案，以减少脂肪容积，而后单纯应用有氧运动，以维持减重效果、改善代谢指标。

合并代谢综合征的肥胖患者可能不适合"有氧加无氧"的运动处方，因为这种运动模式能升高血清游离脂肪酸、对糖代谢没有改善作用 [48-51,53,57,59-60]。

住院治疗的肥胖患者每天进行功能康复训练，以增加肌肉强度，改善瘦体重 / 脂肪量比值，增强关节活动范围，改善心脏呼吸功能。由于肥胖患者常出现脊柱、髋关节和膝关节骨关节痛，是其功能恢复的主要障碍，应加用针对关节负重方面的理疗，包括日常绷带、功能性绷带或吊带治疗训练 [13-15,17-20]，被动、主动地伸展和屈曲上肢、下肢和脊柱的肌群，加强、稳定腰骶部，进行脊背的主动和被动活动 [11-12]。人工淋巴引流和弹力加压绷带也被广泛使用 [13]。

每天需进行 30 ~ 60 min 的抗阻运动，其目的是改善肌肉强度、减轻关节压力。此外，它还能强化足跟稳定肌群的强度，进而改善平衡能力 [10]。抗阻训练的强度在起始第一周训练期间设定在个人十次重复最大值的 40%，第二周 50%，其余康复训练期间为 60%。首次训练时理疗师评估后确定拟训练的肌群。手臂和腿部的强度训练包括动态站立和地面健美操，将体重作为运动的阻力。运动处方主要着眼于促进肌肉健美和保持肌肉容积。这一目标在限制能量摄入时也十分重要，因为会同时减少脂肪和非脂肪组织容积。由于水的浮力能减轻体重对关节的压力，在温热的水疗池中进行的水疗康复项目尤其适合存在骨关节炎的肥胖患者。这种康复治疗模式在合并慢性阻塞性肺疾病的肥胖患者中，与地面完成的康复项目相比效果更好[32]。

严重活动受限的患者可进行物理治疗和职业治疗，其目标是使患者具备处理日常活动的能力，方法包括使用助步器、抬举和移动器材[9]。呼吸功能康复训练是康复项目的常见组成部分，包括使患者及其照顾者适应和训练无创呼吸机的使用[13]。身体感知项目是在心理学监督下由专业训练后的治疗师完成（应用 Feldenkrais 或 Courchinoux 法），是肥胖患者存在身体认知异常和（或）相关的进食障碍时进行的多学科联合治疗。

26.3　心理治疗干预

一项 Cochrane 系统综述指出，心理治疗结合饮食干预和运动锻炼计划，尤其是包括心理教育的认知行为疗法（cognitive-behavior therapy，CBT），与仅应用饮食 / 运动干预相比能够明显促进体重减轻。

肥胖治疗的行为疗法方面的特点是自我监督（如减重日记）、刺激控制（如限制食物的量）和行为调节（如细嚼慢咽、多花时间好好享受食物的美味、将进食的快感最大化）。一些研究者认为肥胖的行为疗法组成部分包括自我监督、问题解决、突发情况的处理、刺激控制、压力情境的处理、家庭成员和朋友的社会支持以及重塑认知。

认知疗法能够为患者提供认识现实的有效方法，但减重方面并不能达到令人满意的程度。体重反弹和复胖可能是体重减轻幅度不够大（其实这种程度的体重减轻已经具有临床意义）所带来的不适当的失败感而导致的。治疗的重点在于行为异常和认知过程的调整，例如不现实的目标体重和体型认知。

正念基础上的认知疗法（mindfulness-based cognitive therapy，MBCT）是肥胖心理康复治疗的近期革新性的治疗方法。这种以冥想为基础的治疗由 Kabat-Zinn 首先提出，用于压力情境的治疗，也可以应用于体重控制，主要用来控制暴食行为，在加强自我调控的基础上帮助患者认识内源性信号和自我暗示[40]。

心理治疗干预的重要性在于生活方式干预后体重的维持，生活方式干预、药物治疗和减重手术都依赖于行为调整并需要心理支持。长期行为治疗与短期治疗相比成功率更高。

认知行为疗法是肥胖治疗的金标准，但其他心理疗法也在积累新的研究证据。

催眠可以作为肥胖的辅助治疗，尤其是在某些患者中能帮助他们改正错误的想法、态度和理念。

其他用于肥胖的心理治疗方法比较有前景的包括人际关系疗法、系统策略性治疗、心理动力学治疗和以女权理论为基础的治疗。尤其是对于那些因为心理创伤继发的肥胖患者，可尝试应用眼动脱敏与再建（eye movement desensitization and reprocessing，EMDR）治疗。

参加强化康复治疗项目的肥胖患者往往具有多次减重、多次体重反弹的病史和躯体并发症，这也是已知的对心理健康产生负面影响的主要因素[41]。在一项 4 周的康复治疗项目中（4 周一般被认为时间过短，难以进行适宜的心理治疗），心理干预分为起始治疗时的心理诊断评估 [如果在评估时认为需要药物治疗和（或）动态监测，则再加用心理评估]，之后进行个人和小组心理教育交流会。小组治疗帮助患者获得同伴支持和解决问题的能力，从其他病友分享的成功和失败经验中学习[16]。与治疗师的单独交流也很重要，治疗师的共情和无批判性的倾听能帮助患者关注他们自己情感的脆弱之处，这些情绪问题都会影响到控制体重和饮食的依从性，也能帮助患者选择一个最合适长期坚持的心理工具来控制体重。存在进食障碍或心理异常的肥胖患者在出院回家后较大可能需要心理治疗师的干预或精神专科的治疗。

参考文献

1. Achten J, Jeukendrup AE (2004) Optimizing fat oxidation through exercise and diet. Nutrition 20:716–727
2. Ades PA, Savage PD, Harvey-Berino J (2010) The treatment of obesity in cardiac rehabilitation. J Cardiopulm Rehabil Prev 30:289–298
3. American College of Cardiology Foundation (2012) Health policy statement on patient-centered care in cardiovascular medicine: a report of the American College of Cardiology Foundation Clinical Quality Committee. J Am Coll Cardiol 59:2125–2143
4. Backholer K, Wong E, Freak-Poli R, Walls HL, Peeters A (2012) Increasing body weight and risk of limitations in activities of daily living: a systematic review and meta-analysis. Obes Rev 13:456–468
5. Byberg L, Mealhus H, Gedeborg R, Sundström J, Ahlbom A, Zethelius B, Berglund LG, Wolk A, Michaëlsson K (2009) Total mortality after changes in leisure time physical activity in 50 years old men: 35 year follow-up population based cohort. Br J Sports Med 43:482
6. Bray GA, Ryan DH (2012) Medical therapy for the patient with obesity. Circulation 125:1695–1703
7. Breland JY, Fox AM, Horowitz CR, Leventhal H (2012) Applying a common-sense approach to fighting obesity. J Obes 2012:710427
8. Brunani A, Liuzzi A, Sirtori A, Raggi A, Berselli ME, Villa V, Ceriani F, Tacchini E, Vicari V, Parisio C, Vismara L, Zanini A, Vinci C, Contini F, Braga E, Ricappi A, Camerlengo M, Ristea M, Leonardi M (2010) Mapping an obesity clinical evaluation protocol to the International Classification of Functioning, disability and health. Disabil Rehabil 32:417–423

9. Capodaglio P, Capodaglio EM (2008) La movimentazione del paziente obeso in ospedale. La Med Lav 99(6):466–477
10. Capodaglio P, Vismara L, Menegoni F, Baccalaro G, Galli M, Grugni G (2009) Strength characterization of knee flexor extensor muscles in Prader-Willi and obese patients. BMC Musculoskelet Disord 10(47):1–8
11. Capodaglio P, Castelnuovo G, Brunani A, Vismara L, Villa V, Capodaglio EM (2010) Functional limitations and occupational issues in obesity: a review. Int J Occup Saf Ergon 16(4):407–423
12. Vismara L, Menegoni F, Zaina F, Galli M, Negrini S, Capodaglio P (2010) Effect of obesity and low back pain on spinal mobility: a cross sectional study in women. J Neuroeng Rehabil 7(1):3
13. Capodaglio P, Vismara L, Tacchini E, Corsetti C, La fortuna C, Bozzoli E, Villa V, Parisio C, Mallone M, Baracchini M, Verzeni V, Precilios H, DeSouza S, Castelnuovo G (2011) Obesità e Riabilitazione. Il Fisioterapista 17(6):9–29
14. Capodaglio P, Liuzzi A, Faintuch J (eds) (2013) Disabling obesity: from determinants to health care models. Springer, Heidelberg
15. Capodaglio P, Cimolin V, Tacchini E, Precilios H, Brunani A (2013) Effectiveness of in-patient rehabilitation in obesity-related orthopedic conditions. J Endocrinol Invest 36(8):628–631. doi: 10.3275/8897
16. Cavill N, Hillsdon M, Anstiss T (2011) Brief interventions for weight management. National Obesity Observatory, Oxford
17. Cerretelli P, Di Prampero E (1987) Gas exchange in exercise. In: Farhi LE, Tenney SM (eds) Handbook of physiology, the respiratory system. Gas exchange. American Physiology Society, Bethesda, pp 307–309
18. Coker RH, Miller S, Schutzler S, Deutz N, Wolfe RR (2012) Whey protein and essential amino acids promote the reduction of adipose tissue and increased muscle protein synthesis during caloric restriction-induced weight loss in elderly, obese individuals. Nutr J 11:105
19. DeCaria JE, Sharp C, Petrella JP (2012) Scoping review report: obesity in older adults. Int J Obes 36:1141–1150
20. Donini LM, Brunani A, Sirtori A, Savina C, Tempera S, Cuzzolaro M, Spera G, Cimolin V, Precilios H, Raggi A, Capodaglio P, SIO-SISDCA Task Force (2011) Assessing disability in morbidly obese individuals: the Italian Society of Obesity test for obesity-related disabilities. Disabil Rehabil 33:2509–2518
21. Donini LM, Cuzzolaro M, Spera G, Badiali M, Basso N, Bollea MR (2010) Obesity and eating disorders. Indications for the different levels of care. An Italian expert consensus document. Eat Weight Disord 15(1–2 Suppl):1–31
22. Donini LM, Petroni ML (2013) Principles and protocols in nutritional rehabilitation. In: Capodaglio P, Liuzzi A, Faintuch J (eds) Disabling obesity: from determinants to health care models. Springer, Heidelberg
23. Festi D, Colecchia A, Larocca A, Villanova N, Mazzella G, Petroni ML, Romano F, Roda E (2000) Review: low caloric intake and gall-bladder motor function. Aliment Pharmacol Ther 14(Suppl 2):51–53
24. Fonarow GC, Srikanthan P, Costanzo MR, Cintron GB, Lopatin M, ADHERE Scientific Advisory Committee and Investigators (2007) An obesity paradox in acute heart failure: analysis of body mass index and inhospital mortality for 108,927 patients in the Acute Decompensated Heart Failure National Registry. Am Heart J 153:74–81
25. Hermansen L, Saltin B (1969) Oxygen uptake during maximal treadmill and bicycle exercise. J Appl Physiol 26:31–37
26. Lafortuna CL, Lazzer S, Agosti F, Busti C, Galli R, Mazzilli G, Sartorio A (2010) Metabolic responses to submaximal treadmill walking and cycle ergometer pedalling in obese adolescents. Scand J Med Sci Sports 20:630–637

27. Lee SL, Blair SN, Jackson AS (1999) Cardiorespiratory fitness, body composition, and cardio-vascular disease mortality in men. Am J Clin Nutr 69:373–380
28. Johansson K, Neovius M, Hemmingsson E (2014) Effects of anti-obesity drugs, diet, and exercise on weight-loss maintenance after a very-low-calorie diet or low-calorie diet: a systematic review and meta-analysis of randomized controlled trials. Am J Clin Nutr 99(1):14–23
29. Matus CD, Klaege K (2007) Exercise and weight management. Prim Care Clin Off Pract 34:109–116
30. Malatesta D, Vismara L, Menegoni F, Galli M, Romei M, Capodaglio P (2009) Mechanical external work and recovery at preferred walking speed in obese subjects. Med Sci Sports Exerc 41(2):426–434
31. Miller SL, Wolfe RR (2008) The danger of weight loss in the elderly. J Nutr Health Aging 12(7):487–491
32. McNamara RJ, McKeough ZJ, McKenzie DK, Alison JA (2013) Obesity in COPD: the effect of water-based exercise. Eur Respir J 42:1737–1739
33. Menegoni F, Galli M, Tacchini E, Vismara L, Cavigioli M, Capodaglio P (2009) Gender-specific effect of obesity on bilance. Obesity 17(10):1951–1956
34. Ministero della Salute (2011) Piano di Indirizzo per la Riabilitazione. Available at: http://www.salute.gov.it/imgs/C_17_pubblicazioni_1546_allegato.pdf
35. Mutlu GM, Rubinstein I (2005) The saga of obstructive sleep apnea syndrome and daytime hypercapnia: work in progress. Chest 127:698–699
36. Naimark A, Cherniack RM (1960) Compliance of the respiratory system and its components in health and obesity. J Appl Physiol 15:377–382
37. Kodama S, Saito K, Tanaka S, Maki M, Yachi Y, Asumi M, Sugawara A, Totsuka K, Shimano H, Ohashi Y, Yamada N, Sone H (2009) Cardiorespiratory fitness as a quantitative predictor of all-cause mortality and cardiovascular events in healthy men and women. J Am Med Assoc 301:2024–2035
38. Koyal SN, Whipp BJ, Huntsman D, Bray GA, Wasserman K (1976) Ventilatory responses to the metabolic acidosis of treadmill and cycle ergometry. J Appl Physiol 40:864–867
39. Kokkinos P, Myers J (2010) Exercise and physical activity. Clinical outcomes and applications. Circulation 122:1637–1648
40. O'Reilly GA, Cook L, Spruijt-Metz D, Black DS (2014) Mindfulness-based interventions for obesity-related eating behaviours: a literature review. Obes Rev 15:453–461
41. Petroni ML, Villanova N, Avagnina S, Fusco MA, Fatati G, Compare A, Marchesini G, QUOVADIS Study Group (2007) Psychological distress in morbid obesity in relation to weight history. Obes Surg 17:391–399
42. Pekkarinen T, Mustajoki P (1997) Use of very low-calorie diet in preoperative weight loss: efficacy and safety. Obes Res 5:595–602
43. Piper AJ, Wang D, Yee BJ, Barnes DJ, Grunstein RR (2008) Randomised trial of CPAP vs bilevel support in the treatment of obesity hypoventilation syndrome without severe nocturnal desaturation. Thorax 63:395–401
44. Precilios H, Brunani A, Cimolin V, Tacchini E, Donini LM, Fabris De Souza S, Capodaglio P, Precilios H (2012) Measuring changes after multidisciplinary rehabilitation of obese individuals. J Endocrinol Invest. doi: 10.3275/8240
45. Raggi A, Brunani A, Sirtori A, Liuzzi A, Berselli ME, Villa V, Ceriani F, ICF-Obesity Group, Leonardi M (2010) Obesity-related disability: key factors identified by the International Classification of Functioning, disability and health (ICF). Disabil Rehabil 32:2028–2034
46. Rognmo O, Moholdt T, Bakken H, Hole T, Mølstad P, Myhr NE, Grimsmo J, Wisløff U (2012) Cardiovascular risk of high- versus moderate-intensity aerobic exercise in coronary heart disease patients. Circulation 126:1436–1440

47. Rolland C, Mavroeidi A, Johnston KL, Broom J (2013) The effect of very low-calorie diets on renal and hepatic outcomes: a systematic review. Diabetes Metab Syndr Obes Targets Ther 6:393–401

48. Rosen CJ, Bouxsein ML (2006) Mechanism of disease: is osteoporosis the obesity of bone? Nat Clin Pract Rheumatol 2:35–43

49. Salvadori A, Fanari P, Mazza P, Agosti R, Longhini E (1992) Work capacity and cardiopulmonary adaptation of the obese subject during exercise testing. Chest 01:674–679

50. Salvadori A, Fanari P, Tovaglieri I, Giacomotti E, Nibbio F, Belardi F, Longhini E (2008) Ventilation and its control during incremental exercise in obesità. Respiration 75:26–33

51. Salvadori A, Fanari P, Palmulli P, Giacomotti E, Arreghini M, Bolla G, Miserocchi G, Longhini E (1999) Cardiovascular and adrenergic response to exercise in obese subjects. J Clin Basic Cardiol 2:229–236

52. Salvadori A, Fanari P, Marzullo P, Codecasa F, Tovaglieri I, Cornacchia M, Walker G, Brunani A, Longhini E (2010) Dynamics of GH secretion during incremental exercise in obesity, before and after a short period of training at different work-loads. Clin Endocrinol 73:491–496

53. Salvadori A, Fanari P, Marzullo P, Codecasa F, Tovaglieri I, Cornacchia M, Brunani A, Luzi L, Longhini E (2014) Short bouts of anaerobic exercise increase non-esterified fatty acids release in obesity. Eur J Nutr 53(1):243–249

54. Spertus JA (2008) Evolving applications for patient-centered health status measures. Circulation 118:2103–2110

55. Sui X, LaMonte MJ, Laditka JN, Hardin JW, Chase N, Hooker SP, Blair SN (2007) Cardiorespiratory fitness and adiposity as mortality predictors in older adults. J Am Med Assoc 298:2507–2516

56. Standard Italiani per la Cura dell'Obesità S.I.O./A.D.I. 2012/2013

57. Stucki A, Daansen P, Fuessl M, Cieza A, Huber E, Atkinson R, Kostanjsek N, Stucki G, Ruof J (2004) ICF core sets for obesity. J Rehabil Med 44(Suppl):107–113

58. Wadden TA, Sternberg JA, Letizia KA, Stunkard AJ, Foster GD (1989) Treatment of obesity by very low calorie diet, behavior therapy, and their combination: a five-year perspective. Int J Obes 13(Suppl 2):39–46

59. WHO (2008) The global burden of disease: 2004 update. WHO, Geneva

60. Zarich SW, Kowalchuk EA, Nesto RW (1991) Left ventricular filling abnormalities in asymptomatic morbid obesity. Am J Cardiol 68:377–381

27 通过认知行为疗法提高健康饮食 和运动的依从性

Riccardo Dalle Grave · Simona Calugi · Marwan El Ghoch

27.1 引言

为肥胖患者特别制定认知行为疗法的原则是通过帮助他们改变进食和运动习惯，从而获得对减肥的长期依从。这种治疗方法起初根植于学习理论（即行为主义），提出导致肥胖的行为（过量进食与低运动量）是后天获得的，因此可以通过再次学习的方法、调整环境因素（即纠正前因）、强化"好的"行为（即强化后果）来纠正或再次习得[1]。然而，由于我们对肥胖病因的理解更加深入，这种治疗方法后续融合了来自社会认知理论[2]、认知疗法[3]和有关饮食、运动的专业建议。这种综合的治疗方案目前被称为"减重生活方式干预"[4]，下面我们探讨其基本组成、短期预后、长期预后以及近期的研究进展。

27.2 减重生活方式干预项目的实施

把体重减下来仅是成功的一半，减重生活方式干预项目也是这样，由起始的减重阶段和后续的体重维持阶段组成，其中减重阶段每周进行面对面干预，共16 ~ 24 次、为期 6 个月。由于体重下降 6 个月后往往会进入平台期，我们通常认为第一阶段的时间是 6 个月，而减重维持期的时间长短和强度目前没有准确的数据支持[5]。

目前的文献大多来自临床研究，其中治疗形式多为个人面谈、由 10 ~ 20 名参与者组成的小组会议或上述两种形式的自由组合。然而在真实世界研究中，减重生活方式干预在多种多样的临床环境下实施，包括初级护理、私人饮食干预指导、住院患者康复治疗项目和商业化诊所。虽然各种专业人士均可进行生活方式干预，包括医师、营养师、心理治疗师和经过肥胖认知行为疗法训练的心理学家，他们被称为"生活方式干预咨询师"，但一个多学科团队是实现生活方式干预，处理肥胖相关综合临床问题的最佳方式 [5]。在多学科团队中，医师评估患者、治疗临床并发症、帮助患者坚持和参与治疗、安排阶段性检查及随访，生活方式干预的其他方面则由相关专业专家配合完成。

27.3　生活方式干预项目的组成

标准的生活方式干预项目由 3 部分组成：①饮食指导，②运动指导，③最后且重要的是认知行为疗法，以促进和维持减重 [4]（图 27.1）。

27.3.1　饮食指导建议

减重生活方式干预项目推荐低脂、（相对的）高碳水化合物的低热量饮食，目标每日可达 500 ～ 1000 kcal 负能量。这种饮食方法能够出现 0.5 ～ 1.0 kg/ 周的体重下降，最终改善心血管风险指标 [6]。然而达到减重目标的最大阻碍是患者本身，依从性是最大的问题。训练患者根据自己的减重目标学会计算自己的能量摄入，可以一定程度上改善他们的依从性，改善饮食结构和选择食物种类的限制。为患者提供细致的食物计划，包括超市购物清单、菜单和食谱，能够改善饮食的结构，限制食物种类从而减少诱惑，减少错误计算能量摄入的机会 [4]。一项研究支持了这种治疗方法的有效性，该研究为患者提供低热量饮食（免费或补助性的）与结构化的饮食计划，与不提供额外饮食计划的饮食干预相比体重下降更显著 [7]。另一种有效改善饮食治疗依从性的方法是代餐，其有效性被一项纳入了 6 个 RCT 的 meta 分析证实，

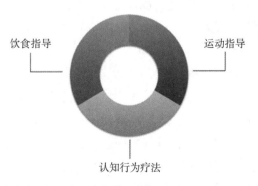

图 27.1　减重生活方式干预项目的 3 个组成部分

发现进食流质代餐的患者与传统饮食控制组相比，平均体重下降多了 3kg[8]。最后，同样有效的另一种策略是使用传统食物进行份量控制，改善饮食控制和减重依从性 [9]。

27.3.2 运动指导建议

生活方式干预项目的目标是帮助患者逐步达到足够的体力活动量，以产生至少400 kcal/d 的能量负平衡 [10]。鼓励患者用计步器测量他们的基线步数，然后每 3 天增加 500 步，最终达到 10000 ~ 12000 步 /d 的目标。慢跑（20 ~ 40 min/d）、骑自行车或游泳（45 ~ 60 min/d）可以代替步行。与饮食治疗的依从性不同，运动的依从性往往在结构化较少时得到提高，也就是说通过减少运动带来的障碍（例如缺少运动时间或经济来源）来提高 [4]。多项研究证实了上述观点，比如被要求参加有现场教练指导的、小组为单位的运动项目相比，患者更能坚持自己在家完成的运动 [11]。有趣的是，有研究报道与结构化运动项目相比，提高日常生活的体力活动（例如用上楼梯替代坐电梯、走路替代乘公交或开车、减少助力工具的使用等）能够出现相似的体重减轻，且在长期体重维持方面更有优势 [12]。多次短期的运动锻炼（每次 10 min）也是推荐的运动方法之一，与长时间的锻炼相比，这种方法能有效地帮助患者积累每日运动时间 [13]。

27.3.3 认知行为疗法

生活方式干预项目中认知行为疗法的部分基于一系列流程，已在近期的多项综述中详细描述 [4-5,14]，其目标是处理减重和维持体重过程中的阻力（表 27.1）。

传统的减重生活方式干预项目中小组治疗模式的主要问题在于临床医师将预先准备好的一系列课程和同样的治疗流程教给所有参加项目的患者。即使其中一名或多名患者未能渡过其困难或未能完全理解课程内容，课程仍按照预先计划的顺序进行。因此这类项目在实践中更接近于心理教育治疗，而不是在其他疾病治疗中实施的认知行为治疗，而后者是高度个体化，以在特异性的治疗过程中达到持续解决患者问题为目的。减重生活方式干预项目的新进展部分体现在个体化治疗中，每位患者配备一名治疗师 [15-16]，但仍提供固定的课程和统一的治疗流程。

另一方面，Villa Garda 生活方式干预项目旨在最大程度实现治疗个体化 [5]，在治疗过程中采取单独面谈的形式，其结构类似于进食障碍的认知行为疗法（例如课程中监测体重、回顾自我监督的程度、共同制定日程、根据既定计划行动、布置家庭作业、总结面谈内容、确定下次面谈时间）。该项目中的个体化"认知行为治疗方案"也能够促进减重，这是一种用来进一步加强个体化治疗的工具。该治疗方案

表27.1   减重生活方式干预的认知行为治疗主要流程

去除减重过程中阻力的方法
    自我监督
    目标设定
    刺激控制
    锻炼行为的改变
    前瞻性的问题解决模拟
    重塑认知
    关注其他成功减重者
去除维持体重过程中阻力的方法
    提供持续的照护
    鼓励患者将精力放在维持体重上，而非减重上
    建立体重维持的范围，长期自我监督
    建立长期控制体重的心态和信念
    停止自我监督
    制定突发情况的处理计划
    制定维持体重的计划

广泛应用于认知行为疗法的其他领域 [17]，但未应用于标准的减重生活方式干预治疗中，是一种认知行为主要过程的可视化表达（图解），能够在某些患者中促进减重和生活方式改变的依从性。在临床医师的指导和患者的积极参与下，这种治疗方案持续地逐步实施。该流程的第一步是将患者从进食相关的情境（例如看见食物的情境、社交聚餐的情境）中抽离开来，同时将患者从可能影响他们进食行为的情境（如生活事件和情绪改变）中分离。临床医师需要评估过度进食的背后是否隐藏着情绪问题和（或）摄食行为上的生理因素和（或）任何导致肥胖的理念（图 27.2）。因此，这种治疗方案使临床医师能够选择对不同患者更适合的特异性的方案，充分保证个性化的目标治疗。一旦治疗方案确定，临床医师即可和患者讨论具体实施方案，强调对进食的控制不是完全取决于他们的意志力，而是能通过特异性的策略提高减重时进食行为的依从性。临床医师也应强调治疗方案是暂时性的，可以在治疗过程中根据患者需要来调整。

27.4   减重生活方式干预项目的预后

近期一项系统综述探究了减重生活方式干预项目的预后，发现在随访 1 年时 30% 参与者减重幅度达到 $\geq$ 10%，25% 减重 5% ~ 9.9%，而 40% 减重 $\leq$ 4.9%[18]。

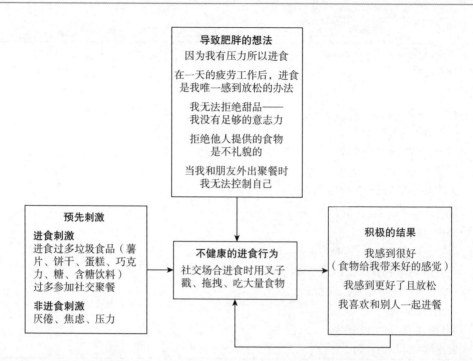

图 27.2 个人认知行为治疗方案举例，表述了患者减重的主要障碍（根据此方案，治疗应重点关注减少进食刺激；表达厌倦、焦虑和压力；挑战引发肥胖的想法；发现除了进食以外的满足方法）（From Dalle Grave et al.[5]: 1-11. Copyright © 2013 Springer-Verlag GmbH）

我们知道减重治疗在 6 个月达到平台期，由于缺乏维持体重的治疗，会出现体重反弹的趋势，最后在随访约 5 年时半数患者回归至初始体重[19]。然而，近期关于减重生活方式干预项目的临床研究包含了最新、最有效的治疗方法，结果发现长期预后得到改善。最震撼的例子是 Look AHEAD（糖尿病健康行动）研究，纳入 5145 例超重 / 肥胖成人 2 型糖尿病患者，随机分配入强化生活方式干预组（intensive lifestyle intervention，ILI）和常规治疗组（包括糖尿病支持治疗和教育，diabetes support and education，DSE），比较其心血管并发症和死亡率差异。随访第 8 年时，88% 受试者完成了预后评价，结果发现 ILI 和 DSE 组体重分别较基线体重下降了 4.7% 和 2.1%（$P < 0.001$）。ILI 和 DSE 组体重下降 ≥ 5% 的患者分别占 50.3% 和 35.7%（$P < 0.001$），下降 ≥ 10% 的患者分别占 26.9% 和 17.2%（$P < 0.001$）[20]。这些令人印象深刻的数据提示执行良好的生活方式干预项目能够长期保持具有临床意义的体重减轻。

27.5 新路径

近年来，研究者主要通过药物治疗、住院治疗和（或）减重手术，整合为多学科综合治疗路径，努力探索改善预后。

27.5.1 将减重生活方式干预与药物治疗结合

体重长期维持失败的主要因素是企图恢复体重的生物学作用。药物治疗能够减轻这种作用，因此可以考虑使用药物与减重生活方式干预相结合。目前这方面最大的研究是一项随机对照临床研究，比较了以团体为基础，单独应用生活方式干预或西布曲明（15 mg/d）以及两者结合应用的效果。随访 1 年时，结合组的患者和任一单独治疗组相比，体重减轻接近两倍[21]。不幸的是由于西布曲明在既往心血管疾病或糖尿病史的患者中不利的安全性记录，现已从市场召回。然而近期被美国 FDA 批准的新型减重药物（例如盐氯卡色林，或芬特明与托吡酯缓释片的合剂）与生活方式干预的结合可能在肥胖患者治疗中具有可行性和有效性。

27.5.2 住院康复治疗项目与生活方式干预结合

住院康复治疗已在意大利推广，主要针对对标准门诊治疗反应不佳的严重肥胖、存在严重并发症和（或）残疾的患者。近期一项随机对照临床研究评价了 88 例严重肥胖患者，分别予高蛋白质饮食（high protein diet，HPD）和高碳水化合物饮食（high carbohydrate diet，HCD），其中能量摄入量和不饱和 / 饱和脂肪酸比值均达到理想参数，同时结合前述章节中提到的个体化认知行为治疗方案[22]。治疗过程分为两个阶段：第一阶段（住院治疗，3 周）包括 15 次小组式认知行为治疗课程（每周 5 次）、有计划的规律有氧运动和 6 次理疗师指导下的健美操课，第二阶段（院外治疗，40 周）包括每次 45 min、共 12 次与营养师的生活方式干预个人面谈指导，持续 40 周时间。在完成研究的参与者中（$n = 69$），43 周时 HPD 组和 HCD 组体重分别下降 15.0% 和 13.3%，在全部研究过程中二者均无显著差异（图 27.3）。两种饮食方案对心血管危险因素和心理状态的改善相似。这种治疗方案减重的百分比和传统生活方式干预项目的 8% ~ 10% 相比有一定程度的升高，此外在随访第 6 个月至第 12 个月时并未观察到体重反弹的趋势。这些结果提示住院康复治疗序贯个人院外生活方式干预督导能够促进减重和体重维持的效果。

27.5.3 生活方式干预与减重手术结合

减重手术并没有宣称要改变患者的生活方式，而是通过胃肠道生物学功能的

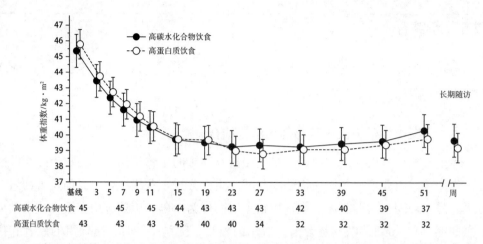

图 27.3　高蛋白质饮食或高碳水化合物饮食结合强化减重生活方式干预项目参与者的平均体重。误差条形图代表 95% 置信区间（From Dalle Grave et al.[22]. Copyright © 2013 The Obesity Society）

改变达到减重目的；因此，并不能保证体重长期维持。然而减重手术与生活方式干预结合有可能进一步改善预后。一项临床研究证实了这一猜测，该研究纳入 144 名 6 个月前行胃旁路术的西班牙裔美国人，随机分为饮食干预生活方式教育组（n = 72）和对照组（n = 72）[23]。术后 12 个月时，两组均出现明显体重下降，但接受减重生活方式干预治疗的患者体重下降更多（分别下降术前体重的 80% vs. 64%；P < 0.001），且治疗组参加体力活动的程度较对照组显著增多。另一项研究纳入了 60 例胃旁路术后的严重肥胖患者，随机分为低运动量和高运动量组，发现高运动量组 BMI 下降更快，体重和体脂率均较低运动量组下降更明显[24]。总之，上述结果指出减重手术结合其他减重治疗方法，包括教育和生活方式干预，可能具有更好的效果。

总结

　　生活方式干预是减重治疗的里程碑。基于生活方式干预的减重项目近年来飞速发展，已有研究证明了它对长期体重维持的效果。个体化的、与认知行为疗法结合的生活方式干预项目具有良好的治疗前景。近期研究显示药物治疗、住院治疗和减重手术均可以与生活方式干预结合，这些综合治疗方式应作为个体化多学科减重治疗的一线选择。

参考文献

1. Stuart RR (1967) Behavioral control of overeating. Behav Res Ther 5:357–365
2. Bandura A (1986) Social foundations of thought and action: a social cognitive theory. Prentice-Hall, Englewood Cliffs
3. Beck AT, Rush AJ, Shaw BF, Emery G (1979) Cognitive therapy of depression: a treatment manual. Guilford Press, New York
4. Fabricatore AN (2007) Behavior therapy and cognitive-behavioral therapy of obesity: is there a difference? J Am Diet Assoc 107:92–99
5. Dalle Grave R, Calugi S, El Ghoch M (2013) Lifestyle modification in the management of obesity: achievements and challenges. Eat Weight Disord 18:339–349
6. Clinical guidelines on the identification, evaluation, and treatment of overweight and obesity in adults-the evidence report. National Institutes of Health (1998). Obes Res 6(Suppl 2): 51S–209S
7. Wing RR, Jeffery RW, Burton LR, Thorson C, Sperber-Nissimoff K, Baxter JE (1996) Food provision vs. structured meal plans in the behavioral treatment of obesity. Int J Obes Relat Metab Disord 20:56–62
8. Heymsfield SB, van Mierlo CA, van der Knaap HC, Heo M, Frier HI (2003) Weight management using a meal replacement strategy: meta and pooling analysis from six studies. Int J Obes Relat Metab Disord 27:537–549
9. Metz JA, Stern JS, Kris-Etherton P, Reusser ME, Morris CD, Hatton DC, Oparil S, Haynes RB, Resnick LM, Pi-Sunyer FX, Clark S, Chester L, McMahon M, Snyder GW, McCarron DA (2000) A randomized trial of improved weight loss with a prepared meal plan in overweight and obese patients: impact on cardiovascular risk reduction. Arch Intern Med 160:2150–2158
10. Dalle Grave R, Centis E, Marzocchi R, El Ghoch M, Marchesini G (2013) Major factors for facilitating change in behavioural strategies to reduce obesity. Psychol Res Behav Manag 6:101–110
11. Perri MG, Martin AD, Leermakers EA, Sears SF, Notelovitz M (1997) Effects of group – versus home-based exercise in the treatment of obesity. J Consult Clin Psychol 65:278–285
12. Andersen RE, Wadden TA, Bartlett SJ, Zemel B, Verde TJ, Franckowiak SC (1999) Effects of lifestyle activity vs structured aerobic exercise in obese women: a randomized trial. JAMA 281:335–340
13. Jakicic JM, Wing RR, Butler BA, Robertson RJ (1995) Prescribing exercise in multiple short bouts versus one continuous bout: effects on adherence, cardiorespiratory fitness, and weight loss in overweight women. Int J Obes Relat Metab Disord 19:893–901
14. Wadden TA, Webb VL, Moran CH, Bailer BA (2012) Lifestyle modification for obesity: new developments in diet, physical activity, and behavior therapy. Circulation 125:1157–1170
15. The Diabetes Prevention Program (DPP): description of lifestyle intervention (2002). Diabetes Care 25:2165–2171
16. Ryan DH, Espeland MA, Foster GD, Haffner SM, Hubbard VS, Johnson KC, Kahn SE, Knowler WC, Yanovski SZ (2003) Look AHEAD (Action for Health in Diabetes): design and methods for a clinical trial of weight loss for the prevention of cardiovascular disease in type 2 diabetes. Control Clin Trials 24:610–628
17. Fairburn CG, Cooper Z, Shafran R, Bohn K, Hawker DM, Murphy R, Straebler S (2008) Enhanced cognitive behavior therapy for eating disorders: the core protocol. In: Fairburn CG (ed) Cognitive behavior therapy and eating disorders. Guilford Press, New York, pp 45–193
18. Christian JG, Tsai AG, Bessesen DH (2010) Interpreting weight losses from lifestyle modification trials: using categorical data. Int J Obes 34:207–209
19. Wing RR (2002) Behavioral weight control. In: Wadden TA, Stunkard AJ (eds) Handbook of obesity treatment. The Guildford Press, New York, pp 301–316

20. Eight-year weight losses with an intensive lifestyle intervention: the look AHEAD study (2014). Obesity 22:5–13

21. Wadden TA, Berkowitz RI, Womble LG, Sarwer DB, Phelan S, Cato RK, Hesson LA, Osei SY, Kaplan R, Stunkard AJ (2005) Randomized trial of lifestyle modification and pharmacotherapy for obesity. N Engl J Med 353:2111–2120

22. Dalle Grave R, Calugi S, Gavasso I, El Ghoch M, Marchesini G (2013) A randomized trial of energy-restricted high-protein versus high-carbohydrate, low-fat diet in morbid obesity. Obesity 21:1774–1781

23. Nijamkin MP, Campa A, Sosa J, Baum M, Himburg S, Johnson P (2012) Comprehensive nutrition and lifestyle education improves weight loss and physical activity in Hispanic Americans following gastric bypass surgery: a randomized controlled trial. J Acad Nutr Diet 112:382–390

24. Shang E, Hasenberg T (2010) Aerobic endurance training improves weight loss, body composition, and co-morbidities in patients after laparoscopic Roux-en-Y gastric bypass. Surg Obes Relat Dis 6:260–266

肥胖的多学科治疗 28

Stefania Mariani · Mikiko Watanabe · Carla Lubrano ·
Sabrina Basciani · Silvia Migliaccio · Lucio Gnessi

28.1 引言

肥胖是一种复杂的多因素疾病。遗传因素、社会经济地位、饮食方式和心理状态仅是可能导致体重增加、影响预后的诸多因素中的一部分。

肥胖的管理和治疗不仅在于单纯减轻体重，同时应包括降低死亡风险、改善健康和生活质量。除了减重以外，对肥胖并发症的治疗应包括血糖 - 胰岛素水平、血脂谱和血压的控制，呼吸系统疾病的评估（例如睡眠呼吸暂停综合征），骨关节炎的镇痛和运动恢复，以及社会心理功能异常的治疗，包括情绪异常、进食障碍和体象障碍。制定治疗策略时，患者的社会经济情况也应考虑在内。

控制体重的适宜目标应为符合实际情况的减重目标，既能够改善影响健康的危险因素，也能够促进减重、维持体重控制。患者应理解肥胖是一个慢性疾病，而控制体重需要终身努力[1]。

28.2 多层面评估

肥胖患者应进行多层面评估，包括 6 方面[2-5]：

- 身体成分：不但需要通过身体测量（体重、身高、腰围、皮褶厚度）测定体重或体重指数（body mass index，BMI），还需通过生物电阻抗法测定体脂肪、非脂肪体重及其分布情况。双能 X 射线吸收法目前仅推荐用于研究目的[6]。
- 生化指标：血脂谱（总胆固醇、低密度脂蛋白胆固醇、高密度脂蛋白胆固醇和甘油三酯），糖代谢（空腹血糖水平、口服糖耐量试验），胰岛素抵抗，血清蛋白水平和尿酸是评估肥胖并发症的最重要指标。

- 能量平衡：通过直接观察评估食物摄入量，膳食回顾记录进食量和种类或记录进食日记；非直接能量测定法计算基础代谢率，同时评估体力活动强度以确定总能量消耗。
- 临床情况和并发症评估：应评估心血管、呼吸、内分泌、肝脏、骨骼肌肉和胃肠道系统情况。
- 身体健康和运动能力受损情况：通过 6 min 步行试验 [7-8] 和 Borg 主观疲劳程度量表 [9] 评估运动功能，通过握力计测定前臂屈肌肌力强度 [10]，评估关节活动度、骨关节疾病情况和其他可能影响体力活动的情况。
- 心理 / 精神状态：评估心理并发症（例如暴食症、神经性贪食、物质相关障碍、抑郁和焦虑障碍）、影响体力活动和摄食的精神社会因素、体象障碍、健康相关生活质量和对治疗的心理动力。

尽管超重是多因素引起的，但治疗必须是个体化的、细致的、全面的 [11]。治疗一定要由适宜的肥胖管理团队完成，应由多学科、不同亚专业的医师组成，以应对处理肥胖及其不同方面并发症，提供全面的有效的临床综合治疗方案，例如饮食控制基础上的生活方式干预，运动锻炼和功能性康复训练，治疗性教育，认知行为疗法和减重手术 [12-14]。减重多学科团队应包括不同医疗亚专业专家，包括临床营养师、内分泌科医师、心理治疗师、减重手术外科医师、理疗师和护士等。理想团队中应由内分泌科医师或消化科医师或临床营养师主导和协调，以考虑整个团队的全局问题，为患者制定有目标的个体化方案。

存在减重指征的超重肥胖患者和有减重意愿的人，可进行综合生活方式干预，包括饮食、运动、行为治疗（共 3 方面），由经训练的减重团队提供频繁（每周进行干预的情况下）的小组或个人现场面谈，多数情况下 6 个月平均可减重 8 kg。该治疗方式与常规治疗（指提供的建议和患者教育材料较少）相比减重效果更好（减轻原始体重的 5% ~ 10%）。也有作者报道；不同种类的生活方式干预治疗在 6 个月期间减重程度类似，但这些研究并未纳入常规治疗组 [6]。此外，综合生活方式治疗与单纯饮食控制相比治疗脱落率低，治疗周期延长 [15]。

经过初期的体重下降后，体重开始有一定程度的反弹，观察时间越长反弹情况越严重。参加持续减重维持治疗项目（面谈或电话随访），最长的持续时间为从开始减重到之后 2.5 年，与低频率随访治疗（常规治疗）相比能降低体重反弹可能。减重维持治疗项目的理想周期尚未确定，理论上说应持续终身 [6]。

除了上述 3 个主要方面，其他干预治疗在某些患者中也显示了有效性，例如药物治疗、心理治疗和减重手术。而这些治疗方法多作为多学科干预的补充治疗。举例来说，根据近期指南，减重手术被认为是对多种标准化治疗方案和康复项目反应不佳的严重肥胖患者的重要治疗手段。然而不能认为手术治疗能单独用来解决肥胖问题，他们往往需要在术前和术后结合心理干预和营养支持治疗 [2]。

肥胖患者多学科治疗流程简图见图 28.1。

28.3 肥胖分级治疗

肥胖患者的治疗可分为 5 级 [16]：

- 初级诊所治疗（例如家庭医师、全科医师）
- 由多学科团队完成的门诊治疗
- 一日住院治疗
- 住院康复治疗项目
- 住院治疗

虽然根据肥胖治疗的文献指南 [6]，初级诊所不能够承担减重治疗，但在预防超重的发展及其并发症上至关重要，家庭医师对患者进行教育，纠正生活方式和行为，尽管一些文献证明效果不足，也还是应指导患者分级治疗、避免延误。

所有治疗分级在肥胖患者的某些阶段都是有效的。强化治疗阶段包括一日住

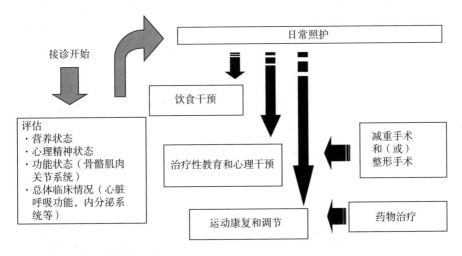

图 28.1 肥胖患者基础治疗流程图

院、日间门诊和住院治疗项目，适合肥胖及其并发症达到一定严重程度、对生活质量严重影响、需要多种综合治疗或较低级别的治疗已无效的情况。高级别治疗的优势是能够预防急性事件，住院治疗已证明能够显著改善健康状态、生活治疗和医疗花费。

28.4 肥胖多学科治疗的优势和劣势

多学科治疗团队的优势已被反复强调。然而一些不足之处仍须考虑在内。与单个临床医师治疗相比，多学科团队的治疗可能会导致治疗碎片化，患者听取来自不同学科的、甚至可能存在冲突的意见。此外，健康管理者之间没有有效和持续的沟通，因此可能没有完全了解患者疾病的全貌。

单个治疗者与团队合作的问题，仍是大多数国家中一个较大的问题[17-18]。

为了防止上述问题，整个减重团队应接受培训，以提供综合的、多层面的、持续的治疗。团队中每个医师的治疗目标和范围在治疗开始时就应在团队中做好分工。此外，在保留他们专业性角色的情况下，临床医师应和患者分享共同的医疗背景和语言。团队定期开会也很重要，能够评估和讨论治疗流程和方案。每位临床医师要对患者的临床情况有一个全面的理解，明确个人在治疗过程中的角色，确立干预时间，确定治疗周期，并和其他医师协调沟通。

此外，团队中的成员应该及时反映肥胖患者的治疗态度，及时沟通交流治疗体重变化的关系和肥胖治疗的一些信息。

从患者的角度来看，多学科治疗并不常是最好的选择。许多患者仍倾向于传统饮食干预，主要原因是传统治疗需要的时间较少。因此，只有时间灵活或有许多空闲时间的人群能在多学科治疗中获益。此外，肥胖在很多患者、临床工作者和治疗机构中仍不被当做亟须治疗的疾病，而仍仅仅被认为是一种缺乏自制力导致的良性状况，这是肥胖多学科门诊很难大规模被社会需要的原因所在[15]。

参考文献

1. Tsigos C, Hainer V, Basdevant A et al (2008) Management of obesity in adults: European clinical practice guidelines. Obes Facts 1:106–116
2. Donini LM, Dalle Grave R, Caretto A, Lucchin L (2013) From simplicity towards complexity: the Italian multidimensional approach to obesity. Eat Weight Disord. doi:10.1007/s40519-013-0097-9
3. Donini LM, Cuzzolaro M, Spera G et al (2010) Obesity and eating disorders. Indications for the different levels of care. An Italian expert consensus document. Eat Weight Disord 15(1–2 Suppl):1–31

4. Sbraccia P, Vettor R (2012) SIO, Societa' Italiana dell'Obesita' e ADI, Associazione Dietetica Italiana. Standard italiani per la cura dell'obesita' 2012–2013. SIO, Societa' Italiana dell'Obesita', Roma

5. Expert Panel on the Identification, Evaluation, and Treatment of Overweight in Adults (1998) Clinical guidelines on the identification, evaluation, and treatment of overweight and obesity in adults: executive summary. Am J Clin Nutr 68(4):899–917

6. Jensen MD, Ryan DH, Apovian CM, Ard JD et al (2013) AHA/ACC/TOS guideline for the management of overweight and obesity in adults: a report of the American College of Cardiology/American Heart Association Task Force on Practice Guidelines and The Obesity Society. Am Coll Cardiol 63(25 Pt B):2985–3023. doi:10.1016/j.jacc.2013.11.004

7. Enright PL, McBurnie MA, Bittner V, Tracy RP et al (2002) Cardiovascular health study: the 6-min walk test: a quick measure of functional status in elderly adults. Chest 122:387–398

8. ATS Committee on Proficiency Standards for Clinical Pulmonary Function (2002) ATS statement: guidelines for the six-minute walk test. Am J Respir Crit Care Med 166:111–117

9. Borg G (1990) Psychophysical scaling with applications in physical work and the perception of exertion. Scand J Work Environ Health 16(Suppl 1):55–58

10. Andrews AW, Thomas MW, Bohannon RW (1996) Normative values for isometric muscle force measurements obtained with hand-held dynamometers. Phys Ther 76:248–259

11. Donini LM (2013) Debate on obesity medicine. Endocr Pract 19(1):169

12. Dalle Grave R, Calugi S, El Ghoch M (2013) Lifestyle modification in the management of obesity: achievements and challenges. Eat Weight Disord 18(4):339–349

13. Wing RR, Bolin P, Look AHEAD Research Group et al (2013) Cardiovascular effects of intensive lifestyle intervention in type 2 diabetes. N Engl J Med 369(2):145–154

14. Sjostrom L, Lindroos AK, Peltonen M et al (2004) Lifestyle, diabetes, and cardiovascular risk factors 10 years after bariatric surgery. N Engl J Med 351(26):2683–2693

15. Donini LM, Savina L, Castellaneta E, Coletti C et al (2009) Multidisciplinary approach to obesity. Eating Weight Disord 14:23–32

16. Donini LM, Cuzzolaro M, Spera G, Badiali M (2010) Obesity and eating disorders. Indications for the different levels of care. An Italian expert consensus document. Eating Weight Disord 15(1–2 Suppl):1–31

17. Upshur R, Tracy S (2008) Chronicity and complexity. Is what's good for the diseases always good for the patients? Can Fam Phys 54:1655–1658

18. Stans S, Stevens J, Beurskens A (2013) Interprofessional practice in primary care: development of a tailored process model. J Multidiscip Healthc 6:139–147